Santé, genre et développement en Côte d'Ivoire

Colloque international pluridisciplinaire en hommage au professeur Séri Faustin Dédy

Collection « États, pouvoirs et sociétés »
Collection dirigée par Michel Galy

Que ce soit pour des questions historiques, politiques, conflictuelles, l'Afrique subsaharienne connaît bien souvent une articulation spécifique entre échelle locale, nationale, internationale. La collection « États, pouvoirs et sociétés » a pour vocation de publier des ouvrages de recherche ou des thèses prenant en compte la pluralité des pouvoirs, le jeu des échelles spatiales, les particularités des sociétés africaines — le plus souvent au carrefour de l'anthropologie, de la sociologie et des relations internationales.

Dernières parutions

Prince Emmanuel ANOUGBLE, *Le royaume baoulé face à Houphouët-Boigny et ses héritiers (1934-2019). Le Muet parle enfin*, 2024.
Mohamed Tita *Jean Pierre, Des gravures rupestres d'es-souk/tadmekka*, 2023.
Issa Malick COULIBALY, *Les Nations unies et les élections en Afrique*, 2020.
Gala KOLEBI, *Côte d'Ivoire : broutage politique*, 2019.
Pierre KIPRÉ, *Le concept de souveraineté en Afrique*, 2019.
Michel Koudou GBAGBO, *Quelle place pour les « fous guéris » ?*, 2015.
Gaha Bi LOUKOU, Tata KOKOTRE, Océane SILOUE (dir.), *Côte d'Ivoire le « rattrapage ethnique » sous Alassane Ouattara*, 2012.

Sous la direction de
Taiba Germaine Ainyakou

Santé, genre et développement en Côte d'Ivoire

Colloque international pluridisciplinaire
en hommage au professeur Séri Faustin Dédy

L'Harmattan

5-7, rue de l'École-Polytechnique ; 75005 Paris

http://www.editions-harmattan.fr/

ISBN : 978-2-336-51745-2
EAN : 9782336517452

SOMMAIRE

Avant-propos et remerciements

" Santé, genre et développement durable en milieu scolaire et universitaire ", tel est l'intitulé du colloque international pluridisciplinaire que nous avons organisé à l'Université Peleforo GON COULIBALY de Korhogo, du 23 au 25 octobre 2024, en hommage et à titre anthume à notre Maître, le professeur Faustin Seri DEDY, socioanthropologue à l'Université Félix Houphouët-Boigny d'Abidjan - Cocody.

Le pronom personnel NOUS employé ici désigne la cohorte des treize premiers universitaires, disciples du Maître, en poste à Korhogo. Et pourquoi cette initiative ?

C'est que depuis nos rites de passage académiques, en jetant un regard rétrospectif sur notre cadre de recherches doctorales, mais surtout en comparant cette ambiance quasi familiale avec d'autres expériences peu attrayantes, ici ou ailleurs, nous découvrons aujourd'hui que nous avons bénéficié et bénéficions encore du plus heuristique milieu d'apprentissage qui soit. C'est pourquoi nous avons estimé que le meilleur hommage à lui rendre était non seulement de le célébrer de son vivant, mais surtout à l'occasion d'un colloque qui épouse la conception holistique de la santé telle que proposée par son Maître à lui: le professeur Haris Memel-Fotê : " La santé en tant que force est d'abord le bien-être des individus sous le rapport physique (le fonctionnement des organes du corps), sous le rapport psychologique (le fonctionnement de l'affectivité) et sous le rapport social (rapport avec les membres du lignage, du groupe d'âge et les autorités politiques). C'est ensuite le bien-être de la société dans son rapport avec la nature, avec les autres sociétés contemporaines (...). Fécondité des géniteurs, fertilité des sols, des eaux et du bétail, absence de calamités (épidémies, épizooties), longévité, paix, fête, voilà les manifestations de la force vitale " (Haris Memel – Fotê, 1980).

Bien plus, la santé dont il est question est celle de la jeunesse, l'avenir de toute une nation. Une thématique d'autant plus stratégique qu'aucune maladie n'est jamais au présent. En effet, selon les épidémiologistes, toutes les maladies sont au passé en termes d'incubation. Autrement dit, se pencher aujourd'hui sur la santé des élèves et étudiants, c'est engager une analyse situationnelle qui pousse à ‘‘mieux prévenir que guérir’ ’. Si, demain (2045) n'est pas plus éclatant qu'aujourd'hui (2025) du double point de vue des pratiques à risque pour la santé, et de l'allongement de l'espérance de vie, ce sera tout simplement parce que les politiques publiques n'auront pas favorisé la promotion de la conscience sanitaire des populations.

C’est dans une perspective qu’il a été prévu une douzaine d’axes thématiques en lien, précisément, avec la conception holistique de la santé. Autant de préoccupations du moment qui risquent de se faire sentir demain en termes de taux de morbidité et de mortalité alarmants, si l’on n’y prend garde, aujourd’hui.

En tant que lieu d'échanges pluridisciplinaires, le colloque de Korhogo a-t-il tenu ses promesses ? Il ne nous appartient pas de répondre, avant tout, à cette question. Sont principalement interpellés là-dessus les observateurs extérieurs, dont les utilisateurs des résultats de la recherche et du développement. En revanche, nous sommes habilités à assurer ici que les débats se sont déroulés dans les meilleures conditions possibles. C'est pourquoi nous voudrions remercier toutes les personnalités et institutions qui y ont contribué.

Remerciements

Nous tenons tout d'abord à adresser nos plus sincères remerciements à M. le Ministre Dr Issa Malick Coulibaly pour avoir rehaussé de sa présence les cérémonies d'ouverture et de clôture du Colloque international pluridisciplinaire de Korhogo en hommage au professeur Faustin Seri DEDY. Nous souhaitons également exprimer notre profonde gratitude à M. le représentant de la Ministre de la Femme, de la Famille et de l’Enfant, parrain dudit Colloque, ainsi qu'à Mesdames et Messieurs les Membres des Cabinets ministériels. Nous aimerions remercier M. le représentant du Conseil Régional du PORO, pour l'intérêt qu'il a porté à notre initiative. Nous tenons à remercier également Monsieur le Maire de Korhogo pour sa présence effective et ses encouragements chaleureux. Nous adressons notre gratitude à M. le représentant du Chef de Canton de Korhogo, par ailleurs 1er Vice-Président de la Chambre des Rois et Chefs Traditionnels de Côte d'Ivoire, à M le représentant du Chef de village de Korhogo, pour nous avoir fait l'honneur de prendre part à l'événement de Korhogo. Nous adressons également nos remerciements à Mme la Présidente de l'UPGC, à M. le Directeur du CROU de Korhogo, à M. le Doyen de l’UFR Sciences sociales, aux Professeurs des Universités, notamment Professeurs Baha Bi Youzan, Directeur du LERISS et Professeur Michel Galy, Professeur de géopolitique à l'École Internationale et des Relations internationales, pour leur soutien sans faille et leurs encouragements.

Merci enfin à,

- Mesdames et Messieurs les Conférenciers(ères), les Communicants(es) et les participants(es) ;
- Mesdames et Messieurs les représentants(es) des structures partenaires : Save the Children, UNICEF, ARK et tous les autres partenaires ;
- Mesdames et Messieurs les Enseignants - Chercheurs et Chercheurs (es) ; aux Amies(es) de la Presse ; aux Étudiantes et Étudiants ;
- Mesdames et Messieurs, toutes et tous, en leurs Rangs, Titres, Grades et Qualités, sans qui rien n'aurait été possible, mais grâce à qui le colloque de Korhogo a été une initiative prometteuse quant à la potentialisation de la Recherche et Développement.

Les Auteurs

Présentation

Le trio Santé, Genre et Développement durable sont des concepts étroitement liés et vecteurs de bien-être et de développement. S'inscrivant dans ce projet mondial, la Côte d'Ivoire compte réaliser la transformation économique et sociale nécessaire pour se hisser au rang des pays à revenu intermédiaire de la tranche supérieure à l'horizon 2030 (PND, 2021- 2025) avec la santé, l'éducation et l'égalité de genre comme priorités.

Cette vision, énoncée dans le Plan national de Développement (PND) est opérationnalisée par d'importants programmes d'appui et politiques, visant, notamment, la prise en compte et la protection des femmes. À cet effet, sur le plan institutionnel, par exemple, le Gouvernement a créé l'Observatoire national de l'Équité et du Genre, et a instauré au sein de l'ensemble de ses Ministères Techniques, des Cellules ou des Directions en charge du genre. Sur le plan juridictionnel, d'importantes réformes ont été entreprises. Outre ceci, le pays a mis en place un plan d'opérationnalisation de la politique genre et une stratégie de lutte contre les violences basées sur le genre.

En effet, le constat montre que le milieu scolaire et universitaire, en tant qu'espace d'apprentissage et de formation, de socialisation et de production de l'élite, est de plus en plus le théâtre par excellence d'expression de divers types de problèmes sociaux : grèves, violences, stress, prostitution, échecs scolaires et universitaires, chômage, drogues, abandon scolaire, grossesse scolaire, etc. Ces problèmes sociaux qui ont plus ou moins retenu l'attention, dans le cadre de certaines recherches, méritent d'être davantage questionnés.

En faisant le choix de la recherche axée sur les problèmes scolaires et universitaires, et en optant pour l'utilisation des résultats de ces travaux de recherches pour apporter des esquisses de solutions aux problèmes identifiés, la mission de la Cellule d'Écoute et d'Accompagnement psychosocial est d'assurer le mieux-être des élèves, des étudiants (es) et des travailleurs en difficulté, par une équipe de spécialistes pluridisciplinaires composée d'ethnopsychiatres, de psychologues, de sociologues, criminologues, juristes et de travailleurs sociaux (éducateurs spécialisés, assistants sociaux, éducateurs préscolaires, inspecteurs d'orientation, psychologues, etc.). La synergie de toutes ces compétences, au service du mieux-être scolaire et universitaire, est à l'origine de l'initiative du colloque pour la valorisation des recherches scientifiques d'une part, et l'interpellation des étudiants de Côte d'Ivoire et d'ailleurs, sur les défis de la réussite scolaire et universitaire, d'autre part.

Ce colloque qui se veut pluridisciplinaire convoque le regard croisé de plusieurs spécialistes sur les questions de santé, genre et développement durable, chez une jeunesse scolaire et universitaire en souffrance. L'actualité des termes de références nécessite la contribution de toutes les disciplines, aux fins de proposer des solutions durables aux difficultés auxquelles font face les établissements scolaires et universitaires dans la plupart des pays d'Afrique subsaharienne.

C'est aussi l'occasion pour les chercheurs, fils scientifiques, petits-fils scientifiques, de rendre hommage à un personnage de marque qui est notre Maître **DEDY SERI FAUSTIN,** Maître de Recherches à l'**Université** Félix-Houphouët Boigny-Cocody, l'un des pionniers de la recherche en Sociologie et en Anthropologie en Côte d'Ivoire. Directeur scientifique de plus d'une centaine de thèses de Doctorat, soutenues, provenant de toutes les régions de la Côte d'Ivoire et d'autres pays, en particulier de la sous-région, de 1997 à 2024.

Les actes de ce colloque sont articulés autour de douze (12) axes :

Axe 1. Violences basées sur le genre et trajectoire scolaire et universitaire

Axe 2. Minorités sexuelles, VIH-SIDA et stigmatisation en milieux scolaire et universitaire

Axe 3. Usages des drogues, dépendance à l'alcool et réussite scolaire et universitaire

Axe 4. Crises sanitaires et résilience en milieu scolaire et universitaire

Axe 5. Maladies chroniques et stratégies d'adaptation en milieu scolaire et universitaire

Axe 6. Transidentité et souffrances psychologiques en milieu scolaire et universitaire

Axe 7. Baisse de rendement en milieu scolaire, universitaire et professionnel : charge de travail, enjeux et perspectives

Axe 8. Crise de la Famille et de l'Éducation : défis pour un développement durable

Axe 9. Éducation, santé et environnement durable

Axe 10. Insertion socioprofessionnelle et employabilité des élèves et étudiants

Axe 11. Savoirs endogènes et transidentité

Axe 12. Varia : Alimentation

AINYAKOU Taïba Germaine,
Présidente du Comité d'Organisation,
Maître de Conférences de Sociologie, Université Peleforo GON COULIBALY

COMITÉ SCIENTIFIQUE ET COMITÉ D'ORGANISATION DU COLLOQUE

Comité scientifique

Marraine scientifique

COULIBALY Aoua Sougo, Présidente de l'Université Peleforo GON COULIBALY, Professeur titulaire de Géologie

Présidents d'honneur

COULIBALY Adama, Professeur titulaire de Biologie cellulaire et Microbiologie, Université Peleforo GON COULIBALY

DEDY Séri Faustin, Maître de Recherches, Sociologie de la Santé, Université Félix Houphouët-Boigny

Président du comité scientifique : SANGARE Abou, Professeur titulaire de Philosophie, Université Peleforo GON COULIBALY

Vice-président : VANGA Adja Ferdinand, Professeur titulaire de Sociologie, Université Peleforo GON COULIBALY

Membres :

DIOMANDE Dramane, Professeur titulaire, Hydrobiologie, Macro-invertébré, Université Peleforo GON COULIBALY

DIABATE Donourou, Maître de Conférences, Physique-Chimie, Université Peleforo GON COULIBALY

KLAUS Van Eickels, Professeur titulaire, Histoire médiévale, Université de Bamberg, Allemagne

KONAN Kouamé Hyacinthe, Maître de Conférences de Géographie, Doyen UFR Sciences sociales, Université Peleforo GON COULIBALY

ABDOU Mohamed, Professeur titulaire, Université Abomey-Calavy, Bénin

AKONGUHI Amenan Clémence, Administratrice Protection de l'Enfant et VIH-ADO, UNICEF, Korhogo, Côte d'Ivoire

KOUA Asseman Médard, Maître de Conférences agrégé en Psychiatrie, Directeur coordonnateur du Programme national de Santé mentale (Côte d'Ivoire)

SODEIK-ZECHA Eva, Directrice de Menschen Ohne Ketten e.V

TRAORE Kassoum, Maître de Conférences de Sociologie, Université Peleforo GON COULIBALY

SINAN Adaman, Maître de Conférences de Sociologue, Université Peleforo GON COULIBALY

ATTANASSO Marie Odile, Maître de Conférences, spécialiste en Genre et Économie, Université d'Abomey Calavi, Bénin

NIAMIEN Guy Richard, Chef de Bureau UNICEF, Poro, Korhogo

SILUE Pebanagnanan David, Maître de Conférences de Géographie, Université Peleforo GON COULIBALY

AHUIE Assian Agnès Chantal, Maître de Conférences de Sociologie, Université Félix HOUPHOUËT-BOIGNY
TANOH Clémentine SAY, Maître de Conférences de Sociologie, Université Félix HOUPHOUËT-BOIGNY
GHIMBI Nicaise Léandre Mesmin, Maître de conférences de Psychologie clinique et psychopathologie, Université Marien NGOUABI Brazzaville Congo
GACHA Franck, Maître de Conférences de Sociologie, Université Peleforo GON COULIBALY
GUEHI Zagocky Euloge, Maître de Recherches d'Anthropologie, Université Peleforo GON COULIBALY
AMALAMAN Djédou Martin, Maître de Conférences de Sociologie, Université Peleforo GON COULIBALY
DJANE Kabran Aristide, Maître de Conférences de Sociologie, Université Peleforo GON COULIBALY
KOUADIO Nanan Kouamé Félix, Maître de Conférences de Géographie, Université Peleforo GON COULIBALY
GOIN Bi Zamblé Théodore, Maître de Conférences de Sociologie, Université Peleforo GON COULIBALY
SANGARE Moussa, Maître de Conférences de Sociologie, Université Peleforo GON COULIBALY
IRIGO Martin, Maître de Conférences de Sociologie, Université Peleforo GON COULIBALY
KADJO Arsène, Maître de Conférences de Sociologie Université Peleforo GON COULIBALY
FOFANA Memon, Maître de Conférences de Sociologie, Université Peleforo GON COULIBALY
N'GUESSAN Tenguel Sosthène, Maître de Conférences, Sociologie, Université Nangui Abrogoua, Abidjan
TRAORÉ Ramatou, Maître de Conférences de Sociologie, Université Peleforo GON COULIBALY
N'DRI Kouamé Abou, Maître de Conférences de Sociologie, Université Peleforo GON COULIBALY
LALLY Kouadio Alexis, Maître de Conférences de Sociologie, Université Peleforo GON COULIBALY
OUATARA Nanfouhoro Paul-Kevin, Maître de Conférences de Sociologie, Université Peleforo GON COULIBALY

Comité d'organisation

Présidente : AINYAKOU Taïba Germaine, Maître de Conférences de Sociologie, Université Peleforo GON COULIBALY

1er Vice-président chargé du secrétariat et des rapports : SADIA Martin, Maître de Conférences, Université Alassane Ouattara

2e Vice-présidente chargée des ressources financières : ETTIEN Ablan Anne-Marie, Maître de Conférences de Sociologie, Université Peleforo GON COULIBALY

3e Vice-président chargé des relations institutionnelles et de la communication : COULIBALY Zoumana, Maître de Conférences de Sociologie, Université Peleforo GON COULIBALY

4e Vice-présidente chargée de l'organisation pratique et de l'animation : ADOH Bissè Blanche Danielle N'Guessan, Maître-Assistante de Sociologie, Université Peleforo GON COULIBALY

Trésorière : KODJO Nadège Edwige Eulalie, Maître-Assistante, Sociologie, Université Peleforo GON COULIBALY

Rapporteur.e.s

DROH Antoine, Maître-Assistant, Sociologie, INJS

SILUE Donakpo, Maître-Assistant de Sociologie, Université Peleforo GON COULIBALY

COULIBALY Hermann, Maître-Assistant de Sociologie, Université Peleforo GON COULIBALY

N'GUESSAN Manoun, Maître-Assistant, Sociologie, INJS

TRAORÉ Ramatou, Maître de Conférences de Sociologie, Université Peleforo GON COULIBALY

DIGBO Gogui Albert, Maître de Conférences en Sociologie du Développement rural, Université Lorougnon Guédé, Daloa

GNAN Olivier, Maître-Assistant de Sociologie, Université Peleforo GON COULIBALY

Secrétariat

Responsable : KOUASSI Koffi Noël, Maître de Conférences d'Anthropologie, Université Peleforo GON COULIBALY

Membres :

COULIBALY Gninlnan Hervé, Maître-Assistant de Sociologie, Université Peleforo GON COULIBALY

COULIBALY Ahoua, Maître-Assistant de Sociologie, Université Peleforo GON COULIBALY

DOSSO Namodé Alice épouse BINATE, Maître de Conférences de Criminologie, Université Peleforo GON COULIBALY

BEOGO Joseph, Maître de Conférences, ENS, Burkina Faso

FANNY Navouon, Maître-Assistant de Sociologie, Université Peleforo GON COULIBALY

KEWO Zana, Assistant en Histoire, Université Peleforo GON COULIBALY

Membres du comité d'organisation

ESSIOMLE Yawa Ossi, Maître de Conférences, École Normale Supérieure-Abidjan

KONE Siata, Maître-Assistant de Sociologie, Université Peleforo GON COULIBALY

KOUADIO Kouakou Daniel, Chef de service de la Communication, Université Peleforo GON COULIBALY

N'DRI Kouamé Abou, Maître de Conférences de Sociologie, Université Peleforo GON COULIBALY

OUATTARA Annette, Maître assistant, Université Nangui Abrogoua,

SILUE Gnénébelougo, Maître de Conférences, Université Peleforo GON COULIBALY

KOUAKOU Yao Marcel, Maître-Assistant, Université Jean Lorougnon Guédé, Daloa.

KIKI Méné, Maître-Assistant, Université Peleforo GON COULIBALY

COMOE Yaha Esther Colombe épouse Coffie, Maître-Assistant, Sociologie, Université Félix HOUPHOUËT-BOIGNY

DANHI Senaho Alice, Assistant, Lorougnon Guédé, Daloa

AKOUE Yao, Maître de Conférences, Université Peleforo GON COULIBALY

BROU Gnangon Georgette, Maître-Assistante de Sociologie, Université Peleforo GON COULIBALY

ZRIGA Krepka Dorcas Junior, Maître-Assistante, Sociologie, Université Félix HOUPHOUËT -BOIGNY

ATSE Achi Amedée Pierre, Maître de Conférences de Sociologie, Université Peleforo GON COULIBALY

MAMBA Tchimou Bernard, Maître-Assistant de Sociologie, Université Peleforo GON COULIBALY

SILUE Annick, Maître-Assistante de Sociologie, Université Peleforo GON COULIBALY

ABOUTOU Akpassou Isabelle, Maître-Assistant de Sociologie, Université Peleforo GON COULIBALY

SANOGO Aly Balé, Assistant, INJS

COULIBALY Siaka, Maître-Assistant, INJS

SYLLA Moustapha, Maître-Assistant, INJS

TIE Gouin Bénédicte Edwige, Maître-Assistante de Sociologie, Université Félix HOUPHOUËT-BOIGNY

MORO Manou Honorine, Assistant, Sociologie, Université Félix HOUPHOUËT-BOIGNY

TAMBOURA Sanata, Maître-Assistante de Sociologie, Université Peleforo GON COULIBALY

SORO Kolotcholoma Issouf, Assistant, Université Peleforo GON COULIBALY

TOURE BEH Mohamed, Assistant, Droit privé, Université Peleforo GON COULIBALY

ZANA Madou, Assistant, Histoire du Droit, Université de San-Pedro

YEO Salifou, attaché de recherche INHP, Abidjan, Côte d'Ivoire

COULIBALY Adama, attaché de recherche INHP, Abidjan, Côte d'Ivoire

HOUSSOU Yao Désiré, Docteur en sociologie, Université Félix HOUPHOUËT-BOIGNY

COULIBALY Foundéré, Assistant, Université Peleforo GON COULIBALY

KOUADIO Yeboua Denis, Doctorant en sociologie, Université Peleforo GON COULIBALY

COULIBALY Soundio Idrissa, Docteur en psychologie de l'éducation, Université Alassane OUATTARA

AHI Noël Kouadio, Chargé de recherche, Institut Pierre Richet, Bouaké

ADOUKO épouse KOUADIO Diane Natacha, Université Peleforo GON COULIBALY

SOGODOGO Allassane, attaché de recherche, Université Peleforo GON COULIBALY

TRAORE Gnellé Marie Danielle, Mastérante, Université Peleforo GON COULIBALY

KONAN Yésiw Yao Cédric, Mastérant, Université Peleforo GON COULIBALY

CISSE Ibrahim, Mastérant, Université Peleforo GON COULIBALY

OULAÏ Andy Betty, Mastérante, Université Peleforo GON COULIBALY

AXE 1
Violences basées sur le genre et trajectoires scolaires et universitaires

A.
Estime de soi, engagement scolaire et performance en mathématiques chez les filles de niveau 3e à Abidjan

TRA Bi Tra Isidore[1]

Résumé

La présente étude examine la relation entre l'estime de soi, l'engagement scolaire et la performance en mathématiques chez des filles. Pour atteindre l'objectif visé, cette étude est menée auprès d'un échantillon de 116 unités statistiques composées de 110 filles en classe de troisième et 6 enseignants(e)s de mathématiques. Les données ont été collectées à l'aide de l'échelle d'estime de soi de M. B. Rosenberg (1969), l'échelle d'engagement scolaire d'E. Bernet, T. Karsenti et N. Roy (2014), du guide d'entretien et du dossier scolaire des élèves. Les résultats montrent que plus les filles ont une haute estime d'elles-mêmes et s'engagent dans l'apprentissage des mathématiques, plus elles performent dans cette discipline. Ces résultats invitent à instaurer un climat affectif propice à une confiance en soi aussi bien au sein de la famille qu'à l'école et à mettre en œuvre des stratégies visant à encourager les filles à s'intéresser davantage aux mathématiques, afin d'améliorer leurs performances dans cette discipline.

Mots clés : Estime de soi, engagement, performance, mathématiques, filles.

Self-esteem, school engagement and mathematics performance among girls in the 3rd grade in Abidjan

[1] Bi Tra Isidore TRA, Enseignant-chercheur, Département de Psychologie, UFR SHS, Université Félix Houphouët-Boigny d'Abidjan (Côte d'Ivoire).
Email : trabitraisidoreo@gmail.com

Abstract

This study examines the relationship between self-esteem, academic engagement and mathematics performance in girls. To achieve the desired objective, this study is conducted with a sample of 116 statistical units composed of 110 girls in the third grade and 6 mathematics teachers. Data were collected using the self-esteem scale of M. B. Rosenberg (1969), the school engagement scale of E. Bernet, T. Karsenti and N. Roy (2014), the interview guide and the students' academic record. The results show that the higher the girls' self-esteem and commitment to learning mathematics, the more they perform in this discipline. These findings call for an emotional climate conducive to self-confidence both within the family and at school, and for the implementation of strategies to encourage girls to take a greater interest in mathematics, to improve their performance.

Keywords : Self-esteem, commitment, performance, mathematics, girls.

Introduction

L'importance accrue de la science et de la technologie dans les sociétés contemporaines conduit à considérer la formation scientifique comme l'un des enjeux majeurs de l'avenir de l'humanité. Ainsi, l'apprentissage des sciences en général et des mathématiques en particulier devient une exigence indéniable.

Les mathématiques sont considérées comme un langage universel qui transcende les frontières culturelles et linguistiques (A. Brasseur, 2018 ; V. Hanin, 2018). En effet, les concepts mathématiques sont susceptibles d'être transmis et appréhendés par les individus à travers le globe terrestre, ce qui favorise la collaboration et l'échange de savoirs à l'échelle planétaire. Cette discipline est composée de plusieurs sous-disciplines. Ce sont entre autres l'arithmétique, l'algèbre, la géométrie… (R. Lesh, 2005). Selon J. Piaget (1942), l'acquisition des connaissances mathématiques contribue à l'éclosion de la pensée abstraite, à l'élaboration d'une capacité de raisonnement formel et l'adoption de méthodes rigoureuses dans la résolution de problèmes de tous ordres.

L'étude des mathématiques se déroule généralement au sein d'un cadre institutionnel, notamment l'école. Dans cette institution éducative, à l'issue des enseignements, les élèves sont évalués afin de s'assurer de l'acquisition des connaissances reçues, ce qui donne lieu à des performances (S. B. Loba, 2022). Ainsi, les performances en mathématiques sont les résultats obtenus par les élèves au cours des évaluations dans cette discipline scolaire.

Un rapport du Programme d'Analyse des Systèmes éducatifs de la Conférence des Ministres de l'Éducation des États et Gouvernements de la Francophonie (PASEC, 2021), datant de l'exercice 2019-2020, révèle que la Côte d'Ivoire occupe la 13e place sur 14 pays membres de l'Union Économique et Monétaire Ouest-Africaine (UEMOA) en termes d'efficacité du système éducatif. Ces données mettent en lumière les défis auxquels est confronté le système éducatif ivoirien malgré les moyens importants (1000 Milliards, soit 6% du PIB) qui lui ont été alloués. En ce qui concerne les compétences acquises en mathématiques dès le début du cycle primaire, le rapport susmentionné révèle que 62% des élèves n'ont pas atteint le niveau requis en mathématiques à la fin du cycle primaire. Cette insuffisance dans le système éducatif ivoirien est également observable lors de l'examen du Brevet d'Études du Premier Cycle (BEPC) de l'année 2023, où l'on a enregistré 176.666 candidats admis sur les 577 642 ayant participé à l'examen, ce qui représente un taux de réussite de 31,47%, selon les informations fournies par la Direction des Examens et Concours (DECO). Il importe d'indiquer que le Brevet d'Études du Premier Cycle présenté en classe de troisième est un diplôme qui permet de postuler à des emplois dans le secteur public ou privé. En outre, il faut noter que c'est au terme de la classe de troisième que les élèves sont orientés en séries littéraires ou scientifiques. Pour la dernière option, les performances en mathématiques jouent un rôle prépondérant.

Par ailleurs, les Objectifs du Millénaire pour le Développement (OMD, 2000-2015) et les Objectifs du Développement durable (ODD, 2030) préconisent l'éducation universelle pour tous à travers la promotion de l'égalité entre les filles et les garçons. Toutefois, le constat fait dans les pays aussi bien développés qu'en voie de développement, c'est la faible représentation des filles dans les filières scientifiques, et en particulier celles requérant des compétences mathématiques (M. Alaluf et al., 2003 ; M.-J. Gbleu, 2019). Cela pourrait être dû au fait que l'apprentissage de cette discipline scolaire se fait au secondaire général chez la majorité des filles avec beaucoup d'aversion.

Dans l'optique de mieux appréhender ce phénomène, il s'avère nécessaire d'approfondir la réflexion au sujet des facteurs susceptibles d'influer sur les performances des filles en mathématiques. De nombreuses études se sont orientées dans cette perspective. Elles ont mis en évidence des facteurs liés à l'individu, à l'environnement familial, au milieu scolaire et à la société.

Au niveau sociétal, le processus de socialisation, les normes sociales et culturelles, les politiques et les législations en faveur de l'égalité des genres, ainsi que les stéréotypes de genre véhiculés par les médias sont des sources d'influence importantes des perceptions des filles concernant leurs aptitudes, leurs rôles dans la société et leurs aspirations en matière de carrière et de vie (A. B. Anon, 2024 ; T. Bukasa, 2021 ; M. Duru-Bellat, 2023, G.O.K.).

Sur le plan scolaire, le niveau de qualification en mathématiques et les compétences pédagogiques des enseignants influent sur l'apprentissage des mathématiques chez les filles. Il est observé que des pratiques pédagogiques efficaces peuvent également favoriser un environnement d'apprentissage constructif qui motive et mobilise les filles (T. Breda, J. Grenet, M. Monnet & C. Van Effenterre, 2019 ; OCDE, 2014).

Pour ce qui a trait aux facteurs relatifs à la famille, les études montrent que les ethnothéories, convictions et attentes parentales concernant l'éducation en général et les mathématiques en particulier jouent un rôle important dans la formation des attitudes des filles vis-à-vis de cette matière scolaire (S. Baldé, S. Sow & M. R. Bassene, 2023 ; O. Diallo, 2022 ; Y. C. Hien, 2020, Insiata, 2019).

L'influence des pairs est un facteur aussi prépondérant (G. H. Zokou, N. R. Kouassi, M. KEI, 2018). En effet, les relations entre pairs influencent les convictions, les comportements, les résultats scolaires et la motivation des enfants, surtout durant l'adolescence.

Au point de vue individuel, de nombreuses études ont expliqué les différences de performances entre filles et garçons par des facteurs biologiques qui sous-tendraient l'apprentissage, en l'occurrence des différences anatomiques et hormonales C. Vidal & D. Benoit-Browaeys, 2005). D'autres facteurs conatifs inhérents à l'individu influent également sur le comportement des filles à l'égard des mathématiques. L'étude PISA 2015 indique que l'engagement en mathématiques est déterminé par deux facteurs : l'image que les filles ont d'elles-mêmes et la représentation qu'elles se font de cette matière.

De ce qui précède, il apparaît que les ethnothéories et les convictions qui sous-tendent les pratiques éducatives parentales à l'égard des filles pourraient constituer des sources importantes de variation des performances en mathématiques chez ces dernières. En effet, ces pratiques éducatives parentales pourraient influer sur l'estime de soi des filles et leur engagement scolaire, ce qui pourrait en retour impacter leurs résultats scolaires en général et leurs performances en mathématiques en particulier. Or, de telles relations, si elles sont envisageables sur le plan théorique, elles n'ont toutefois pas suffisamment été examinées sur le plan empirique, nous semble-t-il. En effet, la plupart des travaux qui ont porté sur les performances des filles en mathématiques sont pour la plupart des études descriptives. Dans ces conditions, elles ne permettent pas d'apprécier de façon robuste et univoque le lien entre l'estime de soi, l'engagement scolaire et la performance en mathématiques chez des filles.

En somme, très peu de travaux ont pris en compte l'estime de soi et l'engagement dans l'explication des différences interindividuelles dans les performances en mathématiques chez les filles, notamment en contexte ivoirien. Y a-t-il réellement un lien entre l'estime de soi et les performances en mathématiques chez les filles ? Ce lien, s'il existe, est-il fonction du niveau d'engagement de celles-ci dans cette discipline scolaire ?

De ce fait, une étude relative à l'examen de la relation entre ces variables pourrait améliorer notre compréhension de la faible représentation des filles en classe de seconde scientifique où les mathématiques représentent une matière fondamentale. Ainsi, elle pourrait servir de fondement théorique pour orienter les autorités administratives, les enseignants et les parents sur les politiques et attitudes éducatives à adopter afin d'améliorer l'efficience des filles en mathématiques. L'objectif du présent article est donc de montrer que les performances en mathématiques des filles varient en fonction de leur niveau d'estime de soi et d'engagement scolaire.

Eu égard à cet objectif et aux idées qui découlent des travaux examinés, nous formulons trois hypothèses. La première postule que les filles ayant une estime de soi élevée ont des performances supérieures en mathématiques par rapport à celles de leurs homologues dont l'estime de soi est basse. La seconde stipule que les filles ayant un niveau d'engagement scolaire élevé ont des performances en mathématiques supérieures à celles de leurs homologues dont le niveau d'engagement est bas. La troisième soutient que les filles ayant une estime de soi élevée et un niveau d'engagement scolaire élevé ont des performances en mathématiques supérieures à celles de leurs homologues dont l'estime de soi et le niveau d'engagement scolaire sont bas. Ces hypothèses sont mises à l'épreuve des faits au travers d'une méthode bien indiquée.

1 - Méthode

La partie consacrée à la méthode précise les participantes à l'étude, les outils de collecte des données et la procédure de passation du matériel.

1.1 Les participantes

La présente étude examine les performances en mathématiques chez les élèves de sexe féminin. Elle vise à expliquer les différences de résultats scolaires chez celles-ci par leur estime de soi et leur engagement dans cette matière. D'abord, en ce qui concerne l'estime de soi, une comparaison de groupes contrastés nous a semblé plus instructive. En conséquence, deux niveaux d'estime de soi ont été retenus : les niveaux faibles et élevés. Ensuite, pour ce qui a trait à l'engagement scolaire en mathématiques, et sur la base du même principe évoqué précédemment (constitution de groupes contrastés), nous avons retenu deux modalités. Ce sont les niveaux d'engagement faibles et élevés. Par ailleurs, nous avons choisi d'examiner le niveau troisième du premier cycle du secondaire qui constitue la classe d'orientation des élèves dans les séries littéraires ou scientifiques du deuxième cycle du secondaire. En effet, c'est à ce niveau scolaire que se fait le choix des études ultérieures en fonction des préférences et des aptitudes cognitives et scolaires de l'élève. Enfin, nous avons contrôlé les sources probables de variation des performances des filles en mathématiques. Il s'agit notamment du niveau socio-économique et de la profession des parents, du cursus scolaire et de l'âge des élèves (S. B. Loba, 2022). Le contrôle du niveau socioéconomique nous a conduits à sélectionner les participantes à l'étude dans un établissement scolaire public situé à Yopougon dans le district autonome d'Abidjan (Côte d'Ivoire) comportant majoritairement des élèves de milieu socioéconomique moyen. L'établissement choisi est le Lycée Municipal 1 GADIÉ Pierre. Pour ce qui est du cursus scolaire, qui est en étroite relation avec l'âge, nous avons opté pour les élèves qui n'ont pas repris de classe jusqu'en troisième. Dans ces conditions un élève qui a débuté une scolarité normale (fixée en Côte d'Ivoire à 6 ans), parvient à la classe de troisième à 15 ans.

En définitive, l'échantillon est composé de 110 filles de la classe de troisième, âgées de 15 ans et scolarisées au Lycée Municipal 1 GADIÉ Pierre de Yopougon. Elles sont issues du milieu socioéconomique moyen, ont toutes un cursus régulier. En plus de cet échantillon principal, six (6) enseignants de mathématiques des filles sélectionnées ont pris part à l'étude, afin de mieux cerner la dynamique relationnelle entre eux et ces dernières.

1.2 Matériel

Les variables à l'étude sont l'estime de soi, l'engagement scolaire (variables indépendantes) et les performances scolaires en mathématiques (variable dépendante). Le matériel correspond aux instruments à l'aide desquels nous mesurons ces variables.

1.2.1 L'estime de soi

L'estime de soi est la résultante de l'évaluation des compétences, des réalisations et des mérites personnels, ainsi que le jugement porté sur soi-même, qu'il soit positif ou négatif (M. B. Rosenberg, 1969). Autrement dit, l'estime de soi est l'image qu'une personne a d'elle-même, procédant généralement d'une auto-évaluation. Dans la présente étude, l'estime de soi est évaluée à l'aide de la version française de l'échelle d'estime de soi de M. B. Rosenberg (op.cit.), traduite et adaptée par O. Chambon en 1992. Cette échelle de type Likert en quatre points se compose de dix (10) items. Le plus petit score qu'un individu peut obtenir à ce questionnaire est 10, tandis que le plus grand est 50. Selon M. B. Rosenberg (op.cit.), un individu est qualifié comme ayant une estime de soi faible, lorsqu'il obtient un score inférieur à 25. En revanche, un individu a une estime de soi élevée s'il obtient un score supérieur à 30.

Une personne qui a une faible estime de soi a tendance à manquer de confiance en elle et entretient des pensées négatives ou dévalorisantes à égard d'elle-même (André & Lelord, 2007). Par conséquent, en situation d'apprentissage, elle peut manquer de persévérance et de détermination face aux difficultés. En effet, cette personne perçoit l'échec comme inévitable. Cette perception est renforcée par l'accumulation d'expériences négatives liées aux difficultés d'apprentissage, ce qui engendre de l'anxiété et altère négativement l'image qu'elle a d'elle-même et de ses compétences (Alles-Jardel, Metral & Scopelliti, 2000). Les difficultés à persévérer face aux obstacles et les échecs récurrents pourraient compromettre l'efficience cognitive chez cette personne, et affecter négativement ses résultats scolaires.

Au contraire, un individu doté d'une haute estime de soi est profondément convaincu de posséder des qualités et du potentiel qui peuvent l'aider à atteindre ses objectifs et à s'épanouir tant sur le plan scolaire, professionnel que personnel (Alles-Jardel, Metral & Scopelliti, op.cit.). Cet individu ne perçoit pas les difficultés comme des obstacles insurmontables, mais plutôt comme des défis à relever ou des occasions de se mettre en valeur. Ainsi, il fait preuve de détermination, de persévérance face aux épreuves scolaires, ce qui pourrait améliorer ses performances.

1.2.2 L'engagement scolaire

L'engagement scolaire fait référence à l'implication active de l'élève dans son processus d'apprentissage. Il englobe des aspects cognitifs, émotionnels et comportementaux qui se manifestent par une motivation à apprendre, une participation active en classe et une persévérance face aux difficultés rencontrées (Deci et Ryan, 1985). Cette variable est déterminée par l'échelle d'engagement scolaire d'E. Bernet, T. Karsenti et N. Roy (2014). Cette échelle de type Likert en cinq points comporte 17 items. Pour déterminer le score obtenu par un individu à cette échelle, on fait la somme de ses réponses. Selon les concepteurs de l'échelle, un élève a un engagement scolaire faible lorsque son score est inférieur à 34. En revanche, un élève a un engagement scolaire élevé lorsque son score est supérieur à 68.

Les filles qui sont engagées dans les divers apprentissages éprouvent une grande satisfaction à l'école. Elles se caractérisent généralement par leur curiosité, leur créativité et leur désir de comprendre en profondeur les notions abordées. Elles font également preuve de persévérance et fournissent des efforts soutenus pour atteindre leurs objectifs. De plus, elles développent des compétences sociales et émotionnelles telles que la collaboration, l'empathie, la tolérance et la résilience (H. Malcolm & D. Mitchell, 2020). Cela pourrait affecter positivement leurs performances scolaires en mathématiques.

Quant au niveau d'engagement scolaire faible observé chez les filles, il se présente sous des formes diverses. L'absentéisme est l'une des manifestations d'un niveau d'engagement scolaire faible. Il se traduit aussi à travers des comportements perturbateurs en classe tels que le bavardage, le manque d'attention, etc. Le faible engagement scolaire se présente également sous la forme d'un manque de motivation ou d'intérêt pour les choses scolaires pouvant conduire au décrochage scolaire (H. Malcolm & D. Mitchell, op. cit.). De tels comportements pourraient entraver les apprentissages, et par ricochet les performances scolaires.

1.2.3 Les performances en mathématiques

Selon S. B. Loba (2022), les performances scolaires peuvent être considérées comme l'expression de la capacité d'un individu dans un domaine spécifique, se fondant sur les résultats quantitatifs obtenus à la suite d'une évaluation. Celles-ci permettent de déterminer le niveau de compétences et les aptitudes d'un individu dans ce domaine. Ainsi, les performances en mathématiques peuvent être traduites en termes de capacité à résoudre des problèmes mathématiques plus ou moins complexes. Cela implique la compréhension du problème, l'identification des concepts pertinents, l'application des bonnes formules et méthodes pour résoudre les problèmes. De façon concrète, les performances en mathématiques sont appréhendées à travers les notes obtenues au cours des évaluations scolaires. Plus précisément, nous avons considéré les moyennes annuelles des élèves dans cette discipline.

En somme, la présente étude comporte deux variables indépendantes qualitatives dichotomiques représentées par l'estime de soi et l'engagement scolaire et une variable dépendante quantitative, en l'occurrence les performances en mathématiques. Il apparaît, à travers la caractérisation des variables indépendantes, qu'elles sont susceptibles d'influencer différemment les performances scolaires en mathématiques selon leurs modalités.

1. 3 Procédure

Les échelles d'estime de soi et d'engagement scolaire ont été adressées de façon collective aux filles de la classe de troisième du Lycée Municipal GADIÉ Pierre de Yopougon aux horaires accordés par les autorités administratives de l'établissement. Cette première phase de notre investigation nous a permis de constituer les groupes en comparaison. Agissant de la sorte, nous ne perdons pas de vue que d'éventuels biais peuvent s'introduire dans les données recueillies. En effet, lors de la passation collective des échelles, les élèves peuvent s'échanger les réponses aux items. Ceci pourrait faire que les résultats ne reflètent pas réellement les opinions et attitudes des élèves examinés. Pour pallier cette difficulté, nous avons indiqué aux élèves que leurs réponses étaient personnelles et qu'il n'y avait ni de bonnes, ni de mauvaises réponses a priori. Malgré cette limite évoquée, ce procédé présente des avantages considérables : gain en temps et en efficacité. À la suite de la passation de ces deux échelles, nous avons eu recours au registre de notes des élèves pour recueillir leurs moyennes annuelles en mathématiques. Enfin, nous avons soumis les filles et leur enseignant(e) de mathématiques à un entretien semi-dirigé, afin d'approfondir les informations obtenues à l'aide des échelles de mesure, notamment la dynamique relationnelle entre eux et les causes profondes de l'aversion d'une grande proportion des filles pour les mathématiques.

2 - Résultats

Les résultats sont présentés et analysés selon les hypothèses formulées. Ainsi, nous examinons d'abord la relation entre l'estime de soi et les performances en mathématiques, ensuite celle entre l'engagement scolaire et les performances en mathématiques et enfin la relation interactive entre l'estime de soi, l'engagement scolaire et les performances en mathématiques chez les filles.

2.1 Relation entre l'estime de soi et les performances en mathématiques

La figure 1, présente les performances scolaires en mathématiques des filles en fonction de leur niveau d'estime de soi.

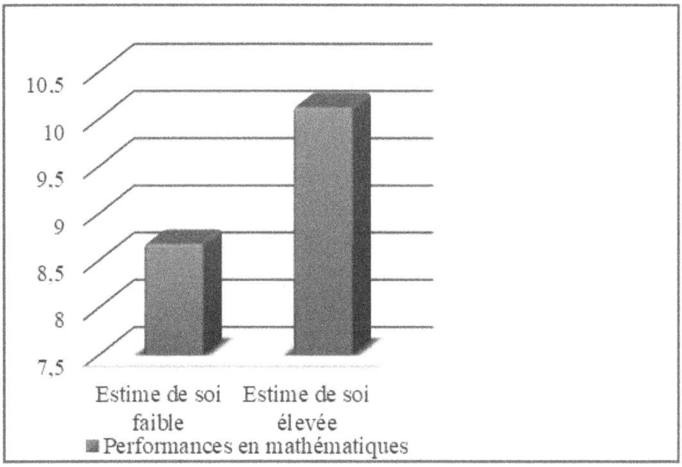

Figure 1 : Répartition des moyennes annuelles en mathématiques des filles selon leur estime de soi

La figure 1 montre que l'histogramme représentant les performances en mathématiques des filles ayant une estime de soi élevée est plus grand que celui de leurs pairs qui ont une estime de soi faible. Cette différence de performances observée est-elle significative ? La réponse à cette question pourrait être obtenue à l'analyse du résultat du test de Levene.

En effet, le résultat de ce test indique que la p-valeur obtenue (.194) est supérieure à 5%. Cela indique que la différence observée est significative. Par conséquent, l'hypothèse 1 prédisant la supériorité en mathématiques des filles ayant une haute estime de soi sur leurs homologues ayant une basse estime de soi est confirmée. Ce résultat est étayé par les propos des filles et de leur enseignant(e) recueillis au cours de l'entretien. Qu'en est-il de la relation entre l'engagement scolaire et les performances en mathématiques chez les filles ?

2.2 Relation entre l'engagement scolaire et les performances en mathématiques

La figure 2 présente les données concernant la relation entre l'engagement scolaire et les performances en mathématiques chez les filles.

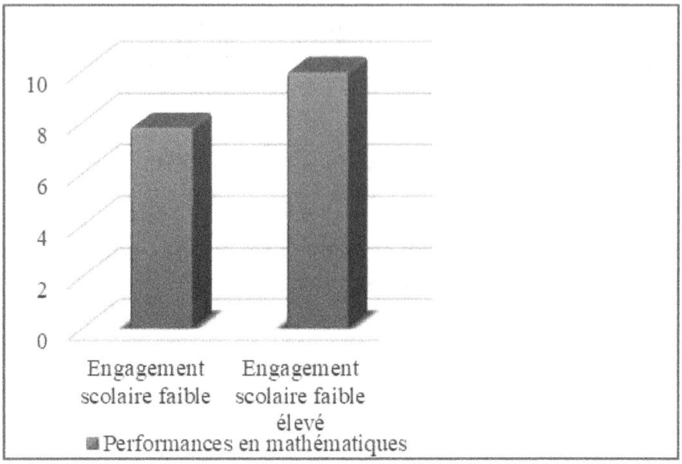

Figure 2 : Répartition des sujets selon l'engagement scolaire et la performance en mathématiques.

La figure 2 montre que l'histogramme correspondant aux performances en mathématiques des filles fortement engagées sur le plan scolaire est plus grand que celui de leurs consœurs qui ont un faible engagement scolaire. L'examen du résultat de la statistique inférentielle pourrait nous situer sur la significativité de la différence constatée. À cet effet, le résultat du test de Levene montre que la p-valeur (.012) est supérieur au seuil de signification (5%), ce qui traduit la significativité de la différence observée.

L'hypothèse 2, postulant que les filles ayant un niveau d'engagement scolaire élevé ont des performances en mathématiques supérieures à celles de leurs homologues dont le niveau d'engagement est bas, est donc confirmée. Ce résultat est corroboré par le contenu du discours des filles de niveau troisième et de leur enseignant(e) de mathématiques lors des entretiens semi-dirigés.

2.3 Relation entre le niveau d'estime de soi, l'engagement scolaire et les performances en mathématiques

Ici, nous éprouvons l'hypothèse 3 stipulant que les filles ayant une estime de soi élevée et un niveau d'engagement scolaire élevé ont des performances en mathématiques supérieures à celles de leurs homologues dont l'estime de soi et le niveau d'engagement scolaire sont bas. La figure 3 présente les moyennes annuelles en mathématiques des groupes en comparaison.

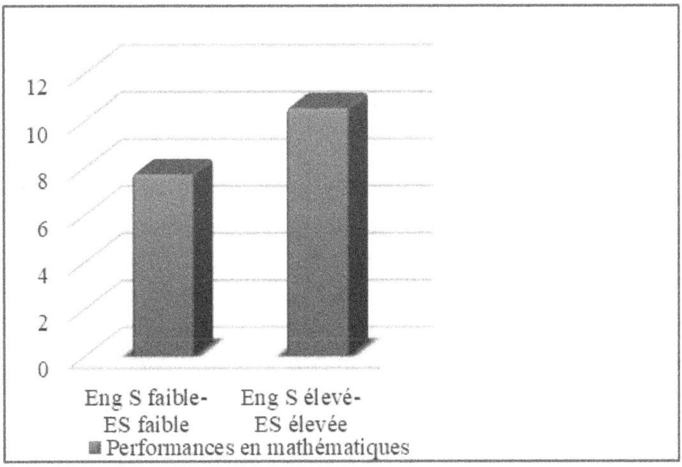

Figure 3 : Performances scolaires en mathématiques des filles de la classe de troisième selon leurs niveaux d'estime de soi et d'engagement scolaire

Cette figure montre que les filles présentant à la fois une estime de soi haute et un niveau d'engagement scolaire élevé obtiennent des performances en mathématiques supérieures à celles de leurs pairs qui ont une estime de soi basse et un niveau d'engagement scolaire faible. Le test des effets inter-sujets permet de juger de la significativité de la différence observée entre ces deux groupes de filles.

On observe à travers le traitement statistique des données que la p-valeur de l'effet d'interaction de l'estime de soi et de l'engagement scolaire sur les performances des filles en mathématiques est égale à .454. Cette p-valeur est nettement supérieure au seuil de signification alpha égale à 5%. Cela indique que la différence observée entre les groupes en comparaison est significative. Par conséquent, l'hypothèse 3 est confirmée.

Quel sens psychologique peut-on donner aux résultats obtenus au terme du présent travail, et comment se situent-ils relativement à ceux d'études antérieures ?

3 - Discussion

De façon globale, il apparaît à travers les résultats auxquels nous avons abouti que l'estime de soi et l'engagement scolaire ont des effets simples et conjugués sur les performances en mathématiques chez les filles de la classe de 3e. Le premier résultat atteste que les filles qui ont une haute estime d'elles-mêmes obtiennent des performances en mathématiques plus élevées que celles de leurs condisciples ayant une estime de soi basse. En se fondant sur la théorie de l'auto-efficacité d'A. Bandura (2007), il ressort que les filles qui pensent disposer de bonnes aptitudes scientifiques se sentent capables de résoudre toutes sortes de problèmes mathématiques. Dans ces conditions, lorsqu'elles sont confrontées aux problèmes mathématiques, elles font preuve de persévérance, de résilience et de créativité, ce qui améliore leurs performances dans cette discipline. Cette explication est corroborée par les propos d'une fille qui estime que « *Quand tu te dis que ceux qui réussissent en mathématiques ne sont pas des extraterrestres, alors tu te mets au travail, et cela paie toujours* ». Cependant, les filles ayant une estime de soi basse peuvent être en proie à des doutes quant à leurs compétences. Cela les amènerait à éviter les situations mathématiques complexes, à se décourager plus facilement face aux obstacles. Ceci pourrait affecter négativement leurs performances. Lors de l'entretien réalisé, un enseignant de mathématiques affirme à ce propos que : « *Pendant le cours de mathématiques, je trouve de nombreuses filles désintéressées, car pour elles les mathématiques sont trop difficiles, et cela a une incidence considérable sur leurs performances* ». Ce résultat est en accord avec ceux de F. Pajares et L. H. Graham (1999), N. Choi (2005) et C. Huang (2011), qui ont traité de la relation entre l'estime de soi et les performances scolaires. Même si nos résultats convergent en grande partie avec ceux des recherches susmentionnées, il existe néanmoins des divergences entre celles-ci et notre étude. Ces études n'ont pas pris en compte le fort engagement scolaire et les échantillons ne sont pas identiques. Alors que nous mettons l'accent sur les performances des filles, ces auteurs s'intéressent aussi bien à celles des filles que des garçons en ne faisant pas de distinction.

Le deuxième résultat montre que les filles qui ont un niveau d'engagement élevé performent plus en mathématiques que celles qui sont faiblement engagées sur le plan scolaire. Ce résultat pourrait être expliqué à la lumière de la théorie de l'engagement d'I. Miliszewska et J. Horwood (2006). Ainsi, les filles qui sont plus engagées dans leurs études, qui montrent plus d'intérêt pour les mathématiques et qui sont motivées à apprendre et à participer activement en classe obtiennent de meilleurs résultats dans cette matière. En effet, un niveau élevé d'engagement scolaire peut conduire à une plus grande persévérance et une motivation intrinsèque, ce qui pourrait permettre de consacrer plus d'efforts à l'apprentissage des mathématiques. En outre, lorsque les filles sont motivées intrinsèquement, elles sont plus susceptibles de développer une curiosité naturelle pour les mathématiques, d'explorer des concepts plus en profondeur et de développer des compétences plus solides dans cette matière. Cela apparaît clairement à travers le contenu du discours d'une enseignante que nous avons interrogée. Celle-ci soutient que : « *En général, les filles qui disent aimer les mathématiques participent beaucoup en classe, font des exercices que je propose ou d'autres qu'elles trouvent dans des annales et sont très performantes* ». Au contraire, les filles ayant un niveau d'engagement scolaire bas perçoivent les exercices mathématiques comme des défis insurmontables. Elles sont donc davantage moins motivées à s'investir dans leur apprentissage et à fournir un effort soutenu pour comprendre les concepts mathématiques. Dans ces circonstances, les échecs successifs peuvent affecter négativement leur estime de soi et conduire à une aversion pour les mathématiques, contribuant ainsi à infléchir leurs performances scolaires dans cette discipline. Cette explication est consolidée par les dires d'une élève en ces termes : « *Moi sincèrement, je n'aime pas les mathématiques, ce qui fait que je ne me fatigue même pas. Je sais que je vais combler le déficit en mathématiques avec les autres matières* ». Ce résultat va dans le même sens que ceux obtenus par J. Fredricks, P. Blumenfeld et A. Paris (2004), M.-T. Wang et J. Eccles (2012) et Z. Y. Wong et G. A. Liem (2022) qui soutiennent aussi l'importance de l'engagement scolaire dans la réussite académique des élèves.

Le troisième résultat prouve que les filles qui présentent une haute estime personnelle et qui sont fortement engagées à l'école produisent des performances en mathématiques supérieures à celles de leurs homologues ayant une estime de soi basse et un niveau d'engagement scolaire faible. Ce résultat montre l'effet d'interaction de l'estime de soi et de l'engagement scolaire sur les performances en mathématique chez les filles. En effet, un phénomène psychologique ne pouvant s'expliquer par des facteurs isolés, il importe de comprendre la réalisation de performances sous l'angle des effets combinés de facteurs multiples. Les filles ont donc su mettre leur estime de soi au service de leur engagement scolaire afin de produire les meilleures performances en mathématiques. Ce résultat converge avec ceux de P. Ajuwon (2003) et A. S. Al Doulat (2018) qui examinent l'influence du concept de soi et de la motivation sur la réussite en mathématiques.

Conclusion

L'amélioration des performances en mathématiques chez les filles constitue une préoccupation majeure pour assurer l'égalité de sexe qui est l'un des objectifs principaux du développement durable. Pour contribuer à cela, la présente étude a été réalisée pour cerner les effets simples et conjugués de l'estime de soi et de l'engagement scolaire sur les performances des filles en mathématiques. Il ressort des investigations menées que ces deux variables conatives exercent une influence considérable sur les résultats scolaires des filles en mathématiques. Il importe donc de prendre en compte ces facteurs si l'on souhaite améliorer les performances des filles dans cette discipline scolaire. En effet, des stratégies doivent être mises en œuvre afin de booster l'estime de soi et l'engagement des filles en mathématiques. Elles pourraient consister par exemple pour les parents à encourager les filles à s'intéresser aux mathématiques en leur offrant du matériel didactique extrascolaire et un tutorat à domicile. Les enseignants, pour leur part, devraient changer leurs perceptions et attitudes négatives à l'égard des filles en leur envoyant plutôt des feed-back positifs. En outre, des modèles de réussite féminins dans le domaine des sciences et technologies devraient s'organiser pour mener des campagnes de sensibilisation auprès des jeunes filles scolarisées. Les autorités politiques et éducatives pourraient également instituer des bourses d'études spécialement dédiées aux filles qui obtiennent de bonnes performances en mathématiques. Par ailleurs, des programmes d'intervention initiés par des spécialistes (psychologues) pourraient être mis en œuvre à l'endroit des filles présentant une faible estime de soi et peu engagées sur plan scolaire.

Bibliographie

AL DOULAT Adnan Salem, 2018, « Relationship between self-esteem and academic achievement in the scientific concepts and methods of teaching course among female's students of class-teacher at the University of Jordan », *Modern Applied Science,* 12, 2, p. 164-170.

ALLES-JARDEL Monique, METRAL Véronique & SCOPELLITI Sandra, 2000, « Pratiques éducatives parentales, estime de soi et réussite scolaire d'élèves de sixième », *La Revue internationale de l'éducation* familiale, 1, 4, p. 63-91.

ANDRÉ Christophe & LELORD François, 2007, *L'estime de soi. Mieux s'aimer pour mieux vivre avec les autres*, Paris, Odile Jacob.

ANON Antou Benjamin, 2024, Origine socioculturelle et engagement des filles en mathématiques. Cas des filles des niveaux terminal et troisième des lycées et collèges de Côte d'Ivoire », *Revue scientifique sociétés, éducation, santé et pathologies sociales (SESPS),* 1, 1, p. 9-26.

BALDÉ Salif, SOW Semou & BASSENE Marie Renée, 2023, « Analyse du niveau de performance des élèves du lycée d'excellence des jeunes filles « Mariama Ba » de Gorée (Sénégal) dans les matières scientifiques ». *Collection recherches & regards d'Afrique*, 2, 5, p. 194-213.

BANDURA Albert, 2007, *Auto-efficacité : Le sentiment d'efficacité personnelle [« Self-efficacy »]*, (*trad.* LECOMTE Jacques), Paris, De Boeck, 2e éd.

BERNET Emmanuel, KARSENTI Thierry & ROY Normand, 2014, Mesure de l'engagement scolaire. Engagement scolaire en milieux défavorisés : traduction et validation exploratoire d'une échelle de mesure. *Educational Journal of the University of Patras UNESCO Chair*. 1, 1, p. 20-33.

BRASSEUR Aurore, 2018, *Les filles et les mathématiques, une déconstruction stéréotypique possible ?* Mémoire de Master MEEF, Université de Reims Champagne Ardenne, Sciences de l'Homme et Société. 110 p.

BREDA Thomas, GRENET Julien, MONNET Marion & VAN EFFENTERRE Clémentin, 2019, « Role models féminins : un levier efficace pour inciter les filles à poursuivre des études scientifiques ? », *Les notes de l'IPP,* 45, p. 1-10.

BUKASA Tshitala, 2021, « Perception des filles sur le choix de l'option scientifique au secondaire », *Éducation et développement,* 2, 34, p. 1-8.

CHOI Namok, 2005, « Self-efficacy and self-concept as predictors of college students' academic performance », *Psychology in the Schools*, 2, 42, p.197-205.

DECI Edward & RYAN Richard, 1985, *Intrinsic motivation and self-determination in human behavior*, New York, Plenum Press.

DIALLO Oumou, 2022, « Le rapport aux mathématiques des filles des sériés scientifiques en réussite en mathématiques ». *Revue Della/Afrique LLAE, T.1*, 4, 11, p.132-158.

DURU-BELLAT Marie, 2023, « Les filles meilleures à l'école ? Un lieu commun à l'épreuve des évaluations standardisées », *Genre Éducation Formation,* 7, p. 1-12

GBLEU Marie-Josée, 2019, *La question des effectifs réduits des jeunes filles dans les filières professionnelles industrielles : Le cas du Centre de Perfectionnement aux Métiers de la Mécanique et de l'Electricité (CPMME) de Koumassi.* Mémoire de Master de Sociologie de la famille et de l'éducation, Université Félix HOUPHOUËT-BOIGNY, Institut d'ethnosociologie. 128 p.

HANIN Vanessa, 2018, *Une approche tridimensionnelle de la résolution de problèmes mathématiques chez les élèves en fin d'enseignement primaire.* Thèse de Doctorat en sciences Psychologiques et de l'éducation. Université catholique de Louvain. 424 p.

HIEN Yorsaon Christophe, 2020, « Les déterminants à la faible performance des filles dans les sciences, mathématiques et technologies au Burkina Faso : cas de cinq (05) établissements », *International Journal of Development Research,* 1, 1, p. 32887-32893.

HUANG Chiungjung, 2011, « Effects of mathematical self-concept, perceived self-efficacy and interest in mathematics on mathematic performance: A longitudinal examination ». *Educational Psychology*, 1,31, p. 77-94.

INSIATA Goïta Ouattara Kanndanan, 2019, « Facteurs déterminants de la réussite des femmes et de leur positionnement dans les carrières scientifiques en Côte d'Ivoire ». *Éthique en éducation et en formation,* 7, p. 62-74.

LESH Richard, 2005, « Trends in the evolution of models & modelling perspectives on mathematical learning and problem solving ». *Zentrelblatt für Didaktik der Mathematik,* 6, 37, p. 487-489.

LOBA Saga Bernard, 2002, « Analyse psycho-affective des performances scolaires chez des élèves de cm1 de l'école primaire catholique d'Abobo-Té ». *Les Editions Francophones Universitaires d'Afrique*, 2, p. 232-259.

MILISZEWSKA Iwona & HORWOOD John, 2006, « Engagement theory : a universal paradigm ? », *ACM SIGCSE Bulletin*, 8, 1, p.158-162.

OCDE, 2014, Principaux *résultats de l'enquête PISA 2012 : Ce que les élèves de 15 ans savent et ce qu'ils peuvent faire avec ce qu'ils savent,* Paris, Éditions OCDE.

OCDE, 2015, « L'émergence de nouveaux écarts entre les sexes dans l'éducation », In The ABC of Gender Equality in Education : Aptitude, Behaviour, Confidence, Paris, Éditions OCDE, PASEC, 2021, *PASEC2019-Qualité du système éducatif ivoirien : performances et environnement de l'enseignement-apprentissage au primaire*, Dakar, PASEC, CONFEMEN.

PIAGET Jean, 1942, *Classes, relations et nombres : essai sur les groupements de la logique et sur la réversibilité de la pensée*, Paris, Vrin.

ROSENBERG Marshall Bertram, 1969, *Conceiving the self,* New York, Basic Books.

VIDAL Catherine & BENOIT-BROWAEYS Dorothée, 2005, *Cerveau, Sexe et Pouvoir*, collection Regards, Editions Belin.

WANG Ming-Te & ECCLES Jacquelynne, 2012, « Trajectoires d'engagement comportemental, émotionnel et cognitif des adolescents à l'école et leurs relations différentielles avec la réussite scolaire ». *Journal de recherche sur l'adolescence,* 1, 22, p. 31-39.

WONG Zi Yang & LIEM Gregory Arief, 2022, « Student engagement : current state of the construct, conceptual refinement, and future research directions », *Educational Psychology Review,* 34, p. 107-138.

ZOKOU Gbomené Hervé, KOUASSI N'goran Rachel & KEI Mathias, 2018, « Analyse des performances scolaires des jeunes filles dans les établissements secondaires publics mixtes et non mixtes en Côte d'Ivoire », *Revue universitaire des Sciences de l'Éducation*, 11, p. 128-141.

B.
Violence féministe dans le village de la honte de SORO GUEFALA et perspectives pour la jeune fille en milieu scolaire et universitaire

NEA MADOU ROGER[1]

Résumé : Le village de la honte est une dénonciation de certaines pratiques culturelles ancestrales marginalisantes. Tout en affirmant l'identité africaine longtemps déniée (refusée) par le colonisateur, l'auteur de ce pamphlet invite à l'abandon de certains carcans dogmatiques, dont le martyre des femmes qui retient notre attention dans la réflexion intitulée : « Violence féministe dans le village de la honte de SORO Guéfala et perspectives pour la jeune fille en milieu scolaire et universitaire ». Pour plus de lisibilité et de pertinence, l'étude s'appuie sur une méthode d'analyse textuelle plurielle dont la narratologie, la sociocritique, la thématique. À la lumière de l'analyse, nous retenons que la dénonciation de la violence féministe doit s'étendre à tous les milieux où elle a cours en guise de sensibilisation et de prévention. L'accent doit être surtout mis sur l'aspect thérapeutique de la dénonciation pour redonner un espoir de vie meilleure à la femme en général et à la jeune fille en particulier qui devrait être en première ligne de cette dénonciation. Ainsi, le village de la honte apparaît comme une invitation à la construction d'une société humaniste. Les sociétés africaines principalement phallocratiques sont invitées à élaguer leurs scories et épouser l'ère du numérique et du développement durable, à garantir l'égalité et l'éducation du genre, car l'école est un puissant moyen de lutte contre la violence féministe.

Mots clés : Culture, Développement, Féministe, Marginalisation, Violence

Summary : The Village of Shame is a denunciation of certain marginalizing ancestral cultural practices. While affirming the African identity long denied by the colonizer, the author of this pamphlet invites the abandonment of certain dogmatic shackles including the martyrdom of women which attracts our attention in the reflection entitled : "Feminist violence in the village of shame of SORO Guéfala and prospects for the young girl in school and university. For greater readability and relevance, the study relies on a

[1] Institut National Supérieur des Arts et de l'Action Culturelle (INSAAC), Abidjan- Côte d'Ivoire. Mail : neapewodudu@gmail.com

plural textual analysis method including narratology, sociocriticism, and themes. Considering the analysis, we conclude that the denunciation of feminist violence must extend to all environments where it occurs by way of raising awareness and prevention. The emphasis must be placed on the therapeutic aspect of denunciation to restore hope for a better life to women in general and to young girls in particular who should be at the forefront of this denunciation. Thus, the village of shame appears as an invitation to the construction of a humanist society. Phallocratic African societies are invited to prune their dross and embrace the digital age and sustainable development, to guarantee equality and gender education because school is a powerful means of combating feminist violence.

Keywords : Culture, Development, Feminist, Marginalization, Violence

Introduction

La culture africaine est et demeure un vaste champ d'investigation de bon nombre d'auteurs. Qui, pour témoigner de son existence avant la colonisation, qui pour appeler au non-reniement face à la mondialisation. Le tout sur fond de revendication culturelle qui rappelle *Soundjata ou l'épopée mandingue* (D.T.N. ; 1960) ou *Œuvre poétique* (L.S.S. ; 1964) ou encore *La carte d'identité* (J-M.A. ; 1980). Ces œuvres s'inscrivent dans une perspective de la promotion des valeurs culturelles africaines. Cependant, force est de constater qu'en marge de cette majorité, des voix s'élèvent pour décrire certaines pratiques culturelles africaines, tant elles sont déshumanisantes. C'est l'exemple de : *Le village de la honte* (2013) de Soro Guéfala, auteur ivoirien. Dans cette œuvre, l'auteur fait promener le lecteur dans différentes aires culturelles pour fustiger certaines pratiques ancestrales notamment la marginalisation féministe qui a retenu notre attention. Aussi proposons-nous comme sujet de réflexion : « Violence féministe dans *Le village de la honte* de Soro Guéfala et perspectives pour la jeune fille en milieu scolaire et universitaire. ». Pour plus de lisibilité et de pertinence, la réflexion s'est faite sous le prisme de plusieurs méthodes d'analyse textuelle notamment la narratologie avec Gérard Genette (1996) pour voir comment les faits sont racontés, la sémiotique qui conçoit le texte littéraire comme un tout, c'est-à-dire aller au-delà des simples mots, la sociocritique avec Claude Duchet (1979) pour dégager les non-dits et voir comment la réalité sociale se reproduit dans les textes littéraires et surtout la thématique pour « connaître ces connotations culturelles attachées à un thème, afin de pouvoir apprécier les transformations que telle ou telle œuvre leur apporte. » (M. Collot,1988 : 89). L'analyse s'articule autour de deux grands axes : la marginalisation féministe d'une part et les perspectives pour la jeune fille en milieu scolaire et universitaire d'autre part.

1 - Marginalisation féministe

Nous mettons sous ce vocable, toute frustration, humiliation, exclusion ou violence conjugale faite à la femme. Dans les sociétés africaines en majorité phallocratiques, la femme a peu de droits. Dans bien des cas, elle est chosifiée au nom de certains dogmes culturels. Aussi partant de notre support voudrions-nous mettre en évidence la marginalisation féministe à travers : le lévirat, l'isolement et la flagellation.

1.1 Les victimes du lévirat

Le lévirat se définit comme le mariage forcé d'une veuve avec le frère de son mari défunt contrairement au sororat qui est le mariage forcé de la sœur d'une épouse décédée ou stérile avec son beau-frère (veuf / mari) pour pérenniser la lignée ou préserver l'honneur de la famille. Le lien commun à ces deux types de mariage est le caractère forcé du mariage qui enlève toute volonté, tout désir, fondement du libre choix. La femme n'est donc pas honorée, mais chosifiée. Elle demeure un bien matériel dont hérite un frère du défunt dans le premier cas (le lévirat) : en témoignent les propos suivants : « La femme demeure un bien pour la famille qui l'a dotée. À la mort de son mari, elle doit donc revenir à un frère cadet de ce dernier. C'est comme ça que nous procédons depuis des temps immémoriaux. » (S.G. ; 2013 ; 64). Dans cette illustration, trois verbes retiennent notre attention :

- « demeurer », verbe d'état dont l'emploi renvoie au caractère immuable de la situation dans laquelle se trouve la femme veuve « La femme demeure un bien pour la famille qui l'a dotée »
- « devoir » dont l'usage rappelle le caractère obligatoire de l'acte. La femme n'a pas le droit de s'y soustraire. « Elle doit donc revenir à un frère cadet du mari défunt »
- « revenir » qui témoigne de l'idée d'appartenance, mais surtout en faisant fi des causes du décès qui peuvent être une maladie sexuellement transmissible. En plus du lévirat et du sororat, l'isolement ou le supplice de la femme a retenu notre attention comme violence féministe dans cet ouvrage.

1.2 Le supplice féministe au nom d'une divinité

Pour décrire ce supplice, l'auteur nous plonge dans un village dénommé : « Gopanledoua » dont les habitants adorent un dieu du nom de « Tangbalé » (S.G. ; 2013 : 54). Dans des moments de grandes désolations (sécheresse, disette, calamité, pandémie), des prières et des sacrifices sont faits en son honneur après consultation du devin « Sambiékou » (p57) pour conjurer le mauvais sort. De même, dans des périodes fastes (retour de la pluie, abondance des récoltes...), la population exprime sa gratitude au dieu. Quelquefois, en guise de remerciements, une jeune femme lui est offerte en mariage. Passons sur la cérémonie de mariage et arrêtons-nous sur le lieu et les conditions de vie de l'épouse du dieu « Tangbalé »

-Le lieu : « La case qui vient d'être construite à l'entrée du village est destinée à recevoir la nouvelle femme du dieu ; c'est là qu'elle devra vivre sa vie jusqu'à la fin de ses jours » p70. Une fois le mariage célébré, l'élue de la divinité vit dans l'isolement total. Et dans quelles conditions ?

-Les conditions de vie sont exposées à la page 71. Nous en avons retenu les plus criantes, les plus choquantes. Elles sont au nombre de cinq (5)

1- « Les lundis, elle doit être tout de blanc vêtue et du matin au soir, elle ne doit adresser la parole à personne. »

2- « Les vendredis, elle doit rester toute la journée à l'intérieur ou à la porte de la demeure. »

3- « Pendant ces deux jours-là (les lundis et les vendredis), elle ne doit recevoir la visite d'aucun homme ; ce sont des jours où Tangbalé est censé la visiter. »

4- « Elle n'a pas le droit de se marier avec un être de chair puisqu'elle l'est déjà avec le dieu Tangbalé.

5- « Tous les hommes peuvent aller coucher avec elle et (...) n'a pas le droit de refuser un seul quelle que soit sa laideur, son infirmité ou la maladie qu'il traîne. »

Au regard de ce qui précède, nous retenons ici qu'au nom de la culture, la femme subit une violence, un supplice dont les conséquences sont tout aussi ahurissantes, scandaleuses : des grossesses non désirées, des enfants sans paternité, l'exposition à toutes sortes de maladies contagieuses, transmissibles comme le VIH SIDA.

Dernière violence féministe qu'a retenue notre analyse est la flagellation des mères des jumeaux.

1.3 Le martyre des génitrices gémellaires

Les jumeaux ou les jumelles sont des enfants nés d'une même grossesse, donc d'une même mère. Dans bon nombre de sociétés, à tort ou à raison, ils sont considérés comme des personnes extraordinaires avec des pouvoirs surnaturels. Dans la mythologie africaine, en effet, les jumeaux ou les jumelles constituent un couple redoutable dont la naissance est accueillie à la fois avec crainte et joie, tant leur statut est chargé d'ambivalence comme l'attestent les propos suivants : « Les jumeaux sont en effet considérés comme des clairvoyants et de ce fait, redoutables puisqu'ils peuvent exercer leur don à faire du bien ou du mal. » (V.D. ; 1999 : 137). Nous pouvons également citer les derniers textes romanesques de J-M. Adiaffi : *Silence, on développe* (1992) et *Les naufragés de l'intelligence* (2000) dont les trames tournent autour du thème gémellaire. Mais dans *Le village de la honte,* ce qui retient notre attention, c'est le sort réservé aux génitrices gémellaires en témoigne l'illustration suivante : « Un homme tenait par les pieds deux bébés ; dans la main droite un coutelas, comme ceux que les bouchers utilisent généralement pour égorger les taureaux. Cet homme était suivi par une femme que les jeunes gens frappaient avec des branches recouvertes d'épines acérées. La femme pleurait à fendre l'âme. » (S.G. ; 2013 : 80-81). Quel tabou a-t-elle transgressé pour mériter un tel châtiment ? Quel est le but de cette flagellation ? La réponse à ces interrogations se lit dans les propos suivants : « La vérité, c'est que, en la flagellant, on la libère de l'esprit du mal. Son ventre est impur, c'est pourquoi elle a pu mettre au monde deux enfants en un seul accouchement (...). Les deux bébés étaient des jumeaux, or seuls les animaux peuvent donner naissance à deux, trois petits et même plus. Nous ne sommes pas des animaux, nous autres. » (S.G. ; 2013 : 82). Cette autre violence féministe pose le problème de la conception mythologique africaine en général et celle des jumeaux ou jumelles en particulier. Elle pose également par ricochet la résistance de certains dogmes culturels au nom desquels une femme doit être flagellée à la suite d'un accouchement gémellaire après avoir reçu des gamètes d'un mari qu'on lui a imposé dans la plupart des cas. Et pire, ce dernier est sans reproche tout en faisant fi des progrès scientifiques qui révèlent que l'homme tout comme la femme peut être à l'origine des naissances gémellaires. Cela dit, retenons que la violence féministe (le lévirat, le sororat, l'isolement et la flagellation) qui a retenu notre attention dans *Le village de la honte* de Soro Guéfala est basée sur des préceptes culturels qui nous rappellent également *sous l'orage d*e Seydou Badian (1973). Alors, à l'ère de l'égalité des genres, de l'éducation pour tous, quelle trajectoire de la dénonciation de toutes ces formes de violence en milieu scolaire et estudiantin ?

2 - Perspectives pour la jeune fille en milieu scolaire et universitaire

Nous entendons par perspective l'optique dans laquelle l'auteur choisit de mettre en évidence la violence féministe. Notre démarche s'appuie sur les propos de Jean-Paul Sartre que nous rappelle Gérard LEZOU Dago : « Tout ouvrage littéraire est un appel. Écrire, c'est faire appel au lecteur pour qu'il fasse passer à l'existence objective le dévoilement que j'ai entrepris par le moyen du langage. » (1977 : 212). Cette perception de l'œuvre littéraire par Sartre est également partagée par Frantz Fanon dont les propos sont repris par Bernard Mouralis en ce qui concerne la littérature africaine : « La recherche de la signification idéologique des faits examinés dans le texte doit être le seul objectif vers lequel doit tendre l'analyse de la littérature africaine. » (1984 : 245). Un écrit n'est donc pas neutre. Il y a toujours une signification. Aussi appréhendons-nous la dénonciation de la violence féministe dans notre corpus sous deux angles : l'angle thérapeutique et l'angle humaniste.

2.1 Une perspective thérapeutique

À l'ère de la mondialisation, de l'égalité de genre, l'école s'avère un vecteur incontournable dans la lutte contre les violences féministes. En accueillant ou en organisant des séminaires, des tables-rondes sur la violence en milieu scolaire et universitaire en général et sur la violence féministe en particulier, l'école peut jouer un rôle préventif et curatif. Lorsqu'en effet, la jeune fille réalisera que de nombreuses voix s'élèvent pour condamner ces violences, elle se sentira soulagée. Un sujet tabou mis sur la place publique cesse d'en être un. Et quelles que soient leurs natures, au contraire de jeter l'opprobre sur la victime, la dénonciation et la condamnation de ces faits la soulage, lui donne de réelles motivations de lutte et de résilience pour surmonter le traumatisme psychologique causé afin de se reconstruire.

L'école doit garantir la sécurité de tous ceux qui la fréquentent et surtout la jeune fille. C'est par le canal de l'école qu'elle pourra s'affranchir des dogmes et préjugés culturels et s'épanouir pleinement. L'école doit garantir le bien-être social de la jeune fille en lui épargnant des mariages précoces et forcés et éviter des attitudes traduites par les propos suivants : « Elle était enceinte de sa fille quand ce goujat (…) lui avait dit « Si l'enfant qui naît est un garçon, il sera mon ami. Si c'est une fille, elle sera ma femme ». Ainsi, sa fille était-elle déjà mariée avant même sa naissance. Et pourtant, cette ordure avait déjà deux épouses » (S.G.2013 : 47).

Ainsi, la dénonciation de la violence féministe dans *Le village de la honte* doit être vue comme un acte thérapeutique pour la jeune fille en milieu scolaire et estudiantin. Cette œuvre prolonge le combat de *Rebelle* (F.K. ; 1998) qui dénonce les mutilations génitales, cette autre forme de violence et ses dangereux corollaires. Une écriture thérapeutique qui se prolonge également avec *La survivante* dans laquelle on peut lire ce qui suit : « J'estime que ce programme est une thérapie pour éviter à ceux qui se croient les plus malheureux de s'apitoyer sur leur sort. » (R.M.G. ; 2018 : 326). Aussi pour éviter que certains se sentent martyrisés, la dénonciation de la violence féministe invite- t-elle à humaniser nos sociétés. D'où la perspective humaniste, dernier point de cette réflexion.

2.2 Une perspective humaniste

Faisant fi volontairement de toutes doctrines et des courants littéraires, nous entendons par humanisme l'ensemble des actions qui placent la personne humaine au-dessus de toutes autres valeurs. Aussi pensons-nous qu'à la lecture du *Village de la honte*, la dénonciation de la violence féministe concourt à l'épanouissement, au bien-être moral, social et physique de la femme. C'est une écriture qui milite en faveur de la préservation du capital humain en général et en particulier de la jeune fille. Si éduquer une fille c'est éduquer l'humanité entière alors préserver son intégrité morale et physique, c'est sauver toute l'humanité qui, à l'ère du développement durable, doit capitaliser toutes les énergies humaines. Et pour cela, les autorités républicaines, éducatives, traditionnelles et chacun à son humble niveau, tous nous devons donner sens à la vie en posant des actes emprunts d'humanisme comme l'auteure de *La survivante* qui écrit ceci : « J'avais un message à apporter aux êtres vivants, dans cette vie. Un message de joie, de paix, d'amour et de pardon… aucune violence n'était permise autour de moi. J'étais la mère des innocents, la protectrice des enfants, des vieux, des malades et des pauvres. » (R.M.G. ; 2018 : 38). Tout comme Rose Marie Guiraud, l'auteur du *Village de la honte* à travers la dénonciation de la violence féministe invite à la construction d'une société plus harmonieuse. Le jeune âge du personnage principal « kodongo » est tout un symbole. Quelle société léguée aux générations futures, aux enfants qui nous interrogent sur l'avenir de nos sociétés ? Certaines facettes de nos us et coutumes tels que : le mariage forcé, le lévirat, le sororat, les mutilations génitales féminines, la flagellation … doivent-ils résister au changement au nom de la préservation d'une identité culturelle ? Sinon, que retenir en définitive de cette réflexion sur le martyre des femmes et perspectives pour la jeune fille en milieu scolaire et universitaire ?

Conclusion

Le village de la honte de l'Ivoirien Soro Guéfala est un regard critique de certaines pratiques culturelles ancestrales. Cette œuvre dénonce des violences anti féministes qui, au contraire de fédérer, marginalisent. Ces violences ne favorisent pas la capitalisation de toute l'énergie sociétale, levier de tout développement durable. Certes, les avancées scientifiques, religieuses, philosophiques ne doivent pas conduire à des reniements culturels ni identitaires. Mais des préjugés tels que : « C'est comme cela que nous procédons depuis la nuit des temps. » (S.G. ; 2013 : 83) ou encore : « Les coutumes ne s'expliquent pas, ne se justifient pas » (S.G. ; 2013 : 65) ne devraient plus servir de prétextes à une marginalisation, à une flagellation à des assassinats. Dans le cadre de la lutte contre les inégalités, de la promotion du genre et la santé pour tous, il nous faut reconnaître avec courage que : « Nos ancêtres nous ont légué de bonnes choses qui ont toujours commandé notre comportement, (…). Mais, de ces choses qu'ils nous ont léguées, il y en a de moins bonnes ou du moins des choses à adapter au monde d'aujourd'hui. » (S.G. ; 2013 : 69). Les différents contacts culturels doivent conduire à un enrichissement personnel et des cultures en contact tout en débarrassant chacune de ses scories telles que la flagellation qu'elle soit féministe ou pas, le lévirat, le sororat, les mutilations génitales féminines ou l'excision. L'abandon, les échecs scolaires et universitaires ne devraient plus avoir pour causes les grossesses précoces, les viols ou les mariages forcés au nom d'une tradition. Les établissements scolaires et les campus doivent être des lieux d'apprentissage, de formation, de socialisation, de plein épanouissement et non de stress, de violences. Il n'y a pas de société qui soit meilleure à une autre. Chacun doit prendre part à la transformation de sa société en une société meilleure en détruisant « le village de la honte » qui est en lui. Un appel que nous lancions en 2022 dans un autre article intitulé « *les marginaux dans le village de la honte de Soro Guefala* » in Della/Afrique tome 2, vol 4, numéro 10. Pour y arriver, dans les différentes familles, les sociétés villageoises, les établissements scolaires et universitaires, des mesures appropriées qui tiennent compte des réalités sociales (la pauvreté, le coût du livre, l'environnement) doivent être prises pour accompagner la jeune fille. En Côte d'Ivoire, des mesures allant dans ce sens existent, mais il faut les compléter et surtout exercer des campagnes de sensibilisation et un suivi rigoureux.

Références bibliographiques

I/ CORPUS

SORO G. ; 2013, *Le village de la honte,* Abidjan, Sud éditions

II/ AUTRES OUVRAGES CITES OU CONSULTES

ADIAFFI J-M. ; 1980, *La carte d'identité,* Abidjan, CEDA
ADIAFFI J-M. ; 1992, *Silence, on développe,* Paris Nouvelles du sud
ADIAFFI J-M. ; 2000, *Les naufragés de l'intelligence,* Abidjan, CEDA
BADIAN S. ; 1973, *Sous l'orage,* Paris, Présence africaine
BAL M. ; 1977, *Narratologie : Instance du récit,* Paris, Klincksiek
BARTHES R. ; 1963, *Le degré zéro de l'écriture,* Paris, Seuil
BOKIBA A-P. ; 1998, *Écriture et identité dans la littérature africaine,* Paris, Harmattan
CHEVRIER J. ; 1999, *Littérature d'Afrique noire de langue française,* Paris, Nathan
DUCHET C. ; 1979, *Sociocritique,* Paris, Fernand Nathan
GENGEMBRE G. ; 1996, *Les grands courants de la critique littéraire,* Paris, Seuil
GUIRAUD R.M. ; 2018, *La survivante,* Abidjan, Frat. Mat. Editions
KEITA F. 1998, *Rebelle,* Abidjan, NEI / CEDA
KOUROUMA A. ; 2000, *Allah n'est pas obligé,* Paris, Seuil
LEZOU D.G. ; 1977, *Création romanesque devant les transformations actuelles,* Abidjan, NEA
NIANE T.D. ; 1960, *Soundjata ou l'épopée mandingue,* Paris, Présence africaine

MOURALIS B. ; 1984, *Littérature et développement,* Paris, Silex
SENGHOR L.S. ; 1990, *Œuvre poétique,* Paris, Seuil
VERBEECK L. ; 2007, *Les jumeaux africains et leur culte, chanson du sud-est du Kantanga,* Tervuren, Belgique, Musée royal d'Afrique centrale

III / ARTICLES

COLLOT M. ; 1988, « *Le thème selon la critique thématique.* », in *Communication,* n°47, Paris
DUCHESNE V. ; 1999, « *Généralité, fécondité et souveraineté chez les Agni de Côte d'Ivoire.* », in *Quardermi de l'uomo societa tradizone sviluppo,* n°1 Universita di Roma
NEA M.R,2022 « *les marginaux dans le village de la honte de Soro Guefala* » in Revue Della/Afrique, tome 2, vol 4 N° 10, Lomé (Togo)
OKURE T. ; DIVAULT A. ; 2001, « *Mondialisation et perte de l'identité en Afrique.* », in *Consilium, n°293*

IV / THÈSE

NEA M.R. ; 2014, *Écriture des identités le cas de : Ahmadou Kourouma, Jean-Marie Adiaffi et Maurice Bandaman,* (thèse) Université Félix Houphouët Boigny, département de Lettres modernes, Abidjan, Côte d'Ivoire

C.
La thérapie de la douleur par le discours émotif dans Douleur intime de Fatou Diomandé

GNACHOUE Boni Blaise Gautier[1]

Résumé

Le discours est le propos que l'on tient. Ce propos peut se présenter avec des tendances émotives dans la dynamique interactionnelle de communication afin de toucher l'interlocuteur. Des procédés afférents à partir de la subjectivité abondent dans l'œuvre *Douleur intime* de Fatou Diomandé. Cette profusion du discours émotif exerce une action à valeur thérapeutique pour aider à sublimer nos douleurs. On comprend, dès lors, que des procédés du discours servent à guérir l'individu au regard des enjeux psychologiques et sociologiques dégagés. Pour y arriver, la grammaire énonciative qui rend compte des émotivités à travers la subjectivité du discours permettra de caractériser les violences subies par les personnages pour entrevoir les pistes pour les surmonter. Vu sous cet angle, le discours émotif est considéré comme une stratégie d'influence langagière.

Mots-clés : discours, énonciation, émotivité, psychologie, thérapie.

Abstract

The speech is the statement we make. This statement can present itself with emotional tendencies in the interactional dynamics of communication to touch the interlocutor. Related processes based on subjectivity abound in the work Intimate Pain by Fatou Diomandé. This profusion of emotional discourse exerts an action with therapeutic value to help sublimate our pain. We understand, therefore, that discourse processes serve to heal the individual about the psychological and sociological issues identified. To achieve this, the enunciative grammar which accounts for the emotions through the subjectivity of discourse will make it possible to characterize the violence suffered by the characters to glimpse ways to overcome them. Seen from this angle, emotional speech is considered a strategy of linguistic influence.

Keywords : speech, enunciation, emotionality, psychology, therapy.

[1] Département des Lettres modernes, Université Alassane Ouattara (Côte d'Ivoire).
Mail : gnachoue48@gmail.com

Introduction

La question de la santé a été toujours de mise dans les sociétés humaines. La Conférence des Nations Unies sur l'Environnement et le Développement dit, en effet, que « la santé et le développement sont étroitement liés » (CNUED, 1992, chap. 6). L'importance de la santé est ainsi fixée dans la société. Cette santé peut être certes physique, mais elle se réserve aussi une dynamique psychologique. En effet des conditionnements sociaux peuvent affecter psychologiquement l'être humain, surtout les plus fragiles comme les enfants ou le sexe dit faible, la femme. Dans ces circonstances, la guérison mentale passe par des sciences comme la psychanalyse. Mais, la langue y peut jouer un rôle déterminant à travers le discours émotif comme sublimation de la douleur. Pour R. K. Kouassi (2018, p. 144) « la confidence par le langage permet de surmonter la douleur de la violence subie ». Autrement dit, le discours de confidence noie la douleur. Il s'agit, pour nous, de prolonger cette réflexion pour montrer que la santé mentale peut s'appuyer sur le discours émotif. Une auteure comme Fatou Diomandé semble avoir compris cette nécessité de promouvoir la santé en présentant une thérapie fixée sur le discours émotif dans *Douleur intime.* Il serait judicieux de chercher à comprendre cette thérapie à partir de cette œuvre par l'entremise de la langue. Ainsi, comment certains procédés grammaticaux participent-ils du bien-être des individus ? Notre objectif est de montrer des indices grammaticaux révélant le discours émotif dans *Douleur intime* pour montrer leur impact sur le bien-être de l'homme. Il y a lieu de rechercher les relations entre le discours émotif et le bien-être de l'homme. Convoquant la théorie de l'énonciation de Catherine Kerbrat-Orecchioni sur la subjectivité du langage[2], nous présentons d'une part, les mécanismes grammaticaux utilisés pour mettre en place le discours émotif, d'autre part, nous dégageons les enjeux d'un tel choix discursif à savoir la dynamique thérapeutique à travers les aspects psychologiques et sociologiques dégagés.

1 - Présentation du discours émotif

Le locuteur, dans son discours,
« a en gros le choix entre deux types de formulations :

---

[2] « Au lieu d'englober la totalité du parcours communicationnel, l'énonciation est alors définie comme le mécanisme d'engendrement d'un texte, le surgissement dans l'énoncé du sujet d'énonciation, l'insertion du locuteur au sein de sa parole. » (C. Kerbrat-Orecchioni, 2009, p.34) Cette insertion du locuteur dans le discours est le canal d'analyse que nous utilisons pour aborder le discours affectif et évaluatif. En effet, « la linguistique de l'énonciation ne s'intéresse qu'à l'un des paramètres constitutifs du CE [cadre énonciatif :le locuteur-scripteur ». (*Idem*, p.35). Dans cette perspective, le discours affectif et évaluatif, impliquant le locuteur, apparaît comme la méthode appropriée.

- le discours « objectif », qui s'efforce de gommer toute trace de l'existence d'un énonciateur individuel ;
- le discours « subjectif », dans lequel l'énonciateur s'avoue explicitement ou pose implicitement comme la source évaluative de l'assertion. » (C. Kerbrat-Orecchioni, 2009, p. 80)

Dans le second cas, le plus manifeste, le discours fonctionne selon une subjectivité du locuteur qui exprime son émotivité et son état d'âme. À ce niveau, selon C. Kerbrat Orecchioni (2009), on distingue la subjectivité affective et la subjectivité évaluative. Selon la classification de Kerbrat, les marqueurs qui expriment la subjectivité du discours sont les substantifs, les adjectifs, les adverbes, les verbes, etc. À travers ces entrées, le discours porte les marques de l'émotivité des usagers. Selon cette subjectivité, le discours peut être affectif ou évaluatif.

1.1 Le discours affectif

Le discours affectif est un mode de communication qui révèle les sentiments, les émotions et les ressentis d'une personne. Il est mis en avant « une réaction émotionnelle du sujet parlant en face de cet objet » (C. Kerbrat-Orecchioni, 2009, p. 95). Cette réaction affective du locuteur est traduite par des aspects spécifiques dans son discours. Les adjectifs sont les plus récurrents. Mais, la valeur affective peut être inhérente à l'adjectif, ou au contraire solidaire d'un signifiant prosodique, typographique (le !), ou syntaxique particulier, c'est ainsi que l'antéposition d'un adjectif le charge souvent d'affectivité » (*Idem*, p.95). Les procédés du discours affectif sont multiples. Analysons quelques-uns.

1.1.1 Les adjectifs

L'adjectif qualificatif est une composante du syntagme nominal. C'est « un mot dont la forme peut varier en genre et en nombre ; mais contrairement au nom, il ne possède pas par lui-même un genre. Ce dernier est déterminé par le terme auquel il se rapporte ». (Martin Riegel et al., 2004, p.355) Cette dépendance morphosyntaxique de l'adjectif lui permet d'agir sur le substantif en divers positionnements. Du point de vue sémantique, « l'adjectif exprime une manière d'être, une qualité de l'être ou de la chose désignés par le nom auquel il se rapporte ». (M. Grevisse et A. Goosse, 2014, p. 701). Cette expression de la manière d'être lui permet d'agir sur émotivité dans le discours.

Exemples :

1- Yaël, tu viens de me violer… Tu m'as violée, **salaud**… criait-elle en pleurant. (p.37)

2- Maman, ma complice de tous les jours, ma **meilleure** amie, ma maman **adorée**… Tu n'es plus là pour m'écouter, me consoler, m'encourager, me supporter… (p.97)

Le terme ***salaud*** (exemple 1) peut être pris comme nom ou adjectif dans ce contexte :

Tu es un salaud

Il est salaud

En tout état de cause, il appartient à l'injure. Il indique une dévalorisation et témoigne d'un certain sentiment du locuteur mécontent ou vexé. Ainsi, le locuteur discrédite, dévalorise en portant un jugement péjoratif sur celui qui a posé des actes ignobles, immoraux.

Dans l'exemple 2, les adjectifs « meilleure » et « adorée » qualifient la maman et font ressortir la qualité de la mère « vénérée », aimée. La charge émotionnelle est palpable dans la mesure où le locuteur exprime son amour pour sa maman. La présence des adjectifs affectifs dans le discours suffit à donner à celui-ci une caractéristique émotionnelle, sentimentale. Les substantifs ont aussi cette qualité.

1.1.2 Les substantifs

Le substantif ou le nom participe du discours émotif. En effet, « le nom peut exprimer lui aussi une action ou un état : l'appel, la souffrance, la vieillesse. » (M. Grevisse et A. Goosse, 2008, p. 979). Sur la base de l'état (souffrance, vieillesse), l'on entrevoit l'émotion. On retrouve cette tendance du discours chez Fatou Diomandé.

Exemples :

3- Oh Myra ! Je suis ton **amie** et je suis là pour toi, fit Chloé pour consoler son **amie**. (p.44)

4- Eh Seigneur ! fit Myra déboussolée par le récit de son **amie**.(p.83)

5- Maman, ma **complice** de tous les jours, ma meilleure **amie**, ma maman adorée… Tu n'es plus là pour m'écouter, me consoler, m'encourager, me supporter… (p.97)

La présence des substantifs comme « amie » dans les différents exemples, permet de mettre en exergue une émotivité dans le discours. Le locuteur exprime son affection. En effet, le mot « ami » provient étymologiquement du latin « amare » qui signifie « aimer »[3]. Le nom permet donc de témoigner de ce sentiment de profonde tendresse entre des proches.

Le mot « complice » dans l'exemple 5 rappelle aussi le rapprochement affectif entre les individus. Un sentiment affectif étanche est exprimé à travers le sens de ce nom. Même si le rapprochement est vu sur un penchant péjoratif à commettre ensemble des délits, le sentiment affectif demeure. Les verbes aussi répondent à cette tendance émotive dans le discours.

---

[3] Le mot « ami » provient du latin (1170) « amicus, amica », dérivé de « amare » (aimer). Cf. Le Grand Robert, version électronique.

1.1.3 Les verbes

Le verbe se présente comme noyau de phrase. Du point de vue sémantique, « on dit que le verbe exprime une action faite ou subie ou qu'il exprime l'existence ou un état » (M. Grevisse et A. Goosse, 2008, p. 979). Cette action ou état peut se présenter comme l'expression d'un sentiment dévoilé. Analysons cette affectivité dans le discours à travers les exemples ci-après.

Exemples :

6- Mon fils, dis-moi quelque chose, **pardonne-moi,** pour l'amour de Dieu. (p.104)

7- Que se passe-t-il Mimi, **tu m'inquiètes**… (p.61)

8- Tu n'es plus là **pour m'écouter, me consoler, m'encourager, me supporter…** (p.97)

Dans l'énoncé 6, « pardonne » se présente comme un verbe mettant en évidence un sentiment de regret. L'on voudrait un oubli de l'acte posé à l'endroit d'un autre. Un rapprochement interhumain est vivement souhaité par celui qui demande le pardon.

Dans l'exemple 7, l'usage du verbe « inquiéter » permet d'exprimer une crainte, une peur du locuteur « tu m'inquiètes ». Mais, cette peur ne se réfère pas à une insécurité sur le locuteur, mais plutôt sur l'interlocutrice (Mimi) qu'on ne comprend pas, qu'on sent bouleversée.

L'exemple 8 présente une succession de verbes à l'infinitif, laissant rejaillir diverses émotions : « Tu n'es plus là **pour m'écouter, me consoler, m'encourager, me supporter… ».**

Mais, tout compte fait, le locuteur exprime une vive douleur à travers des manques traduits par les différents verbes.

L'émotion à travers le discours affectif est manifeste chez Fatou Diomandé. Elle « peut être dénotée à l'aide de quelque ''terme de sentiment'' (substantif, adjectif, verbe) » (C. Kerbrat-Orecchioni, 2000, p. 61). Il y en a d'autres de ce genre. Ces discours émotifs sont qualifiés d'émotion dite par Raphaël Micheli (2014). Mais, il y a encore d'autres tendances, car l'émotion peut être montrée ou étayée (*Idem*). Notre objectif est de montrer la réalité du discours émotif. Nous nous gardons, ici, de dresser un inventaire exhaustif des procédés discursifs de l'émotion.

Le discours affectif est réel en littérature à travers des procédés divers. Analysons maintenant les éléments évaluatifs qui traduisent l'émotion dans le texte littéraire.

1.2 Le discours évaluatif

Le discours évaluatif est une forme de communication qui vise à donner un jugement, une appréciation ou une évaluation sur le sujet donné, d'une œuvre, d'un événement, d'une idée. « L'évaluation est, avec l'intensification, la visualisation et la subjectivation une des caractéristiques majeures de la parole émotionnelle » (B. Sanding, 1991). Appuyons-nous sur la subjectivité des adjectifs pour révéler le discours évaluatif. Les évaluatifs, aussi appelés appréciatifs, permettent à un locuteur de créer un discours avec une subjectivité singulière. On a les non axiologiques et les axiologiques.

1.2.1 Les adjectifs non axiologiques

Selon Kerbrat-Oreocchioni,

Cette classe comprend tous les adjectifs qui, sans énoncer de jugement de valeur, ni d'engagement affectif du locuteur (du moins au regard de leur stricte définition lexicale ; en contexte, ils peuvent bien entendu se colorer affectivement ou axiologiquement) impliquant une évaluation qualitative ou quantitative de l'objet dénoté par le substantif qu'ils déterminent (2009, p.85-86).

Autrement dit, « l'usage d'un adjectif évaluatif est relatif à l'idée que le locuteur se fait de la norme d'évaluation pour une catégorie d'objets donnés ». (*Idem*, p.86.) Cette position psychologique du locuteur lui permet de jouer sur la subjectivité du discours et lui imprimer une certaine émotion.

Soit les énoncés suivants :

1- Tante Lyse-Marie était une femme au **grand** cœur. (p.49)

2- Tante Lyse-Marie l'accueillit les bras **ouverts** comme à son habitude.

3- Elle laissa l'eau couler sur son corps pendant un **long** moment, comme si elle voulait se débarrasser d'une souillure pour naître à nouveau. (p.38)

En fonction des contextes des énoncés, les adjectifs non axiologiques ***grand, ouverts long*** présument ou ne présument pas de jugement de valeur de la part du sujet énonciateur. Ici, en particulier, l'adjectif « *grand* » (exemple 9) spécifie la grandeur de cœur vu de manière figurée. Il s'agit de la générosité de tante Lyse-Marie, le participe passé pris comme adjectif qualificatif « ouverts » (exemple 10) atteste le comportement mélioratif de tante Lyse-Marie. Les bras ouverts se réfèrent à une disposition à l'accueil, à l'hospitalité.

L'adjectif qualificatif « long » (exemple 11) signale une atmosphère, pénible, invivable par rapport à l'acte commis par le jeune homme. L'adjectif qualificatif marque la souffrance, une douleur de Myra. On a une forte coloration affective du locuteur.

À travers cette analyse des éléments non axiologiques, l'on se rend compte qu'un adjectif en apparence sans jugement de valeur peut être marqué subjectivement selon les circonstances d'énonciation. Les non axiologiques s'opposent aux axiologiques, car eux sont absolument subjectifs.

1.2.2 Les adjectifs axiologiques

L'emploi des axiologiques « comme celle des adjectifs [non axiologiques] impliquent une double norme : interne à la classe de l'objet-support de la propriété[et] externe au sujet d'énonciation, et relative à ses systèmes d'évaluations (esthétique, éthique, etc.) » Les qualifiants évaluatifs axiologiques portent donc sur le dénoté de l'objet que le substantif qualifie. Ils portent un jugement de valeur qui est soit positif ou négatif. En outre, pour pouvoir intercepter la valeur d'un terme, il est important de tenir compte du contexte verbal et de ce que l'on sait de l'idéologie du locuteur. En cela, Charaudeau affirme que

l'acte de langage n'épuise pas sa signification dans sa forme explicite [...]. Ce qui nous amène à considérer comme un objet double constitué d'un explicite (ce qui est manifeste) et d'un implicite (lieu de sens multiples) qui dépendent des circonstances de communication (1983, p. 9).

On comprend donc qu'il est impossible que la compréhension d'un discours se tienne sans que le contexte de production soit pris en compte. Les références textuelles permettront une compréhension plus claire. Analysons en ce sens des éléments axiologiques en relation avec le discours émotif.

Exemples :

4- Myra, Chloé et Yaël étaient donc de très **bons** amis. (p.31)

5- **Séropositive**, Myra s'était battue durant toutes ces années, non pas pour être en **bonne** santé, mais pour rester en vie. (p.92)

6- Sa **sale** besogne achevée, Yaël lâcha sa prise. (p.36)

Les différents adjectifs tels que ***bons, bonne,*** dans les exemples 12 et 13 sont tous marqués subjectivement et émettent un jugement de valeur en fonction du contexte énonciatif. Ce jugement se porte sur les deux bases : le mélioratif et le péjoratif.

La présence de l'adjectif « sale » (exemple 14) qualifiant « besogne » se réfère à « mauvais » dans une dynamique synonymique. L'on montre une mauvaise action accomplie par quelqu'un (Yaël). Il est donc jugé comme « mauvais ». Les émotivités dégagées en conséquence suggèrent un sentiment de regret d'une part et un sentiment de frustration d'autre part.

Il faut retenir que le texte littéraire est chargé d'émotions diverses, car il faut comprendre qu'une « communication verbale ne transmet pas uniquement des informations, mais aussi, sous des formes les plus diverses [...] des jugements de valeur, des évaluations. » (R. Fiehler, 1990, p. 28). Ce jugement de valeur donne une âme au discours qui peut alors fonctionner comme une donne thérapeutique pour guérir les hommes.

2 - Les enjeux sociologiques et psychologiques du discours émotif

L'usage de la parole n'est pas fortuit, car elle a été donnée à l'homme pour exercer une influence sur l'autre. Cette position d'Aristote fixe sa rhétorique : « la faculté de considérer, pour chaque question, ce qui peut être propre à persuader » (Aristote, 1991, p. 82). Le discours a donc une intentionnalité et la rhétorique doit se percevoir comme « une analyse de la mise en rapport des moyens et des fins par le discours » (*Idem* (M. Meyer), p. 20). Dans cette mesure, le discours émotif a une finalité, celle de guérir l'individu en souffrance, fragilisé psychologiquement. Cette thérapeutique passe par les enjeux psychologiques et sociologiques du discours émotif.

2.1 Les enjeux psychologiques

Les émotions sont aussi importantes pour notre vie psychique que les sensations sur le plan physique. Nous avons tellement l'habitude de vivre les émotions que nous ne cherchons plus leur raison d'être. Le cadre de la raison est dépassé pour accéder au psychologique. C'est pourquoi Rut Amossy s'exprime ainsi : « Agir sur les hommes en les émouvant, en les transportant de colère ou en les rendant accessibles à la pitié ou tout simplement en éveillant en eux la peur, n'est-ce pas cependant déroger aux exigences de la rationalité ? » R. Amossy, 2012, p. 210). Assurément elles font de nous des êtres sensibles et rendent possible une vie affective, psychologique. Ainsi, les émotions jouent en nous cinq principaux rôles qui permettent l'équilibre de l'homme : informatif, expressif, persuasif, communicatif, moteur. Cela se perçoit à travers des termes expressifs dans des situations d'énonciation.

Exemples :

7- **Repose-toi** un peu Myra, il ne faut **surtout** pas que tu tombes malade. (P. 54)

8- **Ma fille**, **explique-moi** ce que s'est passé avec tes parents pour que tu arrives chez moi dans un tel état.

9- **Mon fils**, **dis-moi** quelque chose**, pardonne-moi,** pour l'amour de Dieu. (p.104)

Le discours émotif peut en effet être utilisé comme une forme de thérapie, car il permet aux personnes de s'exprimer librement sur leurs émotions, leurs sentiments et leurs perceptions. En partageant leurs pensées et en les confrontant à celles des autres, les individus peuvent prendre du recul sur leurs propres expériences et trouver des solutions à leurs problèmes.

L'utilisation de l'impératif « repose-toi » (exemple 15) suivi de l'adverbe « surtout » encadré par la forme négative « ne faut pas » crée un effet de soulagement psychologique. Le style s'adoucit dans le propos, révélant les élans de compassion, apte à soulager.

À partir de l'affectivité retrouvée dans l'usage du mot « ma fille » ou « mon fils » (exemples 16 et 17), un échange est sollicité : « explique-moi ce qui s'est passé avec tes parents ».

Le processus interactif fonctionne dans *« la dynamique de l'échange »* (Kerbrat-Orecchioni, 2009, p. 204). Dans cet élan, la confidence à travers le discours émotif permet de se débarrasser de l'affection causée par les souffrances. La dynamique interactionnelle est prépondérante dans l'acte de guérison des affectés. C'est pourquoi, dans ces exemples, l'on constate un échange langagier dans la libération des émotions. Psychologiquement, la souffrance s'estompe quand l'on exprime son émotion, qu'elle soit positive ou négative.

2.2 Les enjeux sociologiques

Les discours évaluatif et affectif jouent un rôle crucial dans les dynamiques sociales en raison de leur impact sur les perceptions individuelles et collectives, ainsi que sur les relations interpersonnelles. En exprimant des opinions positives ou négatives sur des personnes, des groupes ou des phénomènes, les individus participent à la définition de ce qui est considéré comme socialement acceptable ou non. Ainsi, le discours évaluatif peut renforcer ou remettre en question l'ordre établi et les hiérarchies existantes.

Exemples :

10- Je t'en **prie** papa, **n'insiste pas**... De toute façon, je vous visiterai **régulièrement**. (P. 80)

11- Eh Seigneur ! **Si j'avais soutenu ma fille, si je l'avais écoutée, peut-être qu'elle serait encore en vie aujourd'hui**. (P. 95)

L'emploi du verbe « prier » (exemple 18) et la forme de phrase n'insistent pas et aussi l'adverbe de manière régulièrement montre le rapport du respect mutuel entre le père et la fille. On recherche, ici, une entente familiale. L'émotivité dégagée dans l'exemple 19, à travers les subordonnées de condition « Si j'avais soutenu ma fille, si je l'avais écoutée », montre clairement les conséquences des mésententes révélées par la proposition principale « peut-être qu'elle serait encore en vie aujourd'hui ».

Le discours émotif est un outil de régulation des interactions familiales et sociales. Il peut être utilisé pour renforcer la cohésion familiale ou sociale.

Vu sous cet angle, le discours émotif est comme une thérapie, parce qu'il apparaît comme un moyen de reconnexion avec les autres et avec soi-même, en partageant ses sentiments de manière constructive et bienveillante. Aussi, il permet d'écouter activement les émotions des autres et prendre en compte leurs ressentis dans la communication.

Conclusion

Le discours émotif dégage de nombreuses formes. Il apparaît directement dans le discours ou oblige à une analyse. Les données affectives et évaluatives se succèdent dans le texte de Fatou Diomandé comme une stratégie interactive portant les sentiments des personnages. Ces sentiments partagés par la force de la confidence suscitée par l'écrit littéraire permettent de sublimer les douleurs et les souffrances des individus. Les éléments émotifs contenus dans le texte littéraire fonctionnent comme une thérapie « linguistique ». Cette thérapie se manifeste, en réalité, dans les prédispositions psychologiques de l'homme à s'attacher familialement ou socialement. Dès lors, la thérapie sous forme de discours émotif est une approche qui consiste à aider les individus à comprendre et à gérer leurs émotions, leurs pensées et leurs comportements en analysant de manière critique leurs schémas de pensée, leurs croyances et leurs perceptions. Cette forme de thérapie vise à favoriser une réflexion profonde sur soi-même et sur l'autre afin d'adopter des changements positifs et durables.

Références bibliographiques

ALLANGBA N'Goran Bernadette, 2021, *L'expression de l'émotion : étude énonciative et pragmatique dans Allah n'est pas obligé d'Ahmadou Kourouma, une si longue lettre de Mariama Bâ et La Perle de John Steinbeck*, Thèse de doctorat, Université Alassane Ouattara.

AMOSSY Ruth, 2012, *L'Argumentation dans le discours*, Paris, Armand Colin.

ARISTOTE, 1991, *Rhétorique*, trad. Ruelle, introd. M. Meyer, commentaire de B. Timmermans, Paris, Le livre de poche.

CHARAUDEAU Patrick, 1983, Langage et discours : Éléments de sémiolinguistique (Théorie et pratique), Paris, Hachette.

CNUED, 1992, *Rapport de la Conférence des Nations Unies pour l'Environnement et le Développement*, Rio de Janeiro, juin.

DIOMANDE Fatou,2017, *Douleur intime,* Abidjan, Vallesses Editions.

FIEHLER Reinhard, 1990, *Kommunikation und Emotion. Theoretische und empirische Untersuchungen zur Rolle der Emotionen in der verbalen Interaktion*, Berlin, New York, de Gruyter, 1990.

GREVISSE Maurice et Goosse André,2008, Le Bon Usage, 14e édition, Paris, De Boeck et Larcier.

KERBRAT-ORECCHIONI Catherine,2000, « Quelle place pour les émotions dans la linguistique du XXe siècle ? Remarques et aperçus » in *PLANTIN Christian et al.* (Eds), Les émotions dans les interactions, Lyon, PUL, pp. 33-74.

KERBRAT-ORECCHIONI Catherine, 2009, *L'Énonciation. De la subjectivité dans la langue*, 4e édition, Paris, Armand Colin.

KOUASSI Roland Kouakou, 2019, « La littérature, une confidence pour vaincre la violence par la thématique et la langue », Colloque international La violence dans les langues, les littératures et les arts du sahel les 23,

24 et 25 mai 2019, Volume 1, Presses universitaires (Université Joseph Ki-Zerbo, pp.143-160.

MICHELI Raphael, 2014, *Les émotions dans le discours*, Paris De Boeck / Duculot.

REY Alain (Dir), 1989, *Le Grand Robert de la langue française*, Paris, Le Robert.

SANDIG B,1991, « Formeln des Bewertens », dans Ch. Palm (éd.), *Europhras 90. Akten der internationalen Tagung zur germanistischen Phraseologieforschung*, Stockholm, Almquist& Wiksell, pp. 225-253.

WAGNER Robert-Léon et PINCHON Jacqueline, 1962, *Grammaire du français classique et moderne*, Paris, Hachette.

AXE 2
Minorités sexuelles et stigmatisation en milieu scolaire et universitaire

A.
Demande et offre de dépistage du VIH en milieu scolaire et universitaire ivoiriens : étude de cas

HONHINLIN Camara[1]

Résumé

L'accès universel au dépistage reste un défi majeur dans le monde et plus spécifiquement en Afrique de l'Ouest où seulement 48% des personnes connaissent leur statut sérologique. Avec un taux de 2,9% de sa population infectée, la Côte d'Ivoire est l'un des pays d'Afrique de l'Ouest les plus sévèrement touchés par l'épidémie à VIH. Dans ce contexte, le présent article se propose d'étudier les facteurs liés à la demande et à l'offre de dépistage du VIH dans les structures scolaires et universitaires de la ville de Bondoukou (Côte d'Ivoire). Il s'articule autour de deux axes :

- le dépistage volontaire (à l'initiative du patient) afin de garantir un accès au dépistage à toute personne désireuse de réaliser un test ;
- le Conseil et dépistage à l'initiative du prestataire de santé (CDIP) dans le cas où le test est recommandé (grossesse, mariage, symptômes associés au VIH).

Pour ce faire, des instruments scientifiques tels que la méthode descriptive et analytique, le questionnaire et l'interview ont été mobilisés. La collecte des données a été réalisée auprès d'un échantillon à choix raisonné de 413 élèves et étudiants. Elle a combiné les approches quantitative et qualitative.

---

[1] Université de Bondoukou (Côte d'Ivoire), UFR Sciences Humaines et sociales (SHS) ; mail : camsoh61@gmail.com

Il en résulte que les barrières au dépistage volontaire sont principalement liées à l'accès à l'information, au support économique, à la crainte de se savoir séropositif, à la gêne, à l'environnement social et à la stigmatisation.

Le recours au conseil et au dépistage lors de situations recommandées reste faible, du fait des professionnels de santé qui ne proposent pas systématiquement le test lors des consultations. L'amélioration du recours au dépistage en milieu scolaire et universitaire en Côte d'Ivoire nécessite : (i) une meilleure communication sur l'offre de dépistage, (ii) un renforcement de la proposition du test faite par les professionnels de santé lors des situations recommandées.

Mots-clés : Dépistage ; VIH ; Statut sérologique ; Prise en charge ; Bondoukou

Abstracts

Universal access to screening remains a major challenge worldwide and specifically in West Africa where only 48% of people know their HIV status. With an infected rate of 2.9% of its population, Côte d'Ivoire is one of the West African countries most severely affected by the HIV epidemic. In this context, this article aims to study the factors linked to the demand and supply of HIV testing in school and university structures in the city of Bondoukou (Côte d'Ivoire). It revolves around two axes :

- Voluntary screening (at the patient's initiative) to guarantee access to screening for anyone wishing to carry out a test.
- Health provider-initiated counseling and testing (CDIP) in situations where testing is recommended (pregnancy, marriage, symptoms associated with HIV).

To do this, scientific instruments such as the descriptive and analytical method, the questionnaire and the interview were used. Data collection was carried out with 413 pupils and students. She combined quantitative and qualitative approaches.

As a result, barriers to voluntary testing are linked to access to information, economic support, fear of knowing one is HIV positive, embarrassment, the social environment and stigma.

The use of advice and testing in recommended situations remains low, due to health professionals who do not systematically offer the test during consultations.

Improving the use of screening in schools and universities in Côte d'Ivoire requires : (i) better communication on the screening offer, (ii) strengthening of the test proposal made by health professionals during recommended situations.

Keywords : Screening ; HIV ; HIV status ; Supported ; Bondoukou.

Introduction

L'accès « universel » au dépistage reste un défi majeur dans le monde et plus spécifiquement en Afrique de l'Ouest où seulement 48% des personnes vivant avec le VIH (pvvih) connaissent leur statut sérologique (A. Desgrèes du Loû et al., (2007, pp 401-432) ; V. Dahl et al., (2008, pp 746-752) ; K. Minnie et al., (2008, pp 50-65) ; B. Bila, (2011, p. 38) ; Unaids, 2018b). Le dépistage du VIH donne aux personnes dépistées des connaissances nécessaires pour choisir les meilleures options de traitement et méthodes de prévention. L'ignorance de son statut sérologique empêche toute prise en charge précoce de l'individu, ce qui n'est pas sans conséquence sur le pronostic vital et sur le nombre de nouvelles infections.

Avec un taux de 2,9 % de sa population infectée (V.A. Fonner et al., 2014, p.1 ; Who, 2015, p.1 ; UNESCO, 2018 ; M. Inghels, 2019, pp 27-30 ; PNLS, 2021), la Côte d'Ivoire est l'un des pays d'Afrique de l'Ouest les plus sévèrement touchés par l'épidémie à VIH. Son épidémie est caractérisée par des prévalences élevées au sein des populations clés (hommes ayant des rapports sexuels avec d'autres hommes (HSH), travailleuses du sexe (TS), usagers de drogues intraveineuses, transgenres ou transsexuels et populations carcérales) et une prévalence moyenne en population générale (Who, 2014, p.1 ; Pepfar, 2014 ; A.J. Hakim et al., 2015, p.1 ; C.E. Lyons et al, 2017, pp 9-17). Cette spécificité de l'épidémie ivoirienne a conduit la plupart des bailleurs de fonds à changer de stratégies au cours des cinq dernières années : le dépistage est réorienté vers les zones et les populations les plus touchées par l'épidémie (H. Hirose et al.,1998, pp 246-255 ; K. Champenois et al, 2012, p.13 ; B.U. Moseng et V. Bjornshagen, 2017, pp 39-45 ; S. Sarrassat et al., 2018, pp 330-341 ; J. Stannah et Coll., 2019, pp 769-787 ; C.E. Lyons, 2020, p.2).

Le dynamisme des organisations de la société civile ainsi que le soutien important du PEPFAR, du Fonds mondial, mais aussi des agences du système des Nations unies ont permis de renforcer les efforts en faveur du respect des droits de l'Homme et à mieux orienter la riposte vers les populations qui en ont le plus besoin. De sorte que durant cette période les personnes vivant avec le VIH (PVVIH) en Côte d'Ivoire ont vu récemment des résultats plus qu'encourageants : diminution des nouvelles infections, des décès liés au Sida et une meilleure prise en charge par les programmes de prévention et de traitement (MSLS et al., (2013, 591p ; 2017, 395p) ; M.E. Socias et al., 2014, p.81 ; ONUSIDA, 2017 ; H.A. Gesesew et al., 2017, p. 1 ; B. Seytre, 2018, p.1 ; PNLS, 2020 ; estimations de Spectrum, 2021, pp 4-9 ; G. Le Garsmeur, 2022, pp 12-20). En dépit des efforts conjugués de l'État ivoirien et ses partenaires dans la lutte contre le VIH/SIDA, les tendances ont été interrompues par la COVID-19 et les restrictions ont diminué l'accès aux services de santé essentiels : le dépistage et la prévention (Assemblée générale des Nations Unies, 2019 ; Rapport Fonds mondial, 2021 ; PNLS, 2021).

Dans un pays où seules 54% des personnes infectées connaissent leur statut (Unaids, 2018b, op.cit.), il est d'autant plus important d'analyser si la stratégie actuelle de dépistage permet (i) un recours au dépistage large et répété chez les populations les plus exposées et (ii) l'accès au dépistage en population générale. Nous formulons donc la question centrale : pourquoi, malgré toutes les campagnes de sensibilisation, les élèves et étudiants sont-ils encore réticents quand il s'agit de se faire dépister ?

Le présent article propose d'étudier les facteurs liés à la demande et à l'offre du dépistage du VIH dans les structures scolaires et universitaires de la ville de Bondoukou (Côte d'Ivoire), dans un contexte d'épidémie mixte. Il s'articule autour de deux axes :

- le dépistage volontaire (à l'initiative du patient) afin de garantir un accès au dépistage à toute personne désireuse de réaliser un test ;
- le Conseil et dépistage à l'initiative du prestataire de santé (CDIP) lors de situations où le test est recommandé (grossesse, mariage, symptômes associés au VIH).

L'originalité de cette recherche est son approche globalisante qui traite à la fois le point de vue de la demande (patients) et celui de l'offre (professionnels de santé), dont les barrières et leviers associés sont étudiés sous le prisme d'un cadre conceptuel de l'utilisation du dépistage à travers quatre dimensions : l'information, les perceptions, les capacités et l'environnement.

Dans cette perspective, la théorie de l'interactionnisme dans le sens de George Herbert Mead a été convoquée. En effet, ce courant théorique de la sociologie met au centre de l'explication des phénomènes collectifs, l'étude des interactions sociales et des significations que les personnes attribuent à ce qui les entoure. Pour les interactionnistes, l'individu et la société se construisent lors d'interactions et en relation avec un environnement spécifique et les significations subjectives que chaque individu attribue à ce qui l'entoure sont essentielles pour expliquer ou comprendre son comportement social.

En clair, l'adhésion ou non au dépistage du VIH aussi bien chez les élèves et étudiants de Bondoukou que chez les professionnels de santé dépend de la perception et de la signification qu'ils attribuent à cette pratique et son utilité.

La méthodologie mise en place détermine la scientificité de cette étude.

1 - Approche méthodologique

Le site et la population ; l'échantillonnage et l'échantillon ; les outils de collecte de données et le processus de collecte ; les techniques d'analyse des données sont les composantes de la méthodologie.

1.1 Site et population

Le lycée moderne 1 (établissement public), le Groupe Scolaire Mampo (établissement privé) et l'université de Bondoukou dans la région du Gontougo / Côte d'Ivoire sont le site de notre étude. Ce choix se justifie par le fait que la ville de Bondoukou est une des zones du pays dont les populations sont les plus touchées par l'épidémie du VIH. En effet, le district sanitaire du Zanzan (qui comprend le Gontougo et le Bounkani) est classé comme zone prioritaire par les partenaires de lutte contre le VIH/Sida en Côte d'Ivoire du fait de son taux de prévalence estimé à 5%, un des taux les plus élevés sur le plan national.

Le choix de cette catégorie de la population de Bondoukou (élèves et étudiants) comme cible de la présente étude s'explique par le fait qu'en général elle est la plus active sexuellement (c'est l'âge de la majorité) et donc la plus exposée, la plus concernée et la plus touchée par les IST et le VIH.

Située au nord-est de la Côte d'Ivoire, Bondoukou fait partie de la zone des trois (3) frontières entre le Burkina Faso, le Ghana et la Côte d'Ivoire. Elle est à 416 km d'Abidjan, la capitale économique du pays. On y accède par la voie nationale bitumée. Elle regroupe plus d'une soixantaine de quartiers (Limamso, Donzosso, Malagasso, Zanzan résidentiel (1, 2, 3), Quartier TP, Quartier administratif, Route Sorobango,), villages (Soko, Motiamo, Welekehi, Allaladougou, …) et campements (Digoweri, Kongodjan, etc.).

La ville de Bondoukou est le chef-lieu de la région administrative du Gontougo et la capitale du district Zanzan. Selon les résultats du recensement général de la population et de l'habitat réalisé en 2021(RGPH, 2021), sa population est estimée à 141 568 habitants, pour une superficie de 28,730 km2, soit une densité de 4928 hab./km2. Trois grands groupes ethnoculturels ont fourni le socle du peuplement autochtone. On distingue : le groupe voltaïque avec les Koulango, les Nafana, les Gbin, les Noumou, les Djimini, les Lobi et les Degha (Motiamo) ; le groupe Akan avec les Abron ; le groupe Mandé avec les Malinké appelés Dioula. Sa population est donc très hétérogène et se caractérise par la persistance de coutumes telles que la polygamie et l'excision.

Sur le plan sanitaire, la commune de Bondoukou est dotée d'un district sanitaire (le district Zanzan), d'une Direction générale de la Santé, d'un Institut National d'Hygiène publique, d'un Centre Hospitalier régional (CHR), d'un centre spécialisé en psychiatrie communautaire, d'une couverture sanitaire universelle (CSU) et de plusieurs cliniques et infirmeries privées.

Le département compte 244 écoles primaires dont six privées et dix établissements secondaires dont six privés et une université qui a ouvert officiellement ses portes le 02 octobre 2024.

Cette localité dispose donc d'un bon nombre d'infrastructures d'éducation et de formation et pour cette année scolaire 2023-2024, le nombre d'élèves est estimé à 47 189, soit 1/3 de la population communale.

1.2 Échantillonnage et échantillon

L'approche mixte qui combine l'approche qualitative et l'approche quantitative retenue, a été conduite à partir d'un échantillonnage à choix raisonné. En effet, l'échantillon est tiré du grand ensemble de l'effectif actuel des élèves du lycée moderne 1 et du Groupe Scolaire Mampo et des étudiants de l'université de Bondoukou qui constitue la population-mère dans le cadre de la présente étude. Il est composé essentiellement des élèves et étudiants (filles et garçons) qui fréquentent l'un de ces trois établissements scolaires ou universitaire. Autrement dit, pour constituer l'échantillon, le seul critère de sélection a été d'être effectivement élève du lycée moderne 1 ou du Groupe Scolaire Mampo ou encore étudiant de l'université de Bondoukou.

De ce fait, sur la base d'un effectif total de 4126 élèves et étudiants, un échantillon de 413 individus a été interrogé, soit 1/10 de la population-mère. Par ailleurs, deux (02) focus groups composés de 12 élèves et étudiants chacun, soient 24 au total, ont été réalisés.

1.3 Outils de collecte de données et processus de collecte de données

La collecte des données a combiné les approches quantitative et qualitative. Pour ce faire, des instruments scientifiques tels que le questionnaire, la méthode descriptive et analytique et l'interview ont été mobilisés. La première (l'approche quantitative) a été menée à l'aide d'un questionnaire qui a servi d'outil pour la collecte des données quantifiables ou chiffrées. La collecte des données a été réalisée auprès d'un échantillon à choix raisonné de 413 élèves et étudiants. Le questionnaire a été administré de façon directive aux 413 élèves et étudiants de l'échantillon. Le recueil et le codage des données ont été réalisés avec le logiciel EpidataTM. La seconde (l'approche qualitative) a opté pour des entretiens individualisés avec des leaders des apprenants, six (6) au total dont 4 parmi les élèves et 2 parmi les étudiants, mais aussi avec les focus groups. Deux guides d'entretien, dont l'un adressé aux leaders et l'autre aux focus groups, ont servi d'outils de collecte des données qualitatives. L'ensemble de ces instruments ont permis à partir des formules déclaratives et narratives, des récits de vie, d'identifier la proportion des élèves et étudiants du lycée moderne 1, du Groupe Scolaire Mampo et de l'université de Bondoukou qui ne connaissent pas leur statut sérologique. Grâce à ces mêmes instruments, des freins et leviers à l'usage du dépistage dans la sexualité de ces catégories de la population ont été relevés.

Par ailleurs, une discussion à bâton rompu a été réalisée avec des professionnels de santé du Centre Hospitalier régional (CHR) de Bondoukou.

1.4 Technique d'analyse des données

Le dépouillement du questionnaire s'est fait à l'aide du logiciel Sphinx et l'analyse de contenu pour les guides d'entretien adressés aux leaders des apprenants et aux focus groups. Des tests du Khi-deux ont été effectués pour tester l'interdépendance entre les variables quantitatives. Ce qui a permis de mettre en évidence les corrélations entre les barrières, les leviers et l'usage du dépistage chez les élèves et étudiants. Les entretiens ont été analysés sur un mode descriptif. L'ensemble de toutes ces opérations ont été effectuées du 10 au 25 avril 2024, soit environ deux semaines. Les résultats ci-dessous en sont ressortis.

1.5 Résultats et Analyse

1.5.1 Demande et offre de dépistage du VIH chez les élèves et étudiants de Bondoukou

Il est question dans cette portion du travail de faire l'état des lieux du dépistage du VIH chez les élèves et étudiants de Bondoukou, catégorie très importante de la population. Nous avons relevé en introduction que le nombre de dépistages du VIH réalisés en Côte d'Ivoire a augmenté sensiblement au cours de ces cinq dernières années depuis la réorientation de la riposte par les bailleurs de fonds. Il s'agit ici de décrire l'effet de cette mise à l'échelle du dépistage, non pas uniquement en termes de couverture, mais également en termes d'accès et de recours au test.

Tableau 1 : *Distribution en pourcentage des sujets qui ne connaissent pas leur statut sérologique*

N'ont pas fait leur test de dépistage du VIH	Effectifs	Pourcentages (%)
Non	212	53,3
Oui	201	48,7
Total	**413**	**100**

Source : enquête

Les données de ce tableau 1 révèlent que plus de la moitié (53,3%) des élèves et étudiants de Bondoukou ne connaissent pas à ce jour leur statut sérologique. La connaissance du statut sérologique est promue à travers une offre diversifiée : Conseil et Dépistage à l'Initiative du Prestataire (CDIP) dans les structures de santé et dépistage au niveau communautaire (incluant le dépistage des cas index), Conseil et Dépistage à l'Initiative du Client (CDIC) dans les Centres de Dépistage Volontaire (CDV) autonomes et dans les structures de santé, autotest et l'index testing/dépistage familial qui intègre la notification assistée aux partenaires dans les structures de santé et au niveau communautaire. L'ignorance de leur statut sérologique suppose donc que la plupart des élèves et étudiants de Bondoukou ont une méconnaissance de toutes ces opportunités parce que les professionnels de santé ne les proposent pas lors de situations où le test est recommandé (grossesse, mariage, symptômes associés au VIH, etc.). En effet, le constat sur le terrain est que le traitement des cas d'IST et les naissances récentes n'étaient pas associés à un dépistage récent dans les modèles finaux. Cela peut indiquer une faible couverture du dépistage lors de ces événements malgré le fait qu'une proposition de dépistage soit recommandée chez les patients présentant une IST et chez les futurs parents en Côte d'Ivoire.

Elle peut être liée aussi à la faible demande du dépistage chez la plupart des jeunes de cette catégorie scolarisée. Dans ces conditions, "*il y a beaucoup de gens atteints du VIH que nous ne connaissons pas et qui ne prennent aucun traitement ou qui ne connaissent même pas leur statut sérologique*", explique un médecin du Centre Hospitalier régional (CHR) de Bondoukou.

1.5.2 Une couverture du test de dépistage inégale

Tableau 2 : *Répartition des sujets qui ne connaissent pas leur statut sérologique selon le sexe*

N'ont pas fait leur test de dépistage du VIH		Sexe des enquêtés		Total
		Féminin	**Masculin**	
Non	Effectif	91	121	212
	%	42,9	57,1	100
Oui	Effectif	96	105	201
	%	47,8	52,2	100
Total	**Effectif**	**187**	**226**	**413**
	%	**45,3**	**54,7**	**100**
Khi-deux de Pearson=5,084 Seuil de significativité=0,024 Significatif à 5%				

Source : enquête

Au regard des données de ce tableau 2, sur l'ensemble (53,3%) des élèves et étudiants qui n'ont jamais réalisé un test de dépistage au cours de leur vie, les garçons rapportent plus fréquemment n'avoir pas fait leur test de dépistage du VIH par rapport aux filles : 57,1% contre 42,9%. Ce point peut s'expliquer par le contact plus fréquent des jeunes filles avec les structures de santé pour des soucis gynécologiques, des consultations pré ou post natales offrant ainsi plus d'occasions de propositions du test.

1.5.3. Une attitude positive vis-à-vis du dépistage

Tableau 3 : *Distribution en pourcentage des modalités du test de dépistage du VIH proposé par les enquêtés*

Modalités du test de dépistage du VIH	Effectifs	Pourcentage (%)
1 semaine à 1 mois	35	8,5
3 mois	261	63,2
Plus que 3 mois	117	28,3
Total	**413**	**100**

Source : enquête

La quasi-totalité des élèves et étudiants enquêtés est favorable à des dépistages réguliers. Plus de 95% des enquêtés pensent que le test de dépistage doit être effectué de manière régulière afin de contrôler son état de santé. Parmi eux, les deux tiers (63,2%) déclarent que le test doit être réalisé au moins tous les trois mois.

La périodicité des trois mois indiqués par les enquêtés peut s'expliquer par le contenu du discours réalisé en counseling lors d'un test ou de campagnes de sensibilisation. Au cours d'une observation participante, le discours tenu lors de l'annonce d'un résultat négatif était de revenir trois mois plus tard pour confirmer le diagnostic, indépendamment du fait de n'avoir déclaré aucune prise de risque dans les trois derniers mois. Un ticket était donné avec une date de rendez-vous 3 mois plus tard. L'explication du délai de séroconversion (délai minimum à attendre après une exposition au VIH afin que les anticorps puissent être détectables) était absente du discours du soignant. Une hypothèse probable serait que les individus ont calqué le fait de devoir se dépister à nouveau trois mois plus tard du fait des discours des soignants durant le counseling.

Si les attitudes vis-à-vis du dépistage ont pu être plus mauvaises par le passé, on peut observer qu'elles ont quelque peu évoluées. Actuellement, le dépistage est perçu comme un outil permettant de contrôler l'état de la santé et qui doit être réalisé régulièrement. Son acceptation déclarée dans certains lieux reflète les taux d'acceptation élevés du dépistage chez les élèves et étudiants de Bondoukou lorsqu'il est effectivement proposé dans les milieux scolaires et universitaires. Ces résultats semblent traduire une attitude plutôt positive vis-à-vis du dépistage en population générale.

1.6 Les barrières et les leviers à l'usage du dépistage du VIH

Cette section du travail est consacrée à l'identification des freins et leviers à la demande et à l'offre de dépistage du VIH.

1.6.1 Barrières associées à la demande et à l'offre de dépistage du VIH

Les raisons évoquées par la majorité des enquêtés qui n'ont pas fait leur test de dépistage du VIH sont relatives à la crainte de se savoir séropositif, à l'ignorance de l'existence des centres de dépistage (l'accès à l'information), au support économique, à la gêne, à l'environnement social (la stigmatisation).

*Tableau **4** : Distribution en pourcentages des freins à la demande et à l'offre de dépistage du VIH*

Freins à la demande et à l'offre de dépistage du VIH	Effectifs	Pourcentages (%)
Crainte de découvrir sa séropositivité	148	36
Ignorance des lieux (sites) des centres de dépistage	106	25,6
Support économique	17	4
Gêne liée à la perception du VIH	95	23
Environnement social / stigmatisation	47	11,4

Source : enquête

La crainte du résultat est le principal frein (36%) à la demande et à l'offre de dépistage du VIH avancé par les enquêtés selon les données du tableau 4 ci-dessus. La peur d'avoir une maladie grave, notamment le Sida et les conséquences sociales perçues de cette maladie sont en effet fréquemment citées par les élèves et étudiants de Bondoukou. Ils préfèrent ne rien savoir sur leur statut sérologique que de se découvrir séropositifs et vivre dans la hantise d'une mort certaine. En réalité, les adolescents ont une perception du Sida qui renvoie à l'idée de maladie de la "honte", mais surtout à la mort. D'où la gêne ressentie par vingt-trois pour cent (23%) d'entre eux. Ce sentiment s'exprime explicitement dans le discours de cet enquêté qui avoue ceci : *« moi, je pourrai dire que c'est une question de gêne, de pudeur et le caractère tabou du sexe »* (F O, un des leaders des étudiants de l'université de Bondoukou, Licence 1 philosophie). La combinaison donc de ces deux facteurs (la peur et la gêne) peut expliquer l'hésitation, voire le refus de faire le test de dépistage du VIH chez un grand nombre d'élèves et étudiants de Bondoukou.

Par ailleurs, bien qu'étant favorables au test de dépistage, certains (25,6%) ne sont pas informés de l'existence des sites et lieux de dépistage du VIH. La connaissance d'un lieu où réaliser le test est loin d'être optimale : plus d'un quart (1/4) des individus ne connaissent pas de lieu pour réaliser un test. Ce résultat met en évidence l'une des premières dimensions liées à la demande de test : l'accès ou la disponibilité de l'information sur les structures de dépistage.

L'environnement social marqué ici par la stigmatisation et le support économique (manque de moyens financiers) y est également pour quelque chose dans la non-adhésion de la jeunesse studieuse au dépistage du VIH. À ce propos, un médecin du CHR de Bondoukou précise : "*ici la stigmatisation autour du VIH est un problème majeur. J'ai une trentaine de patients sous traitement et aucun d'entre eux n'a révélé sa séropositivité à sa famille*". Ainsi donc, la peur des conséquences d'un résultat positif, conséquences potentielles d'un environnement stigmatisant, induit des barrières au niveau du recours au dépistage volontaire. De plus, malgré la gratuité du dépistage depuis 2004 dans les structures publiques, il est possible qu'une faible condition économique chez les élèves et étudiants de Bondoukou (frais annexes, transport pour atteindre ces structures) soit également un frein à la réalisation d'un test.

1.6.2 Leviers du dépistage du VIH

Les situations pour lesquelles les jeunes élèves et étudiants de Bondoukou ont recours au dépistage sont analysées ici en tant que leviers à la demande et à l'offre de dépistage du VIH.

Tableau 5. *Distribution en pourcentage des situations dans lesquelles les enquêtés ont eu recours au test de dépistage*

Leviers liés à la demande et à l'offre de dépistage du VIH	Effectifs (n)	Pourcentages (%)
À l'occasion d'un bilan de santé volontaire	176	42,6
Proposé par un professionnel de santé	45	11
À la suite d'un message de prévention/sensibilisation	22	5,3
Dû à l'infection ou la suspicion d'un proche	6	1,4
À la suite d'une prise de risque	104	25,2
Dans le cadre d'un don de sang	58	14
Pour arrêter l'usage du préservatif	2	0,5

Source : enquête

Les résultats consignés dans ce tableau 5 montrent une variété de leviers à l'usage du dépistage en général. Le dépistage est perçu dans 42,6% des cas par la jeunesse studieuse comme un acte permettant de contrôler l'état de sa santé et qui doit être réalisé régulièrement. La pratique du dépistage est donc majoritairement une pratique volontaire et individuelle.

11% des enquêtés ont été encouragés par le corps médical pour la réalisation de leur test. Cet indicateur, bien que faible pour le recours au dépistage lors des situations recommandées, révèle que certains événements recommandés, comme la survenue d'une IST, d'une grossesse précoce ou la naissance d'un enfant, la maladie, peuvent accélérer le processus, s'ils sont associés avec la proposition du test de dépistage. Dans le cas contraire, l'offre de dépistage actuelle passe à côté d'une partie des publics les plus exposés au VIH, parce que les professionnels de la santé ne le proposent pas systématiquement. Cela dans un contexte où les comportements sexuels exposant au

VIH, comme le multipartenariat sexuel, la précocité sexuelle et le non-usage des préservatifs dans les rapports sexuels, restent fréquents en particulier chez les élèves et étudiants.

Les médias de masse (radio, télévision et internet) sont utilisés afin de communiquer sur le dépistage. La preuve dans cette étude, 5,3% des personnes ont déclaré avoir fait leur test de dépistage à la suite d'un message de prévention/sensibilisation. Ce constat peut s'expliquer par la communication de groupe autour du dépistage principalement axée sur la communication communautaire, réalisée par les ONG locales et la communication à travers les manuels scolaires. Le travail des ONG en contact direct avec les communautés ou à travers le recrutement de pairs éducateurs, a l'avantage de pouvoir mieux atteindre les communautés et de faciliter la compréhension des messages de sensibilisation.

L'infection ou la suspicion d'un proche peut-être dans certains cas (1,4%), le facteur déclencheur de la nécessité de réaliser son test de dépistage. Dans ces cas, le déclencheur est défini comme pouvant être interne (perception de son état de santé) ou externe (interactions personnelles). En effet, comme le raconte cette jeune élève de la classe de 3e au Groupe Scolaire Mampo, « [...] *en déni face à la probabilité de sa propre séropositivité, maman X ne s'est décidée à faire son test du VIH qu'après avoir découvert la séropositivité de sa fille. Le test confirma ses pires craintes, elle aussi était séropositive* [...] ».

Les résultats révèlent également que par suite d'une prise de risque (avoir eu des rapports sexuels non protégés par exemple), une proportion importante des enquêtés (25,2%) ont dû recourir au test de dépistage pour s'assurer qu'ils n'ont pas contracté le VIH. Les expositions au VIH réelles et perçues chez les élèves et étudiants de Bondoukou pourraient constituer un levier au recours au dépistage volontaire. Le don de sang en tant qu'événement recommandé pour réaliser un test (CDIP) peut s'avérer également un important levier dans le recours au dépistage, s'il est systématiquement associé au dépistage, car 14% des individus ont réalisé leur test dans ce cadre.

Discussion

L'analyse des données recueillies au cours de cette étude révèle que plus de la moitié (53,3%) des élèves et étudiants de Bondoukou ne connaissent pas à ce jour leur statut sérologique. Cette étude confirme donc que le dépistage du VIH chez cette frange de la population reste encore insuffisant en Côte d'Ivoire. Elle corrobore les résultats de l'étude réalisée par Unaids (2018b) en Afrique de l'Ouest où seulement 48% des personnes vivant avec le VIH (pvvih) connaissent leur statut sérologique.

Par ailleurs, bien que la quasi-totalité (95%) des individus interrogés soit favorable au dépistage du VIH, dans les faits la couverture reste faible et de surcroît inégale entre les sexes : les garçons remportant la palme d'or avec 42,9% contre 57,1% pour les filles. Ces aspects ont été déjà documentés par plusieurs études (PNLS, 2021) qui ont montré que les femmes, compte tenu de leur condition (grossesses, infections liées à la fragilité du col de l'utérus, naissances, consultations pré et post natales, etc.) étaient beaucoup plus fréquemment en contact avec les centres de santé et prédisposées à faire le test de dépistage.

Les données indiquent également que le faible recours au dépistage du VIH par les apprenants est un comportement sexuel lié à la conjugaison de plusieurs facteurs dont l'accès à l'information, le support économique, la crainte de se savoir séropositif, la gêne, l'environnement social et la stigmatisation.

En effet, sur l'ensemble des individus interrogés qui ne connaissent pas leur statut sérologique, 36% craignent de découvrir qu'ils sont positifs au test, 25,6% n'ont pas l'information sur les sites de dépistage, 4% ont des soucis financiers, 23% sont gênés à cause du caractère pudique de la maladie-sida et enfin 11,4% redoutent la stigmatisation au sein de leur milieu de vie. Dans cette perspective, les résultats de la présente étude coïncident avec ceux des travaux qui avaient montré que la peur d'avoir une maladie grave et les conséquences sociales perçues de la maladie-sida étaient en effet fréquemment rapportées (A. Desgrées du Loû et al., 2007, pp. 401-432 ; V. Dahl et al., 2008, pp 746-752 ; K. Minnie et al., 2008, pp 50-65). Ils corroborent également les conclusions d'une étude réalisée au Burkina Faso, qui avaient révélé que ce n'était pas tant le temps d'attente, mais plutôt le sentiment de honte que ressentaient les individus lorsqu'ils faisaient la queue pour faire le test de dépistage du Vih dans une structure da santé (B. Bila, 2011, p. 38).

Par ailleurs, du fait des limites de la stratégie de communication sur le dépistage, la connaissance d'un lieu où faire un test reste incomplète et inégalitaire selon la région. Cause potentielle : les activités de promotion du dépistage semblent peu nombreuses et majoritairement concentrées à Abidjan. Une étude portant sur l'effet de la communication de masse sur le recours au dépistage avait montré que si les médias de masse étaient capables d'augmenter le recours au dépistage, cette augmentation ne s'inscrivait pas dans le temps (H. Hirose et al.,1998, pp 246-255). Un essai interventionnel réalisé au Burkina Faso a cependant démontré que la diffusion régulière de messages adaptés au contexte (traduits dans les langues locales) par le biais de la radio avait un effet significatif sur les comportements de santé des populations (S. Sarrassat et al., 2018, pp 330-341).

Autre constat, la question du dépistage est rarement abordée dans les manuels scolaires. En effet, bien que l'école soit fréquemment citée par les jeunes comme lieu d'information sur le VIH (B. Seytre, 2018, p.1), le dépistage et ses lieux de réalisation restent quasi absents des manuels scolaires étudiés.

Dans cette perspective, intégrer la promotion du dépistage en présentant ses avantages et ses lieux de réalisation dans le programme scolaire semble pertinent, d'autant que l'efficacité de l'éducation à la santé sexuelle et reproductive en milieu scolaire n'est plus à démontrer (V.A. Fonner et al., 2014, p.1 ; UNESCO, 2018).

La stigmatisation et la discrimination, mais aussi la précarité économique, ont été également rapportées dans cette étude comme un frein à l'offre et à la demande de dépistage du VIH.

La stigmatisation et la discrimination liées au VIH demeurent omniprésentes. Une étude sur les femmes transgenres en Argentine a montré que celles qui avaient été victimes de discrimination dans les établissements de soins de santé, étaient trois (3) fois plus susceptibles d'éviter les établissements de soins de santé que celles qui ne l'avaient pas été (M.E. Socias et al, 2014, p.81). Une corrélation a donc été observée entre la criminalisation des comportements homosexuels et des taux plus faibles de dépistage du VIH et à une prévalence du VIH plus élevée chez les homosexuels et autres hommes ayant des rapports sexuels avec des hommes (C.E. Lyons, 2020, p.2 ; J. Stannah et al, 2019, pp 769-787). Les personnes vivant avec le VIH qui perçoivent des niveaux élevés de stigmatisation liée au VIH sont 2,4 fois plus susceptibles de retarder leur inscription à des programmes de prise en charge médicale jusqu'à ce qu'elles soient très malades (H.A. Gesesew et al, 2017, p.1). En revanche, là où des programmes ont été mis en place pour lutter contre la stigmatisation et la discrimination, l'accès aux services de prévention, de dépistage et de traitement du VIH s'est sensiblement amélioré (ONUSIDA, 2017 ; Assemblée générale des Nations Unies, 2019).

La présente étude a aussi mis en évidence plusieurs leviers au recours systématique au test de dépistage du VIH chez les élèves et étudiants de Bondoukou. Les indicateurs révèlent que 42,6% des individus l'ont fait à l'occasion d'un bilan de santé volontaire, 11% sur proposition d'un professionnel de santé, 5,3% après exposition à un message de prévention / sensibilisation, 1,4% à la suite de l'infection ou la suspicion d'infection d'un proche. Par ailleurs, une forte proportion de cette frange de la population (25,2%) déclare l'avoir réalisé à la suite d'une prise de risque et 14% dans le cadre d'un don de sang. Des mobiles comme « pour arrêter l'usage du préservatif » (0,5%) ont été également évoqués au cours des entretiens individualisés et groupaux. Ces jeunes élèves et étudiants interrogés ont donc une bonne connaissance du test de dépistage du VIH et de sa fiabilité. On peut penser que, les actions conjuguées des campagnes de sensibilisation (CDIC) et des professionnels de la santé (CDIP) ont permis ces résultats. La communication de groupe autour du dépistage est principalement axée sur la communication communautaire, réalisée par les ONG locales et la communication à travers les manuels scolaires. Le travail des ONG en contact direct avec les communautés ou à travers le recrutement de pairs éducateurs, a l'avantage de pouvoir mieux atteindre les communautés et de faciliter la compréhension des messages de sensibilisation. Ce constat a également été fait dans une étude réalisée dans le cadre du plan stratégique national de lutte contre le VIH, le SIDA et les IST 2021-2025 (PNLS, 2020) où l'on estimait que 79% des personnes vivant avec le vih (pvvih) connaissaient leur statut fin 2019, en nette progression par rapport à fin 2018 (61%). Selon cette étude, l'offre de dépistage VIH dans les structures de santé s'est en effet accrue : 2160 structures de santé publiques et privées offraient le dépistage VIH fin 2019 sur 3398 centres de santé et près de 2,2 millions de personnes ont bénéficié d'un test et reçu le résultat, dont (20%) en communauté. Dans les populations clés, 76% des travailleurs du sexe, 88% des hommes qui ont des rapports sexuels avec d'autres hommes et 67% des usagers de drogues ciblés ont bénéficié d'un test et reçu leur résultat en 2019. Globalement, les réalisations de dépistage sont bonnes, quel que soit le type de population concernée, même si ces réalisations sont restées un peu en dessous des objectifs fixés.

La Côte d'Ivoire a fait des progrès considérables et a amorcé sa transition épidémique. Selon les estimations de Spectrum (2021), les nouvelles infections ont diminué de 50% entre 2010 et 2020 et les décès liés au sida ont baissé de plus de moitié. Ces résultats sont entre autres liés à l'amélioration de la couverture des traitements et de la qualité des programmes spécialisés. Les chiffres parlent d'eux-mêmes : 77% des pvvih connaissent leur statut sérologique, 74% des pvvih sont sous traitement ARV et 61% des pvvih ont une charge virale supprimée. Dans cette perspective, nous convenons avec ces résultats que la situation de l'offre et de la demande de dépistage du VIH s'est nettement améliorée en Côte d'Ivoire, même si elle reste en deçà des objectifs initiaux.

Conclusion

Le présent article a montré que plus de la moitié (53,3%) des élèves et étudiants de Bondoukou ne connaissent pas à ce jour leur statut sérologique. Plusieurs explications ont été apportées par différentes études, dont la faiblesse de l'offre et de la demande de dépistage du VIH marquée par le fait que les professionnels de santé ne proposent pas le test lors de situations où il est recommandé et que les jeunes eux-mêmes ne le demandent pas souvent.

Cette étude a donc permis de mettre en évidence une variété de facteurs qualifiés de barrières ou freins, susceptibles de saboter le recours au test de dépistage. Elle a également révélé des facteurs favorisant son usage régulier (les leviers). Pour ce faire, des instruments scientifiques tels que la méthode descriptive et analytique, le questionnaire et l'interview ont été mobilisés. La collecte des données a combiné les approches quantitative et qualitative. Il en résulte que les freins à l'utilisation régulière du test de dépistage du VIH sont la crainte de découvrir sa séropositivité, la gêne liée au caractère pudique du SIDA, la stigmatisation, l'ignorance des centres de dépistage et les soucis économiques des catégories ciblées.

Face à ces barrières donc, il urge de multiplier les campagnes de sensibilisation et d'information, tout en adaptant leur contenu aux besoins réels des jeunes, de façon à briser les tabous et les préjugés autour du SIDA. En Côte d'Ivoire, la promotion du dépistage s'effectue par divers canaux de communication, notamment par le biais de médias de masse (internet, télévision, radio, téléphone et réseaux sociaux) et de communication de groupe (programme scolaire, démarchage communautaire par des pairs). L'objectif est d'enseigner aux populations les compétences nécessaires pour leur permettre de surmonter les freins à l'usage du test ou à défaut de les contourner. Cependant, cette communication par les médias de masse nécessite d'être répétée dans le temps et adaptée au contexte (langues parlées localement), si elle veut pouvoir améliorer l'appropriation et la compréhension de ses messages par les différentes populations.

À la communication de masse, devra être associée la communication communautaire dans les manuels scolaires étudiés et fiches pédagogiques, en vue de stimuler la demande de dépistage chez les jeunes scolarisés. Dans ces manuels scolaires, les avantages de connaître son statut doivent être expliqués et l'existence d'un traitement ARV beaucoup plus documentée ; car la plupart des manuels confondent l'infection par le VIH avec le SIDA et associent le SIDA à la mort. Dans cette perspective, un changement de perception du VIH en vue d'accroître l'utilisation des services de dépistage par les populations clés et vulnérables est un impératif.

Par ailleurs, la généralisation de l'offre du dépistage VIH aussi bien dans les structures de santé publiques que privées (intégration, système de référence), c'est-à-dire le renforcement des liens entre le dépistage communautaire et les services de soins et traitement pourrait être une stratégie essentielle dans le cadre de l'accès universel au conseil et dépistage du VIH.

Les leviers qui dans l'ensemble sont des occasions mises à profit sont certes des acquis, mais devront être consolidés par des actions fortes et pérennes qui passent par la promotion du test de dépistage et sa fiabilité.

De ce qui précède, les efforts doivent être maintenus et même renforcés à l'avenir, grâce à une bonne stratégie de ciblage géographique et populationnelle fondée sur les résultats obtenus.

Pour ce faire le gouvernement doit remédier à l'hyper-dépendance de la riposte aux fonds extérieurs en augmentant les ressources nationales dédiées au VIH. Cette immense dépendance expose le pays à un manque de prévisibilité et de stabilité de financement.

Références bibliographiques

ASSEMBLÉE GÉNÉRALE DES NATIONS UNIES, 2019, *Stimuler les ambitions mondiales de mettre fin à l'épidémie de sida après une décennie de progrès* (A/73/824).

BILA Blandine, 2011, Différences de recours au traitement des personnes vivant avec le VIH au Burkina Faso, in « *Les femmes à l'épreuve du VIH dans les pays du Sud, genre et accès universel à la prise en charge* ». Anrs ; EDK, Paris ; Sèvres, p. 38.

CHAMPENOIS Karl et al, 2012, « ANRS-COM'TEST : description of a community-based HIV testing intervention in non-medical settings for men who have sex with men ». BMJ Open 2, e000693.

DAHL Viktor, et al., 2008, « Acceptance of HIV testing among women attending antenatal care in south-western Uganda : risk factors and reasons for test refusal ». AIDS Care Print 20, 746-752.

DESGREES DU LOU Annabel et al., 2007, Changements des comportements reproductifs et sexuels face au VIH : vers une prise en compte du couple in « *Santé de la reproduction et fécondité dans les pays du Sud : nouveaux contextes et nouveaux comportements* ». Louvain-la-Neuve (BEL) ; Marseille : Academia, Bruylant ; LPED, pp 401-432.

FONNER Virginia Anne et al., 2014, « School based sex education and HIV prevention in low-and middle-income countries : à systematic review and meta-analysis ». PloS One 9, e89692, p.1.

LE GARSMEUR Guillaume, 2022, Évaluation *des opportunités manquées de dépistage VIH aux urgences*. Médecine humaine et pathologie. 2022. dumas-03940847, pp 12-20.

GESESEW Hailay Abrha et al., 2017, Significant association between perceived HIV related stigma and late presentation for HIV/AIDS care in low and middle-income countries : à systematic review and meta-analysis ». PloS One, 2017, 12 (3) : e0173928, journals. PloS. Org / PloS, p.1

HAKIM Avi et al, 2015, « The Epidemiology of HIV and Prevention Needs of Men Who Have Sex with Men in Abidjan, Côte d'Ivoire ». PloS One 10, p.1.

HIROSE Hideaki et al., 1998, A study on the role of AIDS mass communication : How do the mass media affect HIV testing behavior » ? Jpn. Psychol. Res. 40, 246-255.

INGHELS Maxime, 2019, *Demande et offre de dépistage du VIH dans un contexte d'épidémie mixte. Le cas de la Côte d'Ivoire*. Démographie. Université de Paris/Université Paris Descartes (Paris 5), 2019. Français. NNT : .tel-03590421, pp 27-30.

LYONS Carrie et al, 2017, « Physical and Sexual Violence Affecting Female Sex Workers in Abidjan, Côte d'Ivoire : Prevalence, and the Relationship with the Work Environnement, HIV, and Access to Health Services ». J. Acquir, Immune Defic. Syndr. 1999 75, 9-17.

LYONS Carrie, 2020, « Utilizing individual level data to assess the relationship between prevalent HIV infection and punitive same sex policies and legal barriers across 10 countries in Sub-saharan Africa ». Dans : 23e Conférence internationale virtuelle sur le sida, 6-10 juillet 2020, résumé OAF0403, https://www.abstract-archive...p.2.Consulté le 12 avril 2024.

MINNIE Karin et al., 2008, « Factors contributing to the decision by pregnant women to be tested for HIV ». Health SA Gesondheid 13, 50-65.

MOSENG Bera Ulstein et Bjornshagen Vegar, 2017, « Are there any differences between different testing sites ? A cross-sectional study of a Norwegian low-threshold HIV testing among injection drug users in two Mexico-US border cities ». Drug Alcohol Rev. 27, 39-45.

MSLS et al, 2013, *Enquête Démographique et de Santé et à Indicateurs Multiples (EDS-MICS) 2011-2012.* Calverton : INS & ORC Marco, 591p

MSLS et al, 2017, *Enquête Démographique et de Santé et à Indicateurs Multiples (EDS-MICS) 2016*. Calverton : INS & ORC Marco, 395p

ONUSIDA, 2017, *Faire face à la discrimination : surmonter la stigmatisation et la discrimination liées au VIH dans les établissements de santé et ailleurs.* Genève : ONUSIDA.

PEPFAR, 2014, *Côte d'Ivoire, Country Operational Plan (COP)*, Strategic Direction Summary.

PNLS, 2020, *Plan stratégique national de lutte contre le VIH, le Sida et les infections sexuellement transmissibles 2021-2025.*

PNLS, 2021, *La nouvelle stratégie mondiale de lutte contre le sida 2021-2026.*

RAPPORT FONDS MONDIAL, 2021, *Rapport 2021 sur les résultats du Fonds mondial.*

SARRASSAT Sophie et al., 2018, « Effect of a mass radio campaign on family behaviors and child survival in Burkina Faso : a repeated cross-sectional, cluster-randomised controlled trial ». Lancet Gold. Heath 6(3), e330-e341.

SEYTRE Bernard, 2018, « Stratégie et plan de communication pour augmenter la demande de tests VIH, Côte d'Ivoire ». https://blogbnscommunication,blog/2018, consulté le 2-5-2024, p.1

SPECTRUM, 2021, *Résultats de la réponse nationale du VIH et défis.*

SOCIAS Maria Eugenia et al., 2014, « Factors associated with healthcare avoidance among transgender women in Argentina ». Int J Equity Health; 13 (1): 81.

STANNAH James et Coll, 2019, « HIV testing and engagement with the HIV treatment cascade among men who have sex with men in Africa: a systematic review and meta-analysis ». Lancet HIV. 2019; 6: e769-e787.

UNAIDS, 2018b, 2017, *Global HIV Statistics-Fact Sheet.* Unaids: Geneva.

B.
Pratique sociale et influence de Bizi sur les étudiantes de l'Université Alassane Ouattara de Bouaké (cote d'ivoire)

Lohoues Olivier ESSOH1, Simon Agnero ADOU[2]

Résumé

Cette contribution s'inscrit dans la thématique des minorités sexuelles et de la stigmatisation en milieu scolaire et universitaire. La prostitution, une pratique ancienne chez les femmes, prend aujourd'hui des formes nouvelles à travers diverses mutations sociales, notamment le phénomène du *bizi* chez les étudiantes. Cette activité présente des répercussions sociosanitaires qui influencent le parcours universitaire des apprenantes. C'est dans ce contexte que s'inscrit cette étude, laquelle vise à analyser la pratique sociale du *bizi* et son impact sur les trajectoires académiques des étudiantes. L'enquête s'est déroulée dans la ville de Bouaké, située au centre de la Côte d'Ivoire. La méthodologie de recherche, essentiellement qualitative, s'inscrit dans une approche ethnographique (Olivier de Sardan,1998 p.153). Pour collecter les données, vingt personnes ont été sélectionnées selon la technique du choix raisonné, complétée par la technique dite de la boule de neige. Les données ont été recueillies à l'aide de divers outils de collecte (grille de lecture, grille d'observation, guide d'entretien), en mobilisant les théories de la construction sociale, des jeux d'acteurs et du changement social. Tout d'abord, l'étude examine les processus de l'initiation de la pratique du *bizi* au sein de l'espace universitaire ; ensuite, elle analyse les réseaux de rencontres associées à cette pratique ; en troisième lieu, l'étude explore les logiques sous-jacentes à la gestion du *bizi* ; enfin, elle identifie les risques inhérents à cette pratique. L'étude propose, pour conclure, des solutions visant à favoriser un changement de comportement des acteurs impliqués dans le *bizi*.

Mots clés : pratique sociale, *bizi*, étudiantes, prostitution, Bouaké, Côte d'Ivoire.

[1] Socio-Criminologue, Département de Sociologie et d'Anthropologie, Université Jean Lorougnon Guédé, email : essohloliver@yahoo.fr

[2] Socio-Anthropologue, Université Alassane Ouattara Bouaké, email : simonagnero@gmail.com

Abstract :

This contribution is part of the theme of sexual minorities and stigmatization in schools and universities. Prostitution, a long-standing practice among women, is now taking on new forms through various social mutations, notably the *bizi* phenomenon among female students. This activity has socio-sanitary repercussions that influence the academic career of female learners. It is in this context that this study takes place, with the aim of analyzing the social practice of *bizi* and its impact on the academic trajectories of female students. The survey took place in the town of Bouaké, in central Côte d'Ivoire. The research methodology, which was qualitative, followed an ethnographic approach (Olivier de Sardan,1998 p.153). To collect the data, twenty people were selected according to the technique, supplemented by the snowball technique. Data were collected using a variety of collection tools (reading grid, observation grid, interview guide), mobilizing the theories of social construction, actor games and social change. Firstly, the study examines the processes involved in initiating the practice of bizi within the university space ; secondly, it analyzes the networks of encounters associated with this practice ; thirdly, the study explores the logics underlying the management of *bizi* ; lastly, it identifies the risks inherent in this practice. In conclusion, the study proposes solutions aimed at encouraging a changé in the behavior of the actors involved in *bizi*.

Key words : social practice, bizi, students, prostitution, Bouaké, Ivory Coast

Introduction

La prostitution est une thématique couramment abordée par les sciences sociales (Pryen, 1999 p.457 ; Coline Cardi et al., 2005 p.9). Elle demeure une pratique sociale largement condamnée par les valeurs socioculturelles africaines ainsi que par les institutions étatiques (Mayer, 2011 p.36). Cette condamnation s'explique par le fait que la sexualité humaine s'inscrit dans une pluralité de normes sociétales régissant les pratiques et les représentations sexuelles des membres d'une société donnée (Brasseur et Finez, 2020, pp.15-28). L'acte sexuel s'inscrit ainsi dans un système de respect des normes institutionnelles, politiques, culturelles, religieuses et sanitaires. Ces diverses normes, qui encadrent la sexualité, donnent lieu à de nombreuses interprétations variées, rejetant particulièrement toutes les pratiques sexuelles en décalage avec ce qui est accepté, construit et partagé par les individus au sein d'une même société (Bozon, 2020, p .29). En plus de ces valeurs socioculturelles, il convient de noter les actes de violence infligés aux personnes prostituées. Malgré les actions répressives, on observe une recrudescence des pratiques prostitutionnelles dans les grandes villes de l'Afrique de l'Ouest (Kemayou *et al.*,2011 p .96 ; N'Guessan *et al.*, 2014 p .161).

En Côte d'Ivoire, notamment à Bouaké, la deuxième plus grande ville du pays, la prostitution n'a pas été en reste (Akmel, 2019 p .9 ; Bouadou, 2023 p 90). Selon notre étude exploratoire, les étudiantes de l'Université Alassane Ouattara s'adonnent massivement à une forme de prostitution communément appelée *bizi* dans le jargon ivoirien. La pratique du "bizi" est particulièrement omniprésente dans divers lieux d'attraction de la ville ou des espaces dits "chauds" tels que les maquis, les bars, et les boîtes de nuit. Elle semble être légitimée publiquement en dehors de l'UAO de Bouaké et se déroule de manière clandestine dans les cités universitaires, ce qui a motivé la formulation du sujet suivant : **Pratique sociale et influence du *bizi*[3] sur les étudiantes de l'Université Alassane Ouattara de Bouaké**.

Ces observations soulèvent une question principale : comment expliquer que des étudiantes, censées jouer un rôle de modèle pour la population, s'adonnent à cette pratique en dépit des campagnes de sensibilisation et des nombreux risques sanitaires associés à la prostitution ? De cette interrogation découlent plusieurs questions secondaires : comment ces étudiantes intègrent-elles le milieu de la prostitution ouverte ? Quelles sont les logiques sous-jacentes et les impacts de la pratique du bizi sur les étudiantes ? Quelles solutions peuvent être envisagées pour contrer cette pratique chez les apprenantes de Bouaké ?

L'objectif principal de cette étude est d'analyser la pratique sociale du bizi et son impact sur les trajectoires académiques des étudiantes. Plus spécifiquement, il s'agit d'examiner les logiques motivant les adeptes du bizi, d'expliquer les répercussions sur la vie sociale et sanitaire des étudiantes, et de proposer des pistes de solution pour endiguer ce phénomène.

La méthodologie en sciences sociales a été mobilisée pour mener à bien cette investigation.

1 - Méthodologie de recherche

La méthodologie adoptée s'articule autour de cinq axes principaux : la nature de l'étude, le site de l'investigation, l'univers des enquêtes, ainsi que la collecte des données et l'analyse des résultats.

[3] Dans le contexte de cette recherche, le *Bizi* est défini comme une pratique sociale informelle, courante parmi certaines de l'Université Alassane Ouattara de Bouaké, qui consiste à échanger des relations sexuelles contre des avantages matériels ou financiers. Ces avantages peuvent inclure le paiement des frais de scolarités, l'accès à des ressources (tels que vêtements, téléphones portables, etc.) ou une aide financière pour subvenir aux besoins quotidiens. Le *bizi* en tant pratique sociale, exerce une influence considérable sur les étudiantes, affectant non seulement leur santé physique (à travers les risques de maladies sexuellement transmissibles et de grossesses non désirées), mais aussi leur bien- être psychologique et leur parcours académique.

1.1 Nature de l'étude

Pour mieux comprendre les dynamiques autour de la sexualité chez les étudiantes de l'Université Alassane Ouattara de Bouaké, la démarche qualitative a été adoptée afin d'en explorer les logiques et de recueillir les opinions de ces étudiantes. Pour la sélection des participantes, nous avons d'abord utilisé la technique du choix raisonné, avant de recourir à la technique de la boule de neige. Grâce à cette approche, les personnes disponibles et susceptibles de fournir des informations pertinentes et fiables ont été interrogées.

1.2 Site et l'univers des enquêtés

Cette étude a été menée dans la ville de Bouaké. Les entretiens ont été programmés et réalisés dans des lieux choisis par les personnes interrogées, afin de garantir leur confort et leur disposition à participer à l'enquête. Cette approche visait à respecter les règles éthiques et déontologiques. La recherche s'inscrit dans la thématique des minorités sexuelles et de la stigmatisation en milieu scolaire et universitaire, en s'intéressant spécifiquement aux acteurs sociaux impliqués dans la pratique du *bizi* à Bouaké. Plus précisément, nous avons recueilli les témoignages des apprenantes, des propriétaires de bars et des responsables d'organisations humanitaires engagées dans des activités liées à la sexualité. Au total, vingt personnes ont été interrogées selon des critères de sélection préétablis.

Le cadre géographique a permis de comprendre l'espace physique dans lequel s'est déroulée cette recherche. (Voir la carte ci-dessous)

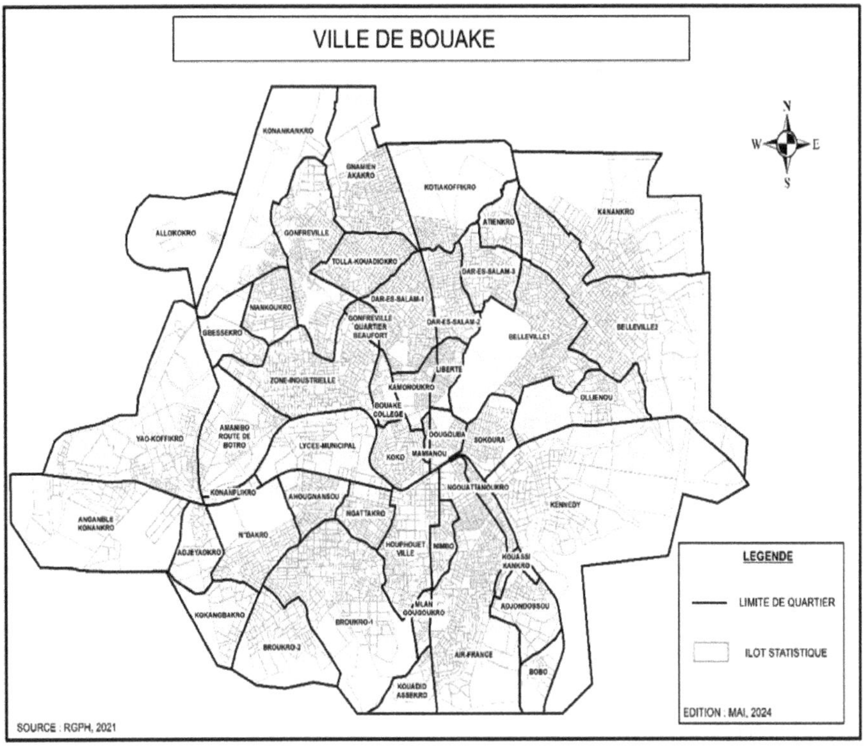

Source : RGPH (2021)

1.3 Techniques et critères de sélection des enquêtés

L'univers des personnes interrogées est majoritairement composé d'étudiantes impliquées dans la pratique du *bizi* dans la ville de Bouaké. La sélection de notre échantillon s'est opérée à travers une approche combinant la technique du choix raisonné, complétée par la technique dite boule de neige. Tout d'abord, la méthode du choix raisonné a été utilisée pour identifier et contacter les responsables des structures humanitaires ainsi que les tenanciers de maquis. Ces derniers nous ont mis en relation avec trois étudiantes actives dans le milieu du *bizi*. Une fois le contact établi avec ces étudiantes, nous avons appliqué la technique de la boule de neige : chaque participante a ensuite recommandé une amie susceptible de fournir des informations pertinentes et fiables. Notre guide d'entretien s'adressait aux étudiantes de l'Université Alassane Ouattara, âgées de 18 ans et plus, exerçant leur activité à Bouaké durant les six mois précédant la date des entretiens. De plus, des personnes âgées de 18 ans et plus, en contact régulier avec les adeptes du *bizi* dans le cadre de leur profession, ont également été interrogées. Toutes ces personnes ont été sélectionnées en fonction de leur disponibilité et de leur capacité à fournir des informations fiables et pertinentes sur le sujet étudié.

1.4 Collecte des données

La collecte des données s'est déroulée en deux phases. La première étape a consisté à identifier les lieux (bars, maquis et hôtels) où les étudiantes exercent cette activité, ainsi que les structures impliquées dans les projets de protection de la sexualité à Bouaké. La seconde étape a été dédiée à la réalisation des entretiens individuels et approfondis. Après avoir fixé des rendez-vous avec les participants, nous avons recueilli le consentement libre et éclairé de chaque personne avant de mener les entretiens. Pour d'autres acteurs, les entretiens ont été réalisés dès la prise de contact. Dans tous les cas, nous avons opté pour des entretiens semi-directifs. Les données recueillies ont couvert diverses thématiques, telles que les motivations d'entrée dans le milieu du *bizi*, les logiques sous-jacentes à cette pratique, les maladies contractées, l'intégration, l'exclusion et les discriminations subies, ainsi que les propositions pour une vie académique sans recours au *bizi*. La plupart des entretiens ont duré au maximum 45 minutes. Nous avons utilisé un dictaphone pour enregistrer les discussions. En complément des entretiens, une attention particulière a été accordée à l'observation des marqueurs identitaires (manière de parler et de s'habiller) des enquêtées.

1.5 Technique d'analyse des résultats

L'ensemble des entretiens réalisés a été soigneusement classé dans des dossiers respectifs. Afin de garantir l'anonymat des personnes interrogées, des prénoms fictifs leur ont été attribués. Nous avons ensuite procédé à une transcription intégrale de tous les enregistrements. Après cette étape, les transcriptions ont été relues et corrigées (sans altérer les idées maîtresses), dans le but de faciliter la lecture et la compréhension du sens des propos. Par ailleurs, un tri thématique a été effectué sur l'ensemble des données recueillies. Les données ainsi triées ont fait l'objet d'une analyse de contenu rigoureuse, en lien avec les objectifs de la recherche, ce qui nous a permis de présenter les résultats de l'étude.

1.6 Considérations éthiques

En matière de la sexualité, les individus ont tendance à se confier à des personnes en qui ils ont confiance, car l'acte sexuel repose sur cette notion de confiance. À cet effet, une note d'information et un formulaire de consentement libre et éclairé ont été utilisés pour obtenir l'accord des participants à l'étude. Lors de chaque entretien, nous avons pris le soin de lire ou d'expliquer aux participants l'objectif de cette recherche. Par ailleurs, nous avons garanti l'anonymat et la confidentialité des données tout au long de la réalisation de l'étude, ainsi qu'après sa conclusion. Durant la collecte des données, des prénoms fictifs ont été attribués aux participants pour protéger leur identité. Lors de la saisie et de l'analyse des données, nous avons conservé le niveau d'étude des participantes dans le corps de l'article afin d'assurer l'anonymat des résultats et de préserver la confidentialité des informations recueillies sur le terrain.

2 - Résultats de l'étude

2.1 Processus de l'initiation à la pratique du *bizi*

Bien que la plupart des jeunes filles aient déjà des relations sexuelles avec des hommes avant leur admission à l'université, elles affirment ne pas s'engager dans des relations dites *bizi.* L'initiative de ce type de relation sexuelle varie selon les individus. Par ailleurs, les difficultés financières constituent un facteur déterminant parmi les causes de la pratique du *bizi.*

2.1.1. Décision personnelle

Certaines personnes choisissent volontairement de se livrer au travail du sexe. Lors de notre étude de terrain, plusieurs témoignages ont confirmé cette réalité, dont nous présentons ici un exemple représentatif :

En réalité, personne ne m'a incitée à entrer dans le bizi. C'est une décision que j'ai prise moi-même, car je n'avais aucun revenu. Chaque jour, il y a des documents à photocopier, mais je n'avais pas d'argent. Il faut également payer pour avoir accès à Internet afin de mener des recherches. Je ne bénéficie d'aucune bourse ni d'aide financière. Les parents, eux aussi, n'ont pas les moyens. C'est tout cela qui m'a poussée à exercer cette activité. Je ne peux donc accuser personne d'autre, a affirmé une étudiante, en master d'anglais.

Ce témoignage met en évidence les raisons personnelles qui ont motivé la décision de s'engager dans la pratique du *bizi.* De nombreuses étudiantes interrogées ont décrit des processus similaires d'intégration dans cette activité.

2.1.2. Initiation par une personne

Certains entretiens réalisés avec des étudiantes ont révélé que l'initiation au *bizi* se fait souvent par l'intermédiaire d'une amie du quartier ou d'une camarade d'amphithéâtre déjà impliquée dans le travail du sexe. Selon l'une des personnes interrogées :

C'est l'une de mes meilleures amies de chambre qui m'a initiée. Au départ, je refusais, mais un jour, elle m'a offert un téléphone Infinix Smart 8, en me disant qu'une de ses connaissances l'avait acheté pour moi. Je ne voulais pas accepter, mais elle a fini par me convaincre en insistant sur les avantages que cela pourrait m'apporter. Je lui ai alors précisé que je ne sortirais pas avec quelqu'un que je n'aime pas. Elle m'a répondu que cela n'avait pas d'importance. Plus tard, alors que je manquais d'argent, elle m'a remis une enveloppe contenant trente mille francs, en affirmant que c'était cette même connaissance qui lui avait demandé de me la donner. J'ai accepté et j'ai cherché à obtenir le numéro de cette personne pour la remercier. C'est ainsi que tout a commencé. Actuellement, j'entretiens des relations avec trois personnes (Étudiante, en master de droit).

Une autre enquêtée a partagé son expérience en ces termes :

Pour ma part, c'est une de mes devancières qui m'a introduite dans le travail du sexe. Elle est doctorante et s'apprête à soutenir sa thèse. Elle pratique cette activité de manière discrète. Elle m'en a parlé en m'encourageant à m'y lancer, affirmant que cela pouvait apporter un certain soutien financier. C'est ainsi que j'ai commencé dans cette activité. La première fois, ma camarade m'a mise en contact avec un ami de son client, car ce dernier lui avait demandé si elle connaissait une jeune femme sérieuse. Elle a alors transmis mon numéro à cet homme. Moi aussi, je le fais discrètement, car j'ai honte que l'on découvre que je suis impliquée dans le bizi. C'est uniquement parce que c'est ma camarade qui t'a dirigé vers moi que j'accepte de discuter avec toi. (Étudiante, en Master de communication)

Ce témoignage illustre comment certaines jeunes femmes sont introduites dans cette activité par l'intermédiaire d'une amie ou d'une proche. L'analyse de ces propos révèle que les « *géreuses du bizi* » exercent une influence sur leur entourage, initiant leurs amies de manière discrète. De plus, les entretiens réalisés montrent que les clients potentiels des « *géreuses du bizi* » proviennent de divers profils socio-économiques.

2.1.3 Profil des clients des étudiantes (Travailleuses du Sexe : TS)

À Bouaké, l'échange d'argent contre des services sexuels est une réalité bien établie. Les clients des « *géreuses du bizi* » sont nombreux et présentent des profils diversifiés. Toutes les couches socioprofessionnelles sont concernées par cette activité. Selon les témoignages recueillis, les travailleurs, les étudiants, ainsi que les fonctionnaires en mission à Bouaké constituent la clientèle potentielle des « *géreuses du bizi* ».

D'après une étudiante interrogée : « *Mes clients sont principalement des pères de famille et des fonctionnaires, en particulier ceux qui dépensent facilement. Cependant, il y a certains clients qui ne sont pas très généreux.* » (*Étudiante, en Master de communication*).

Une autre étudiante affirme ceci :

Mes clients potentiels sont ceux qui viennent en mission à Bouaké. Par exemple les gens des ministères qui viennent en mission ici à Bouaké me contactent. Ça peut être ceux de l'éducation, de la santé, car j'ai un gestion-

naire d'hôtel qui me les met en contact. Mais aussi, j'ai des clients étudiants boursiers surtout ceux de la médecine et des enseignants qui me contactent, (étudiante, en licence d'histoire).

Je ne fais aucune distinction parmi mes clients. Tant que tu as de l'argent, tu es le bienvenu, quel que soit ton statut : fonctionnaire, directeur d'entreprise, banquier, homme d'affaires ou étudiant. Si tu as les moyens, cela fonctionne. Mais le jour où tu n'as rien, il vaut mieux ne pas déranger (Doctorante en sociologie).

Ces témoignages mettent en évidence la diversité des clients des « *géreuses du bizi* ». Les discours recueillis montrent que cette pratique est largement motivée par la recherche d'un gain financier facile.

2.2 Réseaux de rencontres dans la pratique du *bizi*

Dans le cadre de la pratique du *bizi*, plusieurs canaux de rencontres existent, et ceux-ci varient en fonction de l'identité sexuelle de la géreuse. En effet, parmi ces étudiantes, certaines exercent le travail du sexe de manière visible et assumée, tandis que d'autres préfèrent agir de façon discrète. Les étudiantes qui exercent ce métier utilisent divers canaux, notamment les réseaux sociaux comme Facebook et la fréquentation des maquis.

2.2.1. Facebook, Maquis et Bars : Les Nouveaux Terrains £de rencontre du bizi

Lors de la présente étude de terrain à Bouaké, certaines étudiantes ont indiqué qu'elles utilisent Facebook ou, le soir, notamment le week-end, elles arpentent les rues de la ville pour attirer l'attention des hommes. Parmi ces « *géreuses du bizi* », certaines trouvent leurs clients en fréquentant les maquis et bars. Celles qui s'affichent publiquement n'hésitent pas à laisser leurs coordonnées dans des hôtels afin d'être contactées en cas de demande de service sexuel.

Par exemple, l'une d'elles témoigne :

Pour ma part, je passe toujours par les gérants de bars, d'hôtels et de maquis pour trouver des clients. Lorsqu'un client potentiel se présente, le gérant à qui j'ai laissé mon numéro me contacte et me met en relation avec la personne. À la fin de la rencontre, je lui verse une commission. Parfois, je fais mine de me rendre dans un bar ou un maquis et j'achète une petite bouteille de Rino, ce qui attire généralement l'attention d'un homme seul qui vient engager la conversation. C'est ma méthode pour approcher un client, (étudiante, en licence de Géographie).

Certaines étudiantes utilisent également le réseau social WhatsApp pour entrer en contact avec leurs clients.

2.2.2. WhatsApp : plateforme de contact et de réseautage pour les géreuses du bizi

Les données collectées révèlent l'utilisation de WhatsApp, notamment via des groupes de discussion, pour proposer des services sexuels et attirer des clients. La majorité des étudiantes qui recourent à WhatsApp le font de manière discrète, par crainte d'être exposées publiquement. Selon elles, les groupes WhatsApp sont des outils adaptés pour offrir leurs services en toute discrétion. Les numéros WhatsApp qu'elles possèdent ne sont pas identifiés à leurs noms.

D'après une étudiante en licence 2 d'allemand :

J'utilise WhatsApp, car ce réseau social est différent des autres. Souvent, dans les groupes WhatsApp, certaines personnes publient des messages qui n'ont aucun rapport avec l'objectif du groupe. Pour distraire les participants, elles abordent facilement des sujets liés au sexe, souvent sous forme de plaisanteries. Cela fait rire certains, tandis que d'autres se montrent agacés. Cependant, il arrive que des hommes, qui feignent d'être contrariés dans le groupe, me contactent ensuite en privé pour demander ce service.

L'analyse des propos relatifs à l'usage des réseaux sociaux met en évidence le caractère anonyme de cette forme de prostitution. Les étudiantes fréquentant les sites de rencontre ou recherchant des clients via ces canaux cherchent souvent à dissimuler leur identité sexuelle afin d'éviter le jugement de leur entourage familial et universitaire, qui les stigmatise fréquemment (Charpenel, 2013, p. 25).

En dehors des réseaux sociaux, certaines *géreuses du bizi* exerçant ce métier discrètement recrutent également leurs clients potentiels par le biais des amis.

2.2.3. Groupes d'Amis : Un Réseau informel pour la Pratique du bizi

Selon une étudiante en master d'allemand :

La plupart de mes clients, je les trouve par l'intermédiaire de mes amis. Nous formons un groupe de trois personnes, et nous faisons presque tout ensemble. Chacune d'entre nous est fiancée, mais nos partenaires ne sont pas à Bouaké. Ainsi, le week-end, nous fixons des rendez-vous et sortons ensemble. Parmi nous, l'une dispose de nombreux contacts ; lorsqu'elle est occupée, elle nous propose à ses clients. Je dirais que c'est de cette manière que nous parvenons à obtenir la majorité de nos clients.

Ce témoignage met en lumière les processus d'acquisition de la clientèle. Certains lieux spécifiques de la ville ont également été mentionnés lors de notre étude de terrain comme points de rencontre privilégiés.

2.2.4. Lieux de Prédilection pour la pratique du bizi à Bouaké

Les *géreuses du bizi* rencontrent leurs clients dans divers lieux stratégiques de la ville de Bouaké. La cartographie des espaces de prostitution identifiée par les enquêtés mentionne plusieurs sites. Selon les participants, ces endroits sont particulièrement fréquentés à des heures tardives par les étudiantes qui s'affichent, c'est-à-dire celles qui exercent ce métier de manière visible. Parmi les lieux cités figurent la rue du Fromager à Air-France 1, les abords de l'ancienne BCEAO, le jardin public, le secteur de la Direction régionale des Douanes, ainsi que la zone avoisinante la Troisième légion de la gendarmerie nationale. Les portails et les arbres situés tout le long de la clôture du campus 1 de l'Université Alassane Ouattara de Bouaké sont également des points de rencontre prisés.

Plusieurs logiques sous-tendent la pratique du *bizi* dans ces lieux spécifiques, que ce soit pour des raisons de discrétion, d'accessibilité ou de proximité avec une clientèle variée.

2.3 Logiques sous-jacentes à la gestion de *bizi*

Les logiques qui sous-tendent l'acte sexuel varient en fonction de l'intention des étudiantes. Dans cette optique, nous nous efforcerons d'analyser les logiques qui motivent les pratiques liées au *bizi*. Les différents témoignages recueillis révèlent les raisons qui poussent certaines étudiantes à s'engager dans cette activité. En effet, certaines d'entre elles choisissent de vivre au-delà de leurs moyens afin de plaire à leur entourage social.

2.3.1. La visibilité sociale

Les données recueillies sur le terrain révèlent que les étudiantes géreuses du *bizi* affirment vivre au-dessus de leurs moyens financiers. Elles recherchent le luxe, en habitant dans de belles maisons, en portant des vêtements de marque et en organisant des anniversaires grandioses, dans le but d'impressionner leurs camarades étudiantes. Elles soignent leur apparence, en s'habillant avec élégance, arborant des coiffures soignées et en prenant soin de leur corps, notamment à travers le maquillage, afin d'attirer les clients.

Une étudiante nous confie : « En amphithéâtre, tes amies portent de belles robes, elles sont entretenues, et toi, tu n'as rien pour te satisfaire. Alors, pour ne pas te sentir dévalorisée, tu te vois obligée d'agir comme elles. Sinon, tu subis une frustration constante » (en Master de lettre moderne).

« Les étudiantes de Bouaké veulent vivre comme les grandes dames, des fonctionnaires. Mais n'ont pas de moyens ni aucune source de revenus. Alors pour ressembler à ces grandes dames, elles se livrent à n'importe qui, pourvu que la personne leur donne de l'argent », a relaté une étudiante en master de communication.

2.3.2. Vulnérabilité sociale des parents

Les difficultés financières poussent certaines jeunes femmes à s'engager dans l'activité du *bizi*. Les conditions de vie précaires des parents constituent souvent des contraintes majeures qui incitent à la pratique de cette activité.

Selon une des personnes interrogées :

« *Mes parents sont devenus âgés et n'ont plus de soutien. De plus, j'ai eu un enfant en terminale, que son père n'a pas reconnu. Je suis l'aînée de la famille, qui compte cinq frères et deux sœurs. Depuis la retraite de mon père, la situation est devenue très difficile pour moi et pour toute la famille. Les charges familiales reposent désormais sur mes épaules. C'est pourquoi je me suis tournée vers la gestion du bizi, en offrant des services à ceux qui souhaitent satisfaire leurs besoins sexuels* », a affirmé une étudiante en licence de communication.

2.3.3. Les coûts des actes sexuels

Dans ce contexte, les relations amoureuses perdent leur importance au profit de l'aspect financier. En effet, la pratique du *bizi* repose principalement sur l'échange de services sexuels contre une rémunération monétaire. Les tarifs sont établis en fonction de la durée de l'interaction et de la nature de l'acte sexuel. Les étudiantes interrogées fixent le prix des rapports en fonction des préférences des clients, de l'utilisation du préservatif, ainsi que de la pratique choisie (anale, vaginale ou buccale).

« *À mes débuts, j'acceptais de pratiquer tous les types de rapports : vaginal, anal et fellation. Je faisais une heure de rapport vaginal, je facturais dix mille francs. Si le client souhaitait un rapport anal, il devait ajouter cinq mille francs supplémentaires. Une prestation complète incluant la fellation était tarifiée à vingt-cinq mille francs. Pour une nuit entière, je demandais cinquante mille francs, car je privilégie les personnes ayant des moyens financiers conséquents. Actuellement, j'ai cessé de proposer la fellation et les rapports anaux. Désormais, le tarif pour un rapport vaginal est de trente mille francs et une nuit complète reste fixée à cinquante mille francs, un prix non négociable* », a expliqué une étudiante en licence de communication

Une autre enquêtée renchérit à cet égard :

« *Auparavant, j'étais disposée à accepter toute demande, à condition que la personne consente à mes tarifs. À mes débuts, je facturais une heure de rapport à quinze mille francs à cause de la qualité. Si le client souhaitait un rapport sans préservatif alors ce dernier payait vingt-cinq mille francs. Si le client désirait un rapport anal, le rapport était tarifié à trente-cinq mille francs compte tenu des difficultés relatives au choix anal. Pour une nuit entière avec tous les types de rapports sexuels, le tarif pour ces types de rapport est soixante mille francs. Désormais, le tarif pour un rapport vaginal est de trente mille francs et une nuit complète reste fixée à cinquante mille francs, un prix non négociable* » (Doctorante, en espagnol).

Ces deux témoignages révèlent que, dans les débuts de leurs activités, les étudiantes acceptent divers types de rapports à risque. Cela témoigne de leur besoin pressant d'argent, les rendant peu soucieuses des dangers encourus. Un interlocuteur souligne à quel point ces étudiantes sont focalisées sur le gain facile.

« *Les étudiantes qui pratiquent le bizi sont exigeantes et fixent des tarifs élevés. En majorité, elles refusent les rapports sexuels non protégés, laissant l'impression qu'elles visent un profit considérable. Beaucoup d'entre elles préfèrent passer la nuit à l'hôtel, avec un tarif minimum de cent mille francs. Par ailleurs, elles manifestent une réticence envers les clients trop jeunes* », déclare un gérant d'hôtel.

Les tarifs varient en fonction du type de rapport sexuel. Cependant, cette pratique engendre des effets collatéraux. En effet, les jeunes filles qui s'y adonnent sont souvent victimes de stigmatisation et de rejet lorsqu'elles sont découvertes par leurs parents qu'elles exercent cette activité. Par ailleurs, derrière la rentabilité de ces relations sexuelles se dissimulent d'innombrables risques.

2.4 Risques associés à la pratique du *bizi*

Bien que certaines minimisent les risques liés à la pratique du *bizi*, les entretiens menés auprès des gestionnaires du *bizi* ainsi que certains acteurs sociaux ont révélé une variété de risques associés à cette pratique. Parmi ces derniers, les maladies et infections sexuellement transmissibles figurent en tête de liste.

2.4.1. Maladies et infections sexuellement transmissibles

Les étudiantes pratiquant le *bizi* sont majoritairement exposées aux maladies et infections sexuellement transmissibles. Au cours de notre enquête de terrain, diverses maladies et infections de ce type ont été mentionnées par les personnes interrogées.

Selon les observations d'un biologiste interrogé *: « Les travailleuses du sexe fréquentant notre structure souffrent de diverses infections sexuellement transmissibles, telles que la syphilis, la gonorrhée, la chlamydia et le trichomonas. De plus, elles sont également exposées à des maladies sexuellement transmissibles incurables, notamment le VIH, l'hépatite B, le virus de l'herpès et le papillomavirus humain ».*

Certaines participantes à l'enquête ont affirmé contracter des infections sexuellement transmissibles après chaque rapport non protégé. Elles décrivent les symptômes dont elles souffrent : « *Après un rapport sexuel, je remarque l'apparition d'un écoulement vaginal quelques jours plus tard. Ce liquide, dégageant une odeur nauséabonde, me met dans une grande gêne », a affirmé une doctorante en sciences juridiques.*

À cela s'ajoutent également les risques de grossesse.

2.4.2. Grossesses précoces chez les étudiantes

Les grossesses constituent une preuve de l'acte sexuel chez toutes les femmes. Toutefois, les circonstances de la grossesse varient d'une femme à l'autre. Certaines tombent enceintes à la suite d'un viol, d'un consentement mutuel ou d'un accident. Plusieurs étudiantes engagées dans cette activité sexuelle ont exprimé avoir contracté des grossesses non désirées. Certaines parmi elles choisissent de recourir à l'avortement, tandis que celles qui ne le font pas rencontrent de grandes difficultés pour poursuivre leurs études après l'accouchement. En effet, leurs responsabilités quotidiennes augmentent, ce qui les contraint souvent à privilégier cette activité au détriment de leurs études, remettant ainsi en question la viabilité de leur parcours universitaire.

2.5 Vers un changement de comportements des étudiantes impliquées dans la pratique du *bizi* : Stratégies de prévention, d'accompagnement et d'autonomisation

Dans le cadre de cette étude, nos recommandations ont pour objectif de promouvoir un changement de comportement chez les acteurs concernés, en mettant en œuvre des stratégies de prévention, d'accompagnement et d'autonomisation.

- Organiser des campagnes de sensibilisation sur les risques associés à la pratique du *bizi*, notamment les maladies sexuellement transmissibles et les grossesses non désirées. Ces campagnes devraient mettre l'accent sur l'importance de l'utilisation de contraceptifs et sur la manière de prendre des décisions éclairées concernant leur santé et leur bien-être.
- Offrir aux étudiantes un accès gratuit ou à faible coût à des services de santé sexuelle et reproductive, tels que les consultations médicales, les tests de dépistage des infections sexuellement transmissibles, et les conseils en matière de contraception. Des structures de santé anonymes et bienveillantes encourageraient les étudiantes à se faire soigner sans crainte de stigmatisation.
- Mettre en place des services d'accompagnement psychologique afin d'aider les étudiantes à gérer les pressions sociales, économiques et émotionnelles qui peuvent les pousser à pratiquer le *bizi*. Des séances de soutien individuel ou en groupe permettent de renforcer l'estime de soi et d'explorer des alternatives aux comportements à risque.
- Développer des programmes d'autonomisation économique et professionnelle pour aider les étudiantes à acquérir des compétences qui leur permettront d'être indépendantes financièrement. Des bourses d'études, des formations professionnelles, et des opportunités de stage pourraient leur offrir une alternative viable à la pratique du *bizi*.
- Offrir un soutien flexible pour les étudiantes mères ou en difficulté, en mettant en place des horaires de cours flexibles, des possibilités de rattra-

page et des services de garde d'enfants. Cela permettrait à ces étudiantes de poursuivre leurs études tout en répondant à leurs obligations familiales.

□ Promouvoir des programmes de mentorat où des étudiantes plus âgées ou des professionnelles pourraient guider les jeunes étudiantes en leur offrant des conseils pratiques, des informations sur la gestion des relations affectives et sexuelles, ainsi que sur les opportunités de carrière et d'études.

Discussion

Les résultats de cette étude sur la pratique sociale du *bizi* chez les étudiantes de l'Université Alassane Ouattara de Bouaké révèlent plusieurs dynamiques complexes et variées qui méritent d'être analysées à travers quatre axes principaux : les processus de l'initiation à la pratique du *bizi*, les réseaux de rencontres, les logiques sous-jacentes à la gestion du *bizi*, ainsi que les risques associés. Tout d'abord, les résultats de notre étude indiquent que le *bizi* chez les étudiantes commence souvent dans un contexte de pression sociale et économique, où la quête de stabilité financière ou l'accès à des ressources devient un moteur principal.

Cela confirme les conclusions de recherches antérieures qui ont mis en évidence l'influence des facteurs socio-économiques sur les comportements sexuels des jeunes femmes (Adebayo et Fakeye, 2018). Les étudiantes se voient souvent contraintes de choisir cette pratique en raison de la précarité économique et du manque de soutien familial ou académique. Selon Tannenbaum et al. (2019), l'existence de normes sociales et de pressions économiques peut jouer un rôle déterminant dans l'adoption de telles pratiques. Les raisons qui fondent la pratique de la prostitution sont multiples et plus complexes.

À Bouaké, les étudiantes qui s'adonnent à cette activité de bizi sont généralement en état de vulnérabilité. La vulnérabilité dont elles sont victimes s'inscrit dans les facteurs prédisposants et les facteurs attrayants. Les facteurs prédisposants se caractérisent par les frustrations affectives infantiles, l'expérience incestueuse, l'immaturité affective et sexuelle, le lieu peu favorisé. Quant aux facteurs attrayants, ils s'expriment par le plaisir, l'argent et l'image mythique de la prostituée (Nadeau, 1987, p. 377). Dans le cadre de notre investigation, les données collectées s'inscrivent dans une logique économique. Les raisons plurielles qui se cachent derrière les pratiques sexuelles se rattachent à la recherche des ressources financières pour se prendre en charge. En effet, ces filles sont souvent sans soutien financier parce qu'elles sont issues des familles démunies. Ce sont ces logiques économiques qui emmènent la plupart des filles à s'adonner à la prostitution parce qu'elles se trouvent dans les contextes socio-économiques défavorables caractérisés par le capital financier, humain et le cadre social (Mukadi. *et al.*op.cit ; Charpenel, op.cit). Ensuite, les modes d'entrée dans la pratique du *bizi* sont divers, allant de rencontres informelles entre pairs à des contacts plus structurés avec des acteurs extérieurs. Les résultats révèlent l'importance des réseaux de rencontres dans cette pratique, notamment à travers les amis, les connaissances et les plateformes sociales. Ce phénomène rejoint les observations de Sadeghi et al. (2017), qui ont souligné le rôle crucial des réseaux sociaux dans la facilitation de comportements à risque.

La socialisation des étudiantes dans un environnement où les opportunités de rencontre sont nombreuses et peu régulées favorise l'accès à cette pratique. Ainsi, les étudiantes peuvent être influencées par des modèles comportementaux présents dans leur cercle immédiat. En plus des espaces publics connus, on y trouve également les rencontres sur les sites internet. Les étudiantes géreuses *bizi* de la ville de Bouaké trouvent leurs potentiels clients sur les réseaux sociaux, Facebook, wathsapp, Instagram, etc. La recherche des clients sur les réseaux sociaux en matière de sexualité est similaire à l'étude de Wamé (Wamé, 2011, p. 97), où les femmes viennent sur le net sur les conseils d'une copine ou d'un parent pour chercher leurs princes charmants (Wamé, 2005, p.25). Les recherches documentaires et les investigations menées mettent en évidence une pluralité de lieux d'échange sexuels avec la monnaie. Les endroits très mentionnés sont entre autres les rues, les trottoirs, à l'école, sous les arbres, les maquis, les hôtels (Mayer, 2011, pp.15).

Au-delà des descriptions des lieux de *bizi*, plusieurs facteurs explicatifs mettent en évidence les raisons de la prostitution (Lanctôt *et al*., 2016 ; Brasseur., Finez, 2020 p.19). En troisième lieu, la gestion du *bizi* est régie par des logiques à la fois économiques et émotionnelles, où la recherche d'une certaine stabilité financière s'associe souvent à une gestion des risques en termes de santé et de réputation. Les étudiantes impliquées dans cette pratique prennent en compte les risques sanitaires tout en cherchant à minimiser les répercussions sociales et familiales. Les résultats de notre étude sont en adéquation avec ceux de Johnson *et al*. (2020), qui ont montré que, malgré la conscience des risques, les jeunes femmes continuent de se livrer à des pratiques sexuelles à risque, souvent par manque d'alternatives économiques ou par pression de leurs pairs. Ainsi, la gestion du *bizi* repose sur un équilibre fragile entre besoins immédiats et risques futurs, un dilemme partagé par de nombreuses étudiantes dans le cadre de leur vie universitaire.

Enfin, les risques associés à la pratique du *bizi* sont multiples, incluant des infections sexuellement transmissibles, des grossesses non désirées et des traumatismes émotionnels. Les résultats indiquent que ces risques sont bien connus des étudiantes, mais que celles-ci se sentent parfois incapables de les éviter en raison de la précarité ou du manque de soutien. Cela rejoint les travaux de Bempong et Faye (2021), qui ont observé que, bien que les jeunes femmes soient conscientes des dangers, les pressions économiques et sociales les poussent à prendre des décisions à haut risque. La stigmatisation sociale des grossesses non désirées et des maladies sexuellement transmissibles continue également de jouer un rôle inhibiteur, empêchant nombre d'entre elles de chercher des soins médicaux ou d'aborder la question avec leurs proches (Nguyen et al., 2018).

Conclusion

Cette étude a permis de mettre en lumière la complexité de la pratique du *bizi* chez les étudiantes de l'Université Alassane Ouattara de Bouaké. Les résultats suggèrent qu'il existe des interactions entre les facteurs sociaux, économiques et personnels qui influencent cette pratique. La compréhension des processus de l'initiation à la pratique du *bizi,* des réseaux de rencontres, des logiques de gestion et des risques associés offre des pistes importantes pour l'élaboration de stratégies de prévention et d'accompagnement. Accepter de prendre en charge les études des étudiantes est d'assurer l'éducation féminine dans la société ivoirienne pour un monde estudiantin équitable. En subvenant aux besoins des étudiantes géreuses de *bizi* c'est garantir la santé de toute la population générale. Pour tout dire, les recommandations de cette étude soulignent la nécessité de politiques universitaires adaptées pour soutenir ces étudiantes dans leur parcours académique et personnel.

Références bibliographiques

AKMEL Meless Siméon. (2019). « Opinions, comportements et conséquences liés à l'utilisation des préservatifs chez les étudiantes de Bouaké », in *revue espace territoire société et santé*, 2 (4) pp 7-17.

ANDREANI Jean-Claude., CONCHON Françoise. (2015). « Méthodes d'analyse et d'interprétation des études qualitatives : état de l'art en marketing », In researchgate pp 1-26.

Adebayo, F. A., & Fakeye, O. O. (2018). Social influences on risky sexual behavior among Nigerian university students. Journal of Social Issues, 45(2), 129-145.

BEAUD Stéphane., Weber Florence. (1997). Guide de l'enquête de terrain. Paris, La Découverte.

BOUADOU Koffi Jacques Anderson, (2023). Prostitution en milieu scolaire : la communication face à la prostitution féminine infantile à Bouaké », in *collection pluraxes/ monde*, pp 89-103.

BOUDON Raymond (1977). Effets pervers et ordre social. Paris, Puf.

BOZON M. (2020). « Qu'apporte une perspective socio-économique à la connaissance de la sexualité ? », Revue Française de Socio-Économie n°25 (2), pp 29-40.

Bempong, I. A., & Faye, P. (2021). Sexual health risks and prevention strategies among female students in West Africa. African Journal of Public Health, 14(3), 85-98.

BRASSEUR P., FINEZ J. (2020). « Les économies de la sexualité », Revue française de Socio-Économie 2 (25) : 15-28.

CARDI Coline, NAUDIER Delphine, Pruvost Geneviève. (2005). « Les rapports sociaux de sexes à l'université : au cœur d'une triple dénégation », dans l'Homme et société, N°158 Pp 49-73.
CHARPENEL Y. (2016). « Multiples visages de la prostitution », in : Fondation Scelles. Prostitutions-Exploitations, persécutions, répressions (4e rapport mondial), Ed. Economica, Paris.
CHARPENEL Y. (2013). Prostitutions Exploitations, Persécutions, Répressions : 4e rapport mondial Economica, Paris.
De Sardan Jean-Pierre Olivier, 1998, Émique, in : « L'Homme » tome 38 n°147. Alliance, rites et mythes. pp. 151-166.
DIAZ Frédéric. (2005). « L'observation participante comme outil de compréhension du champ de la sécurité », in Champ pénal/Penalfield. Volume 2, consulté le 29 juillet 2021.
FENNETEAU Hervé. (2007). Enquête et questionnaire. Paris, Dunod.
FORQUIN Jean-Claude. Boudon Raymond (1979). « Effets pervers et ordre social », in Revue française de pédagogie, volume 47, pp. 68-72.
GOSSELIN André. (1998). La logique des effets pervers : Sciences sociales, rhétorique politique, éthique. Puf.
Johnson, M. T., Reyes, M. A., & Kamau, S. (2020). Economic hardship and sexual risk behavior among female university students in Kenya. Health Behavior and Policy Review, 7(1), 23-31.
LACOMBE Bernard. (1995). Pratique du terrain : Méthodologie et technique d'enquête. Thèse de doctorat nouveau régime, Université de Paris I, Presse universitaire de septentrion.
LANCTÔT N., COUTURE S., COUVRETTE A., CATHERINE L., PARENT G., PAQUETTE G., TURCOTTE M. (2016). La face cachée de la prostitution : une étude des conséquences de la prostitution sur le développement et le bien-être des filles et des femmes, Rapport de recherche, fonds de recherche société et culture, Canada, Québec.
MARTINEAU Stéphane (2005). L'observation en situation : enjeux, possibilités et limites. In « acte du colloque l'instrument dans la collecte des données, UQTR, 26 novembre 2004 ».
MAYER S. (2011). « Construction sociale de la prostitution et des prostituées par les riverains » Dans Déviance et Société,1 (35) : 35-58.
Nguyen, H. T., Lee, Y. R., & Suh, H. Y. (2018). Stigmatization and sexual health risks among female university students in Asia. Asian Journal of Women's Health, 24(5), 17-23.
NADEAU J-G. (1987). La prostitution, une affaire de sens - étude de pratiques sociales et pastorales, Montréal, Editions Fides, Collection Héritage et projet.
NADEAU J.-G. (1992). Prostitution et rapport à la prostitution. Entre l'éthique et le droit, La prostitution - Quarante ans après la convention de New York, Actes du congrès organisé à Bruxelles les 1, 2 et 3 mars 1990, Bruxelles, Bruylant, 387-399.

PERALES José Juan. (2018). « Prostitution et échanges sexuels : de l'optique
Occidentale à la réalité maghrébine », dans Anales de Filología Francesa, n ° 26.
PERETZ Hervé. (1998). Les méthodes en sociologie, l'observation. Paris, La Découverte.
PLANT M. A. (1993). AIDS, Drugs and Prostitution, London, Routledge.
PRYEN Stéphanie. (1999). La prostitution : analyse critique de différentes perspectives de recherche », dans Déviance et société, 4 (23) : 447-473.
SADEGHI, N., RAHIMI, R., & YUSEF, A. (2017). Social media, peer influence, and sexual risk behavior among college students. International Journal of Youth Studies, 32(2), 45-59.
TANNENBAUM, S., HART, D., & PETERSON, L. (2019). Peer pressure and economic vulnerabilities in adolescent sexual behaviors. Journal of Adolescent Health, 63(4), 354-362.
VAN CAMPENHOUDT Luc., QUIVY Raymond. (2011). Manuel de recherche en sciences sociales. 4ième éditions, Paris, Dunod.
VASILACHIS DE GIALDINO Irene. (2021). « L'interprétation dans la recherche qualitative : problèmes et exigences », in recherche qualitatives, Vol 31n°3, pp 155-187.
WAME. B. (2011) « La recherche de l'âme sœur à l'heure des Technologies de l'Information et de la Communication : l'exemple des Camerounaises », tic & société, 5(1).
WAME B. (2005). Internet au Cameroun : essai sur l'adoption des TIC dans un pays en voie de développement, Thèse de doctorat, Université de Paris II.

C.

La consommation des substances et drogues illicites et ses conséquences chez les apprenants de l'école normale supérieure de Libreville

NZÉMO BIYOGHÉ Olga Thérésia[1]

RésuméCette recherche analyse les problèmes liés à la prolifération des substances licites et des drogues illicites en milieu scolaire et universitaire. Son objectif est de mettre en évidence d'une part, le niveau de connaissance de ces produits chez les apprenants de l'ENS, de déterminer ceux qu'ils consomment de façon régulière et, d'autre part, de souligner leurs points de vue par rapport aux risques encourus. Afin d'atteindre ces objectifs, il a fallu soumettre un questionnaire, à cent huit (108) étudiants de l'ENS, de niveau master I, des filières Espagnol, Éducation artistique et Sciences économiques et sociales. Les résultats ont mis en lumière, principalement, la multiplication des débits de boisson et des dépôts de cigarettes à tous les coins de rue de Libreville.

Ils relèvent également, la légalisation de ces produits (cigarettes, alcool), comme vecteur facilitateur de leur approvisionnement. La même observation concerne certains produits pharmaceutiques (le tramadol et le diazépam), bien que la vente et la consommation soient proscrites. Quelle que soit la fréquence liée à l'usage de ces produits, la victime encourt des risques multiples : la dépendance, les maladies graves (diabète, cirrhose du foie), les troubles de comportements (violence verbale, agressions physiques, isolement, vols). S'en suivent des conduites anti-scolaires, caractéristiques des élèves dépendants des stupéfiants : la perte de concentration et de motivation, les échecs massifs et répétitifs, le décrochage scolaire. Enfin, ces résultats soulèvent un problème de santé publique, qui interpelle les institutions compétentes dans le cadre de la sensibilisation et de la prise en charge des victimes, garantissant un accompagnement vers une réinsertion sociale.

Mots clés : Substances licites- drogues illicites- addictions- troubles psychologiques- milieux scolaire et universitaire

[1] Département de psychopédagogie, École Normale Supérieure, Libreville, Gabon. Mail : nztheresia6@gmail.com

Abstract :

This research analyzes the problems associated with the proliferation of licit and illicit drugs in schools and universities. Its aim is, firstly, to highlight the level of knowledge of these products among ENS learners, and to determine which ones they use on a regular basis. Secondly, to highlight their views on the risks involved. In order to achieve these objectives, a questionnaire was submitted to 108 ENS students at Master I level, in the Spanish, arts education and economics and social sciences streams. The results highlighted the flooding of drinking establishments and cigarette depots on every street corner in Libreville. They also point to the legalization of these products (cigarettes, alcohol) as a means of facilitating their supply. The same observation applies to certain pharmaceutical products (tramadol and diazepam), although their sale and consumption are prohibited. Whatever the frequency of drug use, the victim runs multiple risks : addiction, serious illness (diabetes, cirrhosis of the liver), behavioral disorders (verbal violence, physical aggression, isolation, theft). This is followed by anti-school behaviors characteristic of drug-dependent students : loss of concentration and motivation, massive and repetitive failures, dropping out of school. Lastly, these findings raise public health issues and call on the relevant institutions to raise awareness and provide care for victims, guaranteeing support for social reintegration.

Key words : legal substances- illegal drugs- addictions- psychological disorders- school and university environments

Introduction

La consommation des substances licites et des drogues illicites est un fléau mondial, en témoignent les données des organismes y relatives. À ce titre, un rapport conjoint de l'UNESCO, l'OMS, et de l'ONUDC (2018), souligne qu'un adolescent âgé de treize (13) à quatorze (14) ans sur quatre (4), avoue avoir consommé de l'alcool pendant des mois. Dans cette perspective, un (1) jeune sur huit (8) reconnaît avoir fumé une cigarette. En l'absence de mesures préventives selon ce rapport, la moitié des deux-cent-cinquante millions (250.000.000) d'enfants et d'adolescents fumeurs actuels mourront à l'âge adulte de maladies liées au tabac. Par ailleurs, la consommation excessive d'alcool entraîne trois cent vingt mille (320.000) décès, de jeunes gens, de quinze (15) à trente-neuf (39) ans par an. Cela représente 9% de la mortalité totale dans ce groupe d'âge. À l'avenant, pour I. Traoré (2019), il s'agit d'un problème fondamental qui touche la santé publique. Selon lui, la dépendance observée chez les victimes sénégalaises relève du domaine psychopathologique et se traduit par des manifestations biologiques, psychologiques, sociales et physiques. Dans ce panorama, pour I. Traoré (2019 : p.1), la victime exprime « *le désir compulsif du produit, la difficulté à contrôler la consommation, la prise du produit pour éviter le syndrome de sevrage, le besoin d'augmenter la dose pour atteindre les mêmes effets qu'auparavant et la place centrale prise par le produit dans la vie du consommateur* ». Cela ouvre la réflexion sur les relations entre la délinquance et la prise de ces produits en milieux scolaire et universitaire.

En effet, l'usage des drogues affecte l'environnement de l'éducation. La revue littéraire abonde dans ce sens. À titre d'exemples : les données issues des recherches subsahariennes effectuées au Sénégal par A. G. Ndione (2016), I. Traoré (2019), du colloque organisé par l'Université Cheick Anta Diop en 2024 ; celles obtenues au Cameroun par le révérend Père Fopa Djouda (2017) et par J. Maman (2022) ; également, au Gabon à travers les recherches d'E. Bibalou et F. R. Quentin de Mongaryas (2021) s'accordent sur la progression de l'usage des produits psychoactifs et des substances illicites en milieu éducatif. Il en résulte des échecs massifs et répétitifs, et la recrudescence de la violence scolaire et universitaire.

De ce qui précède, la problématique soulève les questions de savoir : quels types de drogues rentrent dans la consommation des apprenants de l'ENS ? Quels en sont les risques encourus en fonction de la fréquence de consommation ? C'est à la croisée des théories des sciences de l'éducation, que l'analyse de la prolifération des drogues se diversifie en apportant des éclaircissements aux professionnels du système éducatif gabonais.

Dans le cadre de cette recherche, s'inscrivant dans la perspective psychologique, l'objectif consiste, d'abord, à vérifier le niveau de connaissances des substances licites et de drogues illicites des apprenants de l'ENS. Ensuite, de déterminer celles qu'ils consomment de façon régulière, en incluant les risques encourus. À l'exemple des travaux de J. Maman (2022), cette recherche permet de mieux comprendre en quoi, l'usage des drogues constitue un facteur dégradant des valeurs véhiculées par l'institution scolaire. En partant de l'observation directe, de la recherche documentaire, des entretiens et des questionnaires, il est parvenu aux résultats qui définissent la menace de survie du système éducatif. Cela se traduit par la régression des valeurs institutionnelles, la progression des échecs et décrochages scolaires, la recrudescence des comportements déviants. Dans cette perspective, M. Bolognini (2024), note qu'il s'agit d'une pente glissante vers la judiciarisation.

1 - Méthodologie

La démarche a consisté à soumettre un questionnaire de cent huit (108) apprenants de l'ENS[2], de niveau master I (MI) espagnol, au nombre de

[2] Au départ, cette recherche s'intéressait aux élèves du secondaire. Cependant, l'absence de réponse de l'administration pour l'autorisation d'y accéder m'a conduit chez mes apprenants de l'ENS. De même, les tentatives auprès des mineurs en milieu carcéral de Libreville ont

trente-neuf (39) apprenants ; éducation artistique, au nombre de trente-trois (33) et conseiller d'orientation psychologue, correspondant à trente-six (36). Ce sont des élèves professeurs, de tout sexe confondu, étant en première année de formation, provenant de la faculté des lettres et sciences humaines. Ils sont recrutés à partir de la licence, ont redoublé au moins une fois dans leur parcours et bénéficient d'une formation continue de deux ans.

Pour revenir au questionnaire, il est axé sur sept (7) questions. L'enquête s'est déroulée dans la semaine du 6 mai 2024.

Le mode de passation a consisté à regrouper de façon homogène, dans une salle de classe, les participants selon leur spécialité. L'avantage de ce procédé est de recueillir le maximum des questionnaires. L'inconvénient réside dans leur remplissage immédiat et dans le temps mis (une heure) pour l'accomplir. Cela explique, en partie, le nombre de non-réponses obtenu au moment du dépouillement (voir plus loin).

L'analyse étant de nature qualitative et descriptive, il est donc difficile de généraliser les résultats obtenus à d'autres recherches.

2 - Les principaux résultats

Les données recueillies ont été regroupées par thématiques et traitées à l'aide de l'analyse qualitative, ainsi qu'il suit :

2.1 La consommation des substances licites et drogues illicites

2.1.1 Les substances licites

Les substances licites ont concerné l'usage des cigarettes et de l'alcool. À ce propos, les participants ont été soumis aux questions suivantes : « Combien de fois avez-vous consommé de l'alcool/des cigarettes ? a) au cours de votre cursus scolaire et universitaire ? b) Au cours des douze (12) mois écoulés ? c) Au cours des trente jours écoulés ? » Les informations y relatives sont définies et représentées dans les tableaux n°1 et n°2.

Tableau n°1 : La répartition du niveau de régularité de consommation d'alcool par spécialité

		Spécialité			
		COP	EDUC ART	ESP	Total
Fréquence					
Au cours de votre cursus scolaire et universitaire	Régulière	19	14	21	**54**
	Modérée	4	1	0	**5**
	Rare	0	7	4	**11**

également étaient vaines. Pour cela, l'objet reste le même, mais le niveau des participants a été modifié. La même explication reste valable pour le titre.

	Jamais	0	5	2	7
Total		**23**	**27**	**27**	**77**
Au cours des douze (12) mois écoulés	Régulière	11	5	15	**31**
	Modérée	15	3	5	**23**
	Rare	2	8	7	**17**
	Jamais	0	13	6	**19**
Total		**27**	**29**	**33**	**90**
Au cours des trente (30) jours écoulés	Régulière	2	3	12	**17**
	Modérée	13	1	14	**28**
	Rare	0	5	3	**7**
	Jamais	13	17	7	**37**
Total		**28**	**26**	**36**	**90**

Sources : Données de l'enquête de terrain, recueillies par madame O.T. NZEMO BIYOGHE, dans le courant du mois de mai 2024 auprès des étudiants en formation à l'ENS, Libreville.

Il ressort de ce tableau, quatre (4) types de conduite face à l'alcool : régulière, modérée, rare ou jamais.

En effet, la moitié des participants (54/108), toutes spécialités confondues, observent une conduite régulière, face à l'alcool. La tendance diminue « au cours des douze (12) mois écoulés », représentée par 31/108 sujets. Les observations liées à la cigarette s'inscrivent dans la même perspective et se retrouvent dans le tableau n°2.

Tableau n°2 : La répartition du niveau de régularité de consommation de cigarettes par spécialité

		Spécialité			
		COP	EDUC ART	ESP	Total
Fréquence					
Au cours de votre cursus scolaire et universitaire	Régulière	0	1	0	**1**
	Modérée	0	0	0	**0**
	Rare	13	14	14	**41**
	Jamais	17	17	10	**44**
Total		**30**	**32**	**24**	**86**
Au cours des douze (12) mois écoulés	Régulière	0	0	0	**0**
	Modérée	0	0	0	**0**
	Rare	21	12	0	**33**
	Jamais	8	20	12	**40**
Total		**29**	**32**	**12**	**73**
Au cours des trente (30) jours écoulés	Régulière	0	0	0	**0**
	Modérée	0	0	0	**0**
	Rare	6	3	17	**26**
	Jamais	19	21	12	**52**

Total		25	24	29	78

Sources : Données de l'enquête de terrain, recueillies par madame O.T. NZEMO BIYOGHE, dans le courant du mois de mai 2024 auprès des étudiants en formation à l'ENS, Libreville.,

À la lecture de ces données, une consommation très insignifiante de la cigarette chez la plupart des apprenants, quelles que soient les circonstances est à noter. En témoigne le nombre de réponses liées à ceux d'entre eux qui n'en ont « jamais » fumé, « au cours de leur cursus scolaire et universitaire » ; 44/108 ; « au cours des douze (12) mois écoulés » (40/108/) et « au cours des trente (30) jours écoulés » (52/108).

Que dire de l'usage des drogues ?

2.1.2 Les substances illicites

Contrairement aux substances licites, la prise sans prescription médicale de drogues est prohibée par la loi. C'est ainsi qu'à la question : « De quels produits pharmaceutiques avez-vous entendu parler et qui sont utilisés sans aucune prescription médicale ? » La majorité des participants s'accordent sur le tramadol et le diazépam, couramment appelés *cobolos*.

Le tableau n°3 présente leur fréquence en rapport avec les questions : « Combien de fois les avez-vous consommés ? a) au cours de votre cursus scolaire et universitaire ? b) Au cours des douze (12) mois écoulés ? c) Au cours des trente (30) jours écoulés ? »

Tableau n°3 : La fréquence d'usage de tramadol par des participants et par spécialité

		Spécialité			
		COP	EDUC ART	ESP	Total
Fréquence					
Au cours de votre cursus scolaire et universitaire	Régulière	0	0	1	**1**
	Modérée	0	0	0	**0**
	Rare	0	0	0	**0**
	Jamais	5	6	3	**14**
Total		**5**	**6**	**4**	**15**
Au cours des douze (12) mois écoulés	Régulière	0	0	1	**1**
	Modérée	0	0	0	**0**
	Rare	0	0	0	**0**
	Jamais	4	6	3	**13**
Total		**4**	**6**	**4**	**14**
Au cours des trente (30) jours	Régulière	0	0	1	**1**
	Modérée	0	0	0	**0**

écoulés	Rare	0	0	0	**0**
	Jamais	4	1	3	**8**
Total		**4**	**1**	**4**	**9**

Sources : Données de l'enquête de terrain, recueillies par madame O.T. NZEMO BIYOGHE, dans le courant du mois de mai 2024 auprès des étudiants en formation à l'ENS, Libreville.

À l'exemple de l'usage de la cigarette, l'absorption de tramadol s'avère insignifiante dans l'ensemble. En ce sens, nous constatons une absence de conduite « régulière, modérée ou rare », concernant la prise de cette drogue. Toutefois, il faut relever une conduite opposée de certains d'entre eux, « au cours des douze (12) mois écoulés » et « au cours des trente jours écoulés ».

La tendance observée est la même pour le diazépam chez l'ensemble des participants. Tout porte à croire qu'ils s'opposent à ces pratiques.

Aux questions : « Êtes-vous pour ou contre : Fumer une cigarette : a) une fois, b) de temps en temps, c) tous les jours ? Fumer du cannabis : a) en passant, b) de temps en temps, c) tous les jours ? », les données rapportées dans le tableau n°4, expriment bien la position des participants devant ces produits.

Tableau n °4 : Point de vue des participants par spécialité sur le mode de consommation

	Spécialité							
	COP		EDUC ART		ESP		Total	
Mode de consommation	**Pour**	**Contre**	**Pour**	**Contre**	**Pour**	**Contre**	**Pour**	**Contre**
De la cigarette								
Une fois	**4**	**20**	**20**	**10**	**8**	**10**	**32**	**40**
De temps en temps	1	23	2	27	3	13	**6**	**63**
Chaque jour	-	-	-	-	-	-	-	-
Total	**5**	**43**	**22**	**37**	**11**	**23**	**38**	**103**
Boire des bières d'affilée le week-end	2	11	4	24	5	13	11	48
Fumer du cannabis								
Une fois	2	5	2	28	4	13	10	46
De temps en temps	2	11	6	25	13	5	21	41
Chaque jour	-	-	-	-	-	-	-	-
Total	**4**	**16**	**8**	**53**	**17**	**18**	**31**	**86**
Consommer de tramadol								
Une fois	1	21	4	23	5	13	**10**	**57**

De temps en temps	1	20	4	23	7	11	**12**	**54**
Chaque jour	-	-	-	-	-	-	-	-
Total	**2**	**41**	**8**	**46**	**12**	**24**	**22**	**101**
Consommer du diazépam								
Une fois	1	21	4	13	5	13	**10**	**57**
De temps en temps	1	20	4	23	7	11	**12**	**54**
Chaque jour	-	-	-	-	-	-	-	-
Total	**2**	**41**	**8**	**36**	**12**	**24**	**22**	**101**
Vente de ces produits aux autres élèves								
Une fois	2	16	7	20	9	9	**27**	**45**
De temps en temps	-	--	-	-	-	-	-	-
Chaque jour	-	-	-	-	-	-	-	-
Total	**2**	**16**	**7**	**20**	**9**		**27**	**45**

Sources : Données de l'enquête de terrain, recueillies par madame O.T. NZEMO BIYOGHE, au courant du mois de mai 2024 auprès des étudiants en formation à l'ENS, Libreville.

Dans l'ensemble, les apprenants sont contre ces pratiques. Il est à noter une approbation de la cigarette, « une fois » chez 20/33 apprenants en EDUC ART contre, 8/39 en ESP. Ces derniers sont unanimes quant à l'usage du cannabis « de temps en temps ». Cela s'accorde aux moyens de coercition proposés dans le tableau n°5, pour lutter contre ces fléaux.

Tableau n°5 : Conduite des participants par rapport aux moyens de coercition

Spécialité									
Moyens de coercition		COP		EDUC ART		ESP		**Total**	
		Pour	Contre	Pour	Contre	Pour	Contre	Pour	Contre
Convocation des parents d'élèves	Vendeurs	9	16	15	18	28	7	**52**	**41**
	Consommateurs	21	12	20	12	19	15	**60**	**39**
Sanctionner les élèves	Vendeurs	25	9	26	5	29	8	**80**	**22**
	Consommateurs	23	8	25	7	26	12	**74**	**27**
Remettre à la disposition de la police les élèves	Vendeurs	28	7	27	6	27	6	**82**	**19**
	Consommateurs	10	22	7	27	28	9	**45**	**57**
Exclure les élèves	Vendeurs	14	21	11	22	7	32	**32**	**75**
	Consommateurs	14	22	9	23	7	29	**30**	**74**

Sources : Données de l'enquête de terrain, recueillies par madame O.T. NZEMO BIYOGHE, dans le courant du mois de mai 2024 auprès des étudiants en formation à l'ENS, Libreville.

Ce tableau met en avant les différents moyens de coercition pour lutter contre l'usage des substances psychoactives et des drogues.

L'idée de convoquer les parents d'élèves « vendeurs » ou « consommateurs » est approuvée par la quasi-totalité des apprenants. La sanction à l'égard des élèves « vendeurs » est plus souhaitée que celle des élèves consommateurs. En outre, 82/108 apprenants estiment qu'il faut remettre à la disposition de la police les élèves « vendeurs », contre 57/108 qui le proposent pour les « consommateurs ». Enfin, l'exclusion des élèves « vendeurs » est proposée par 75/108 étudiants ; celle des élèves « consommateurs » par 74/108 apprenants. Il serait plutôt intéressant de porter un regard sur les obstacles liés à la procuration de ces substances. Cela ouvre la voie à la question : « quelles contraintes rencontrez-vous pour vous procurer de l'alcool, de la cigarette, du tramadol ou du diazépam ? » Le tableau n°6 les met en évidence.

Tableau n°6 : Représentation des contraintes liées à la procuration de ces produits

			Spécialité			
			COP	EDUC ART	ESP	Total
Contraintes à se procurer						
	Des cigarettes	Aucune (facile)	14	17	19	**50**
		Difficile (coût)	7	6	8	**21**
		Difficile (non-fumeur)	6	4	4	**14**
		Difficile (non-accès aux réseaux)	9	3	6	**18**
	Total		**36**	**30**	**37**	**103**
	De l'alcool	Aucune (facile)	24	31	21	**76**
		Difficile (coût)	2	0	3	**5**
		Difficile (non-consommateur)	8	0	5	**13**
		Difficile (non-accès aux réseaux)	1	1	8	**14**
	Total		**35**	**32**	**37**	**102**
	De la drogue (tramadol, diazépam)	Aucune (facile)	14	21	24	**59**
		Difficile (coût)	8	7	13	**28**
		Difficile (non-consommateur)	5	2	0	**7**
		Difficile (non-accès aux réseaux)	6	2	1	**9**
	Total		**33**	**32**	**38**	**103**

Sources : Données de l'enquête de terrain, recueillies par Madame O.T. NZEMO BIYOGHE, dans le courant du mois de mai 2024 auprès des étudiants en formation à l'ENS, Libreville.

Dans l'ensemble, certains apprenants n'expriment « aucune » contrainte pour obtenir les cigarettes (50/108), l'alcool (76/108) ou la drogue (59/108). D'autres cependant sont confrontés au « coût » pour avoir les cigarettes (21/108), le tramadol /diazépam (28/108) quand une minorité montre la difficulté liée au « non-accès aux réseaux » des fournisseurs de cigarettes (18/108) ; d'alcool (4/108) ou de drogue (9/108). Se pose le problème des risques encourus par la consommation de ces produits à travers les questions définies dans le tableau n°7 : « À votre avis, quel est le niveau de risque lié à la consommation des cigarettes ; d'alcool ou des drogues (diazépam et tramadol) : a) une fois ? b) De temps en temps ? c) Chaque jour ?

Tableau n°7 : Représentation du niveau de risque lié à la consommation de la cigarette

			Spécialité			
			COP	EDUC ART	ESP	**Total**
Niveau de risques à la cigarette						
	Une fois	Addictions	3	8	10	**21**
		Troubles de comportements	2	0	1	**3**
		Maladies graves	8	11	5	**24**
	Total		**13**	**19**	**16**	**48**
	De temps en temps	Addictions	6	11	2	**19**
		Troubles de comportements	5	0	0	**5**
		Maladies graves	6	14	4	**24**
	Total		**17**	**24**	**6**	**47**
	Chaque jour	Addictions	0	4	0	**4**
		Troubles de comportements	2	1	1	**4**
		Maladies graves	6	16	5	**27**
	Total		**8**	**21**	**6**	**35**

Sources : Données de l'enquête de terrain, recueillies par Madame O.T. NZEMO BIYOGHE, dans le courant du mois de mai 2024 auprès des étudiants en formation à l'ENS, Libreville.

Au sein de cette présentation, le niveau de risque pour l'ensemble des participants ne varie pas, en fonction de la fréquence des consommations.

Aussi, il est nécessaire de mentionner les suggestions des participants pour lutter contre l'expansion de ces substances et de minimiser les risques. La sensibilisation demeure la principale, suivie des sanctions et de la prise en charge des consommateurs ainsi que des vendeurs.

Discussion

De ces analyses, il en découle une consommation de substances relativement constante « au cours du cursus scolaire et universitaire » des apprenants en ESP, COP, EDUC ART de l'ENS. Ces données s'accordent à celles fournies par les rapports internationaux à propos de l'usage précoce de drogues chez les adolescents.

En outre, les principales drogues identifiées, obtenues sans prescription médicale, sont identiques à celles reconnues par les participants de l'enquête effectuée par le révérend Père A. FOPA DJOUDA (2017). Il s'agit du tramadol et du diazépam, aussi appelés cobolos, en langage familier. Contrairement à la consommation d'alcool, l'usage du tramadol, du diazépam et des cigarettes s'avère très faible. C'est dans cette perspective qu'il ressort chez les apprenants, une opposition catégorique entre la consommation de ces produits « une fois, de temps en temps, et chaque jour ».

Pour lutter contre ces pratiques, des moyens de coercition sont déployés et dont l'application met en opposition les étudiants en COP et en EDUCART favorable à la convocation des parents d'élèves vendeurs/consommateurs ; leurs sanctions ; la remise à la police de ces élèves ; leur exclusion, et les étudiants en ESP qui semblent émettre quelques réserves. Dans tous les cas, l'application de ces mesures s'avère nécessaire pour intimider d'autres élèves contre ces pratiques ainsi les préserver des comportements déviants, responsables d'échecs et de déperditions scolaires voire des troubles psychologiques ou des maladies graves.

L'efficacité de ces mesures mérite de porter un regard sur le niveau de propagation de ces produits.

En effet, les apprenants s'accordent sur les débits de boisson et les dépôts de cigarettes qui se multiplient dans les coins de rue de Libreville. En outre, les commerçants n'éprouvent aucune contrainte à les commercialiser, et comme l'indique J. Maman (2022) elles sont réglementées et autorisées à la consommation. La présence des industries de cigarettes et de brasserie du Gabon s'inscrit dans cette perspective. La commercialisation de ces produits à un large public à travers la publicité explique en partie la facilité avec laquelle s'effectue leur procuration. L'usage du tramadol et du diazépam cependant s'obtient via la connaissance de réseaux de commercialisation. C'est une pratique hors la loi, selon Maman (2022), qui en proscrit la vente et la consommation.

L'usage de ces produits, indépendamment de la fréquence : « une fois, chaque jour ou tous les jours », provoquent, selon les apprenants, des risques diversifiés. Cela se traduit à travers l'addiction, les maladies graves (diabète, infections pulmonaires, cirrhose du foie, tuberculose), les troubles de comportements (violence verbale, agressions physiques, vols). À cela s'ajoutent des relations conflictuelles avec son entourage, l'absence de maîtrise de soi ; ces données convergent avec celles des travaux antérieurs de A.G. Ndione (2017), I. Traoré (2019), J. Maman (2022), qui ont mis en évidence le caractère nocif lié à la consommation de ces produits. Ils relèvent, entre autres, des troubles physiques (vertiges, insomnies, pertes de mémoire, angoisse) ; psychologiques liés aux maladies mentales (schizophrénie, la paranoïa, la psychose) ; neurochimiques (les problèmes fonctionnels liés aux dérèglements neurochimiques notamment la motivation, le contrôle cognitif). S'en suivent les conduites antiscolaires, caractéristiques des élèves dépendants des stupéfiants : perte de concentration et de motivation, échecs massifs et répétitifs, abandons et déperditions scolaires. Dans la même optique, pour ces auteurs, l'élève développe des comportements sociaux gênants : isolement, négligence de soi.

En bref, toutes ces informations se ramènent aux problèmes de santé publique définis dans l'introduction.

Pour ce faire, il convient pour la plupart des participants de procéder par la sensibilisation, la prise en charge et les sanctions. Dans leurs recherches A.G. Ndione (2016) et I. Traoré (2019) ont montré l'utilité de la prise en charge dans l'accompagnement du sujet vers une réappropriation des domaines psychique, physique, relationnel et social.

Conclusion

Au terme de cette recherche, les apprenants de l'ENS, ayant participé à l'enquête ont fait montre d'une consommation irrégulière des substances licites (alcool et tabac) et illicites (tramadol et diazepam). En outre, ils ont reconnu l'existence des produits pharmaceutiques obtenus, sans aucune prescription médicale. Cela traduit leur opposition à en prendre de façon régulière « au cours de leur cursus scolaire et universitaire, une fois, chaque jour » en plus des risques y relatifs. Il s'agit d'addictions, de maladies graves, de troubles comportementaux. Pour lutter contre ces fléaux, les apprenants ont estimé que les sanctions des élèves « vendeurs/consommateurs » s'avéraient utiles.

Ces sanctions consisteraient, pour certains apprenants, à exclure les concernés ou à les remettre à la disposition de la police. Pour d'autres, de telles sanctions exigeraient au préalable, des campagnes de sensibilisation et la prise en charge des victimes. C'est dans cette démarche, qu'il se reconstruit, selon I. Traoré (2019), à travers un autre mode de relations à soi et aux autres, marqué par une plus grande autonomie.

Références bibliographiques

BIBALOU Euloge et QUENTIN De MONGARYAS Romaric Franck, 2021, « Éducation et socialisation », *Open Édition Journals*, doc 62, https : // Journal Open edition.org/eds/17640. Consulté le 16 novembre 2024.

BOLOGNINI Monique, 2024, « La problématique de la consommation de substances à l'adolescence », *Adolescences d'aujourd'hui*, p. 37-53, Presses universitaires de Rennes,
https : //dx doi.org/DOI.104000/books.pur.59981, consulté le 20 juillet 2024.

MAMAN Joël, 2022, « Quelle éducation aujourd'hui ? Problématique de la consommation des drogues en milieu scolaire au Cameroun », *Revues Acaref*, 10, p.174-192.

NDIONE Albert Gautier, 2016, *Le traitement des usagers de drogues au Sénégal*, Thèse pour le Doctorat de troisième cycle, non publié, Dakar, UCAD, (ET.HO. S), 362p.

PÈRE FOPA DJOUDA Armel, 2017, *Rapport d'enquête sur la consommation de la drogue en milieu scolaire à Yaoundé : Cas de deux établissements secondaires confessionnels*, Mémoire pour l'obtention du Master en Développement et Management de Projets, UCAC, Yaoundé.

RAPPORT DU SECRÉTARIAT DE L'OMS, 2017, « soixante-dixième Assemblée mondiale de la santé. Le problème mondial de la drogue sous l'angle de la santé publique »

TRAORE Issiaka 2019, *Consommation de substances psychoactives chez les étudiants de la Faculté de Médecine et d'Odonto-stomatologie,* Thèse pour le Doctorat d'Etat, non publié, Bamako, Université des Sciences et des Technologies, 109 p.

UNESCO, ONUDC et OMS, 2018, « Politiques rationnelles et bonnes pratiques en matière d'éducation à la santé » : *Brochure 10, Réponses du secteur de l'éducation à la consommation d'alcool, de tabac et de drogues.* Paris, France Centre international de Vienne. (Document original publié en 2017 sous le titre : "Good Policy and Practice in Health Education" : *Booklet10, Education sector responses to the use of alcohol, tobacco and drugs.* Paris, France, Vienna International Center) https://unesdoc.unesco.org/ark:/48223/pf0000262941 (page consultée le 21 juillet 2024).

COLLOQUE INTERNATIONAL, 2024, *Sciences sociales et drogues en Afrique francophone. Diversification des usages, transformation des approches.* Dakar, Sénégal, du 21 au 23 mai.

D.

Addictions aux drogues en milieu scolaire et dysfonctionnements des familles d'adolescents à Ziniaré (Burkina Faso)

ZERBO Marcel[1]

Résumé

Les recherches sur les déterminants des conduites addictives des adolescents ont le plus souvent occulté la dimension familiale. L'objectif de cette recherche est de montrer le lien entre l'usage de drogues par les adolescents en milieu scolaire et les dysfonctionnements du système familial. Cette étude privilégie l'approche qualitative comme mode d'administration de la preuve. L'enquête de terrain a lieu à Ziniaré à partir d'entretiens semi-directifs auprès de 62 personnes comprenant des enseignants, des parents d'élèves usagers de drogues, des élèves non-usagers de drogues, des élèves usagers de drogues et le personnel de la vie scolaire. Les résultats de la recherche permettent d'identifier le profil des familles dans lesquelles les enfants s'adonnent à des conduites addictives. Il s'agit des familles monoparentales, des familles recomposées, des familles de conjoints séparés sur une longue durée en raison du travail salarial, des familles d'enfants vivant avec des parents autres que leurs géniteurs et des familles ayant opté pour la scolarisation de leurs adolescents dans une ville autre que celle de résidence du couple parental. Nous avons découvert que ces familles d'élèves usagers de drogues connaissent des dysfonctionnements comme la faible intégration de l'individu, la perte du contrôle parental exercé sur l'adolescent, le fait que le processus de socialisation soit entaché par la permissivité et le « laissez faire » et le dysfonctionnement relationnel intrafamilial. Les conduites addictives en milieu scolaire sont une réaction des élèves à ces dysfonctionnements.

Mots clés : Dysfonctionnement du système familial, famille monoparentale, famille recomposée, milieu scolaire, usagers de drogues.

Abstract

Research on the determinants of addictive behavior in adolescents has most often overlooked the family dimension. This is why this study focuses

[1] Centre universitaire de Dori / Université Thomas Sankara (Burkina Faso). Mail : marcellezizerbo@gmail.com

on the dysfunctions of the family system of adolescents to understand addictive. The objective of this research is to show the link between drug use by adolescents in the school environment and the dysfunctions of their family system. The study favors the qualitative paradigm as a method of administering evidence. The survey took place in Ziniaré based on semi-directive interviews with 62 people including teachers, parents of drug-using students, non-drug-using students, drug-using students and school life agents. The research results allow us to identify the profile of families in which children engage in addictive behavior. These include single-parent families, stepfamilies, families of spouses separated for a long period of time due to paid work, families of children living with parents other than their biological parents and families who have opted for their adolescents to be educated in a city other than that of the parental couple's residence. We discovered that these families of drug-used students experience dysfunctions such as poor integration of the individual, loss of parental control over adolescents, the fact that the socialization process is tainted by permissiveness and intra-family relational dysfunction. Addictive behaviors in schools are a reaction, a form of adaptation of students to these dysfunctions.

Keywords : dysfunction of the family system, single-parent family, stepfamily, drug user, school environment

Introduction

L'adolescence est un moment critique de la vie. La mauvaise gestion de cette période de la vie peut aboutir à la consommation de la drogue chez les jeunes. Ainsi, l'Office des Nations unies sur les drogues et le crime (UNODC) estimait à 14 millions le nombre de jeunes de 15 à 17 ans qui ont consommé la drogue dans le monde entre 2016-2017 (UNODC, 2018). En outre, selon l'Organisme international de contrôle des stupéfiants (OICS), en 2020, le taux de prévalence de la consommation des drogues chez les jeunes en Afrique est de 6,6%.

L'adolescence correspond aussi à la période de la scolarisation. De ce fait, l'école, lieu d'apprentissage, temple du savoir, est devenue le lieu de distribution, de trafic et de consommation de substances psychoactives. Par conséquent, 11,3 millions d'élèves ont consommé le cannabis dans le monde entre 2016-2017 (UNODC, 2018).

Au Burkina Faso, l'addiction aux substances psychoactives est de plus en plus fréquente chez les élèves. Dans les grandes villes et parfois en milieu rural, les enseignants, le personnel de la vie scolaire et celui de direction sont confrontés à des élèves consommateurs de drogues licites et illicites. Ainsi, on dénombrait entre 2014 et 2017, 736 élèves et étudiants interpellés pour détention et /ou consommation de drogues illicites au Burkina Faso[2].

Pour ce qui est de la ville de Ouagadougou, L. Nikièma et al. (2011) ont affirmé que les établissements scolaires de la capitale sont envahis par la drogue. Les auteurs font observer que le cannabis est la drogue la plus consommée dans ces établissements. La prévalence de l'usage des drogues illicites dans les établissements post-primaires et secondaires de la ville de Ouagadougou était estimée à 2 % pour les amphétamines, 1,5 % pour le chanvre indien, 2,2 % pour les solvants (A. Ouédraogo et al., 1995).

À l'instar de Ouagadougou, on trouve aussi dans la ville de Ziniaré des élèves consommateurs de drogues licites et illicites. Ils le font souvent dans et aux abords de l'espace scolaire. La recréation, les moments d'absence des enseignants au cours, d'une manière générale les temps libres des élèves sont des occasions que certains utilisent pour se livrer à la consommation de drogues licites ou illicites.

Il convient de déterminer les raisons de l'usage de drogues parmi les élèves. En général, lorsqu'il est question des facteurs déterminants des conduites addictives en milieu scolaire, on occulte souvent la dimension familiale (P. Ange et S. Ange, 2016). Or, l'élève appartient à une famille. Et les dysfonctionnements de la famille ne peuvent qu'affecter ses conduites. Quel est le profil familial des élèves usagers de drogues ? Telle a été la question principale de cette recherche menée à Ziniaré. L'étude privilégie le paradigme de la recherche qualitative comme mode d'administration de la preuve.

1 - Etat des lieux des recherches sur les facteurs déterminants des conduites addictives

La littérature sur le sujet de recherche révèle plusieurs facteurs explicatifs de l'addiction aux drogues. Le groupe des pairs en est un. En effet, la peur d'être rejeté par le réseau d'amis incite les élèves à consommer les substances psychoactives (A. Kaboré et al., 2021). C'est lorsque le groupe des pairs comporte les individus peu recommandables, des individus consommateurs de drogues qu'il influence négativement le non-consommateur de stupéfiants. C'est dans ce sens que A. Kaboré et al. (2021) affirmaient que la mauvaise compagnie est un facteur d'addiction aux drogues. En plus, selon A. Kapozehouen et al. (2015), le tabagisme des amis et des voisins est un facteur associé à la consommation de tabac.

Des auteurs évoquent aussi la curiosité, l'envie de se détendre comme facteur associé à la consommation de drogues chez les adolescents. L'addiction aux drogues renvoie à une volonté de découverte, à la curiosité

[2] Journal l'économiste du Faso

(A. Kaboré et al., 2021). Si les adolescents sont tentés d'expérimenter les substances psychoactives, c'est parce que l'adolescence est une période de la vie caractérisée par l'initiation et la découverte (I. Obradovic, 2017).

D'autres auteurs analysent la consommation de drogues comme étant la conséquence du processus d'individuation et de la modernité. En effet, la société moderne exalte l'individu. Elle valorise les performances individuelles. Or, les drogues sont des « multiplicateurs artificiels de l'individualité » (A. Ehrenberg, 1994, H. Bergeron, 2009). Les drogues sont prises dans l'optique d'augmenter les performances individuelles (H. Bergeron, 2009). L'individu de la société moderne est en permanence sous pression en quête de performances, de réussite, de succès. Ainsi, selon S. Le Garrec (2011) la prise de drogues par les adolescents révèle leur volonté de rompre avec cette logique permanente de recherche de performances individuelles et de réussite personnelle. Les temps de consommation de drogues sont des moments privilégiés pour échapper à la pression, pour oublier les exigences de la société moderne (S. Le Garrec, 2011).

En outre, les conditions socio-économiques constituent des facteurs d'addiction aux substances psychoactives. Selon l'Institut national de santé et de recherche médicale, l'addiction aux drogues est liée aux conditions socio-économiques des adolescents (INSRM, 2014). Ainsi, les adolescents qui ont une situation sociale défavorable consomment régulièrement le tabac, l'alcool et le cannabis par rapport à leurs camarades des milieux favorisés qui ont, eux, un usage modéré des substances psychoactives. Dans le même sens, M. Jauffret (2014) affirme que la consommation de drogues dépendait de la position sociale, de la profession et du niveau d'instruction. Selon l'auteur, ce sont les individus des classes populaires et défavorisées qui consomment de façon quotidienne le tabac. En outre, les chômeurs, les personnes moins diplômées et les ouvriers consomment plus le tabac que le reste de la population. Enfin, les jeunes de milieux modestes ont un usage des drogues marqué par l'abus et la dépendance (M. Jauffret, 2014).

Les expériences de vie négatives expliquent aussi l'addiction aux drogues. Selon l'INSRM (2014), l'isolement relationnel, l'absence de soutien social de l'entourage, la séparation des parents ou la perte d'un être cher sont des expériences de vie négative associées à la consommation de drogues. Z. Soulama /Coulibaly et al. (2023) abondent dans le même sens en montrant que les élèves consomment les drogues parce qu'ils ont connu des expériences de vie négative comme la mort ou le divorce des parents.

De façon plus spécifique, les recherches soulignent l'importance des raisons familiales dans la consommation de drogues des adolescents. Ils sont plus enclins à consommer les substances psychoactives si leurs parents en sont des usagers (A. Kapozehouen et al.,2015). Le risque de consommer le tabac est 2 à 3 fois plus élevé chez les adolescents dont les parents sont fumeurs (INRSM, 2014). Ce risque est plus élevé lorsque la mère ou les deux parents fument. Selon A. Kaboré et al. (2021), les conduites addictives des adolescents s'expliquent aussi par le manque de communication familiale. L'absence de communication entre parents et enfants peut exposer les adolescents à la consommation de stupéfiants. Le style éducatif des parents est aussi évoqué dans la littérature sur les facteurs déterminants des conduites addictives des adolescents. Un style éducatif marqué par le désengagement des parents dans l'éducation expose les adolescents à l'addiction. P. Ange et S. Ange (2016) montrent aussi que les familles des usagers de drogues ont un style éducatif marqué par la tolérance de comportements déviants chez l'enfant et par l'absence de règles claires de conduite des adolescents. Le type de famille d'appartenance rend compte aussi de l'addiction aux substances psychoactives. Selon A. Kapozehouen et al. (2015), le fait d'être dans une famille monoparentale est un facteur associé à la consommation du tabac. Cependant pour A. Kaboré et al. (2021), c'est plutôt le fait d'appartenir à une famille recomposée qui expose les adolescents à la consommation des substances psychoactives.

Le genre est également considéré comme un facteur déterminant des conduites addictives. Selon A. Kapozehouen et al. (2015), le sexe masculin est un facteur associé à la consommation de l'alcool et du tabac. Cela s'explique par le fait que la société tolère moins la consommation de l'alcool et du tabac chez les individus de sexe féminin. Une femme qui fume la cigarette ou qui boit l'alcool est perçue comme « une mauvaise mère » ou une femme peu respectable (S. Cocas, 2016). Ces représentations stigmatisantes font que les filles et les femmes ne sont pas nombreuses à consommer l'alcool ou le tabac. Toutefois, même si les représentations stigmatisantes demeurent en ce qui concerne l'alcoolisme et le tabagisme des femmes et des jeunes filles, avec l'évolution du monde, on retrouve de plus en plus d'usagers de substances psychoactives parmi les individus de sexe féminin.

2 - Problématique

Les facteurs déterminants des conduites addictives sont, entre autres, la curiosité de l'adolescent, la mauvaise compagnie ou l'influence du groupe des pairs, le lieu de résidence, le genre, la dépression, le divorce ou le décès des parents, le type de famille, le style éducatif des parents, la disponibilité des drogues, les conditions socio-économiques, etc. Ils peuvent être regroupés en variables individuelles (curiosité de l'adolescent, la dépression), en variables familiales (style éducatif des parents, conflits familiaux, le type de famille) et en variables sociales (le genre, la recherche et la valorisation de la performance individuelle, les conditions socio-économiques).

Tout compte fait, les études sur les facteurs déterminants des conduites addictives en milieu scolaire sont, le plus souvent, des études de type exploratoire qui cherchent à saisir à la fois une diversité de facteurs impliqués dans les conduites addictives. La plupart d'entre elles cherchent à cerner les facteurs déterminants des conduites addictives dans leurs dimensions à la fois individuelle, familiale et sociale. Très rarement la dimension familiale a été mise en avant, de façon spécifique comme variable centrale d'explication des conduites addictives. À ce sujet, P. Angel et S. Angel (2016 p.112) affirmaient en ces termes : « L'ambition de ce chapitre est de cerner au plus près la dimension familiale presque toujours présente dans les addictions, dimensions trop longtemps et encore trop souvent négligées, alors qu'il s'agit d'un facteur majeur d'approche, de compréhension et de soin du phénomène »

De ce fait, la présente recherche vise à montrer le lien entre les dysfonctionnements de la famille et l'addiction aux drogues chez les élèves. La proposition explicative de notre recherche est que la famille protège l'élève des conduites addictives. Si elle est affaiblie par des dysfonctionnements, elle expose l'élève à des conduites addictives. La famille joue un rôle important dans les conduites des individus. E. Durkheim (1897) affirmait que la société protège l'individu du suicide. Plus la cohésion sociale est forte moins l'individu est tenté de se suicider. Moins elle est forte, plus il est enclin à s'ôter la vie.

Cependant, pour que la famille protège l'individu, il faut qu'elle remplisse des fonctions. Selon P. Talcott (1973) tout système social dispose des éléments qui lui permettent de remplir quatre fonctions de base : l'adaptation, la poursuite d'objectifs, l'intégration et le maintien des normes. Ces fonctions permettent au système social d'assurer sa pérennité et l'efficacité de son action. Il arrive que le système social connaisse des changements qui affectent son organisation et ses fonctions comme ce fut le cas avec la famille occidentale étudiée par P. Talcott (1973). De même le système familial au Burkina Faso a connu des changements avec la modernité. Ces changements ont fortement impacté les fonctions traditionnelles de la famille. Le développement du travail salarial, la modernité avec ses corollaires : le divorce ou la séparation des parents, la monoparentalité, la famille recomposée ont entraîné des dysfonctionnements dans certaines familles. Nous analysons les conduites addictives des élèves comme une réaction, une forme d'adaptation face à ces dysfonctions. L'hypothèse que nous avons formulée est que l'usage de drogues licites ou illicites par les adolescents en milieu scolaire est lié à des dysfonctionnements du système familial. Il y a dysfonctionnement lorsque la famille ne remplit plus ou ne remplit pas correctement ses fonctions traditionnelles comme l'intégration de l'individu, la socialisation de l'enfant, l'exercice de l'autorité parentale, etc. ..

3 - Méthodologie

Milieu d'étude

La ville de Ziniaré, chef-lieu de la province de l'Oubritenga est le cadre d'investigation de l'étude. Elle est située à proximité de Ouagadougou, à environ 38 km. Cette proximité avec la ville de Ouagadougou fait que les établissements scolaires de Ziniaré vivent les mêmes problèmes que ceux de la capitale. En effet, les pratiques des élèves en matière de consommation des stupéfiants, de sexualité sont diffusées à Ziniaré par l'intermédiaire d'élèves ayant commencé initialement leur scolarisation à Ouagadougou et qui poursuivent leurs études maintenant à Ziniaré ou par des échanges entre les élèves des deux villes pendant les vacances ou les congés scolaires.

C'est dans ce contexte marqué par l'influence du milieu scolaire de Ouagadougou que nous avons mené l'étude. L'enquête a couvert les établissements scolaires post-primaires et secondaires réputés de Ziniaré dans lesquels la consommation des substances psychoactives est fréquente chez les élèves. Parmi ces établissements post-primaires et secondaires, on distingue les établissements privés et les établissements publics. On y distingue également les établissements de l'enseignement général et les établissements de formation professionnelle. Nous avons gardé les noms des établissements enquêtés dans l'anonymat pour des raisons d'éthiques.

Choix des participants

Cette étude privilégie la méthode qualitative. Ainsi, le recrutement des participants à l'enquête a été fait selon la technique de l'échantillonnage de la recherche qualitative. Les participants ont été choisis dans l'optique de représenter les différentes catégories et sous-catégories de la population d'étude (D. Bertaux, 2003). La population d'étude étant l'ensemble des acteurs des établissements scolaires enquêtés, l'échantillon se présente comme suit les groupes :

- 08 élèves usagers de drogues
- 22 élèves non-usagers de drogue qui sont amis ou proches des élèves usagers de drogues
- 12 enseignants
- 18 personnes des services de la vie scolaire
- 02 femmes mères usagères de drogues

Les personnes interrogées ont aussi été recrutées en fonction de leur qualité, leur capacité à nous renseigner sur le sujet. Ainsi, nous avons accordé une plus grande attention à l'ancienneté des enquêtés dans leurs établissements scolaires et aux amis des élèves usagers de drogues. Les élèves amis ou proches des élèves usagers de drogue en raison de leur proximité sont censés mieux nous renseigner sur les conduites addictives de leurs condisciples. Tout compte fait, ce sont des informateurs privilégiés que nous avons recrutés progressivement selon le principe de « *construction progressive* » (B. G. Glaser et A. L. Strauss, 1967). Au total, nous avons interrogé 62 personnes.

Méthodes de collecte et de traitement des données

Nous avons mené des entretiens semi-directifs avec des élèves, des enseignants, le personnel des services de la vie scolaire. Ces entretiens portaient sur les dysfonctionnements des familles des élèves usagers de drogues. Ils font notamment référence aux relations entre les deux parents : vivent-ils ensemble ? Ont-ils divorcé ? Le travail des deux parents leur permet-il d'être présents à la maison et d'éduquer les enfants ? Autant de questions qui ont émaillé les entrevues avec les enquêtés. À cet effet, un guide d'entretien a été élaboré avec pour objectif de collecter des données pouvant servir à révéler les dysfonctionnements des familles des élèves usagers de drogues.

Les données collectées ont été dépouillées manuellement. Elles ont fait l'objet d'une analyse de contenu qualitative. Nous présentons parfois les résultats sous forme de tableau de manière à les rendre plus visibles et plus illustratifs (M. B. Milles et M. B. Huberman, 2003). Pour préserver l'anonymat des données, nous avons attribué des lettres comme noms fictifs aux enquêtés. Dans le même sens, nous avons donné des noms de personnage d'enquête (Sylvie, Rodrigue, etc.) aux élèves usagers de drogues qui ont été étudiés dans le cadre de l'enquête.

4 - Résultats

Les résultats de la recherche révèlent les types de famille dans lesquelles vivent les élèves usagers de drogues. Ils montrent aussi que ces familles d'élèves usagers de drogues connaissent des dysfonctionnements favorables à l'addiction aux drogues.

4.1 Typologie des familles des élèves usagers de drogues

Les résultats de l'enquête révèlent que les élèves usagers de drogues à Ziniaré vivent dans cinq (5) types de famille. Il s'agit des familles monoparentales, des familles recomposées, des familles de conjoints séparés sur une longue durée en raison du travail salarial, des familles d'enfants vivant avec des parents autres que leurs géniteurs et des familles ayant opté pour la scolarisation de leurs adolescents dans une ville autre que celle de résidence du couple parental.

Pour ce qui est du premier type de famille des usagers de drogues à savoir la famille monoparentale, nous avons découvert qu'il s'agit de femmes ou d'hommes vivant sans conjoints et qui s'occupent seuls des enfants. Les femmes qui ont été évoquées dans le récit des enquêtes ont été abandonnées par leurs conjoints et elles étaient obligées de s'occuper seules des enfants. Nous présentons deux cas. Le premier cas, c'est le cas de la famille de Sylvie. Sylvie est une consommatrice de drogues illicites et fréquente un établissement post-primaire et secondaire public de la ville de Ziniaré. Son père a abandonné sa mère et s'est remarié avec une autre femme. Depuis lors, elle vit avec sa mère. Le second cas, c'est le cas de la famille de Roger qui fume la chicha. Roger est un adolescent d'à peine 15 ans et fréquente un lycée privé de la ville. Il a été pris la main dans le sac avec une somme d'environ 170 000 fcfa et de la chicha. Il vit avec sa mère comme Sylvie. Son père a abandonné sa mère la laissant seule avec la charge de l'enfant. La famille vit du petit commerce. Les élèves usagers de drogues vivent aussi dans des familles monoparentales constituées d'hommes et de leurs enfants. C'est l'exemple de la famille de Rodrigue. Il est usager de drogues illicites et fréquente un établissement de formation professionnelle. Il fait partie d'un groupe d'élèves usagers de drogues dans son établissement appelé « les anciens ». Le père de Rodrigue est un agent des douanes. Sa mère vit aux États-Unis d'Amérique avec un autre homme avec qui elle a eu un enfant.

Le deuxième type de famille d'élèves usagers de drogues de l'enquête c'est la famille recomposée. Il s'agit d'hommes qui se sont remariés après avoir contracté une première union. Ils forment ainsi une nouvelle famille avec les enfants nées de la première union. Ce sont les enfants de l'homme issus de la première union qui s'adonnent à des conduites addictives. C'est l'exemple d' Henry. Son père et sa mère ont connu une histoire amoureuse. Peu après leur union, Henry est né. Malheureusement, les deux conjoints ont fini par se séparer. Son père s'est remarié avec une autre femme. La nouvelle femme du père de Henry ne voulait pas le voir et lui menait la vie dure. Au moment de l'enquête, Henry était en classe de terminale A4 dans un lycée public. Il a été interpellé plusieurs fois par l'administration scolaire parce qu'il fume la cigarette.

Le troisième type de famille d'élèves usagers de drogues que nous avons découvert à travers cette enquête est la famille de conjoints séparés sur une longue durée en raison du travail salarié. Ce type de famille est constituée de femmes vivant avec leurs enfants. Leurs maris vivent à l'extérieur du Burkina Faso. Ils ont quitté le domicile familial à la recherche d'emploi salarial. Le cas d'Abdoul permet d'illustrer ce type de famille. Abdoul est un élève fumeur de cigarettes. Son père vit aux États-Unis et ne compte pas revenir de sitôt. Le second cas qui illustre ce type de famille est le cas d'Étienne. Le père d'Étienne est un fonctionnaire international. Étienne vit à Ziniaré avec sa mère commerçante. Il est usager de drogues illicites et fréquente un établissement scolaire de formation professionnelle.

Le quatrième type de famille dans lesquelles on rencontre les élèves qui s'adonnent à des conduites addictives sont des familles d'enfants vivant avec des parents autres que leurs géniteurs. Il s'agit d'enfants issus de conjoints séparés ou divorcés qui sont confiés, de ce fait, à la grande mère paternelle.

Nous avons rencontré deux cas au cours de l'enquête. Dans le premier cas, les conjoints qui ont en charge l'enfant décident de le confier à leurs parents pour se remarier. Dans le second cas, le conjoint en charge de l'enfant ne s'est pas marié, mais trouve qu'il est difficile de s'en occuper. Il le confie alors à sa mère. Il s'agit le plus souvent de jeunes hommes qui ont eu un enfant après des histoires d'amour qui ont mal tourné. C'est l'exemple de Rachel qui vit avec sa grande mère. Elle s'adonne à des conduites addictives dans un établissement public. En effet, son père a enceinté sa mère quand ils étaient tous les deux jeunes. Cependant, les parents de sa mère n'ont pas accepté cette union. Rachel, après sa naissance a immédiatement été remise à son père.

Le cinquième type de famille d'élèves usagers de drogues renvoie à des familles qui optent pour la scolarisation de leurs adolescents dans une ville autre que celle de résidence du couple parental. Il s'agit, le plus souvent, de familles ayant inscrit leurs enfants en formation professionnelle. Ces élèves sont locateurs de maisons avec leurs camarades de classe et ne sont pas des internes. On observe une séparation prolongée entre eux et leurs parents. Parmi eux, il y en a qui s'adonnent à des conduites addictives. C'est le cas de Raoul, élève inscrit en formation professionnelle à Ziniaré. Il vit dans une maison avec deux autres camarades qui fréquentent le même établissement de formation professionnelle que lui. Raoul est très dépendant à l'alcool. On le voit régulièrement boire une marque d'alcool fortement alcoolisée appelée « Faxe ».

Tableau 1 : Synthèse des propos des enquêtés sur le profil familial des élèves usagers de drogues

Exemples de cas d'usagers de drogue	**Verbatims illustratifs**
Cas de Rodrigue élève usager de drogue vivant dans une famille monoparentale avec son père	« Sa mère a abandonné son père et est allée aux États-Unis. Elle a trouvé un homme là-bas et elle s'est remariée. Ils ont eu même un enfant. » PL, Ami de Rodrigue élève usager de drogue
Cas d'Henry élève fumeur de cigarette vivant dans une famille recomposée	« Son père l'a eu avec une autre femme. Quand il s'est remarié, sa nouvelle femme maltraite le petit. Vous-même, vous connaissez les femmes. Elles n'aiment pas l'enfant de quelqu'un d'autre. » YV, attaché d'éducation, 4 ans de service
Cas d'Étienne élève usager de drogue vivant dans une famille de conjoints séparés sur une longue durée en raison du travail salarial	« Il y a eu deux cas de consommation de drogues l'année passée. Quand nous les avons pris, nous les avons tous renvoyés. Pour le premier cas, le père de l'élève est un fonctionnaire international. Il n'est pas à la maison. C'est la maman qui s'occupe de l'enfant » OC. Conseiller de jeunesse et d'éducation permanente, 5 ans de service
Cas de Rachel élève usager	« Généralement, les élèves consommateurs de subs-

de drogue vivant dans une famille de parents autres que ses géniteurs	tances psychoactives ne vivent pas avec leurs propres parents biologiques. Ils vivent avec des parents qui n'arrivent pas à s'imposer face à ces enfants. Cette année on a une fille de la classe de 5e qui n'a pas froid aux yeux. On a convoqué ses parents. À notre grande surprise, c'est une vieille femme qui a répondu à notre convocation. En fait elle vit avec sa grande mère. » ST, Attaché d'éducation, 11ans de service.
Cas de Raoul élève usager de drogue vivant dans une famille ayant opté pour la scolarisation de l'enfant dans une ville autre que celle de résidence du couple parental	« Je connais un de nos élèves qui boit la bière faxe. Souvent quand je vais à la boutique je le vois c'est ça qu'il est venu acheter. Quand il me voit, il se cache. Je me dis que c'est la mauvaise compagnie. Ce sont des gens qui ont quitté leurs parents pour venir étudier ici. Ils ont pris des maisons et vivent avec leurs camarades. » IE, Enseignant de formation professionnelle, 8 ans de service

Source : enquête de terrain, avril, mai et juin 2024

4. 2 Dysfonctionnements des familles d'élèves usagers de drogues et conduites addictives

Nous avons découvert à travers l'enquête que les familles d'élèves usagers de drogues connaissent quatre types de dysfonctionnements. Il s'agit de la faible intégration de l'individu, de la perte du contrôle parental exercé sur l'adolescent, du processus de socialisation entaché par la permissivité et le « laissez faire » et le dysfonctionnement relationnel intrafamilial. Les conduites addictives en milieu scolaire sont des réactions des élèves à ces dysfonctionnements.

4.2.1 La faible intégration de l'individu dans les familles d'élèves usagers de drogues

Les familles des élèves usagers de drogues que nous avons enquêtés se caractérisent par une faible intégration de l'élève usager de drogue. En effet, la famille est un appareil intégrateur de l'individu dans la société. Lorsqu'elle ne joue plus ce rôle, les individus sont livrés à eux-mêmes. Ils sont, de ce fait, exposés aux drogues. L'enquête révèle que les familles recomposées et les familles ayant opté pour la scolarisation de leurs enfants dans des villes autres que le lieu de résidence du couple parental, ne sont pas à mesure d'intégrer suffisamment les adolescents et les exposent, de ce fait, à l'addiction aux drogues. En ce qui concerne les familles recomposées, elles ne constituent pas un environnement favorable à l'intégration de l'enfant. Le plus souvent l'enfant issu du premier mariage de l'homme s'intègre difficilement dans la sphère familiale. C'est l'exemple de l'élève Henry exprimé sous ces propos :

« Ma situation n'est pas facile. Je ne vis pas avec ma mère. Ma marâtre est trop dure envers moi. La moindre chose, elle m'insulte que je suis bandit. Elle me battait souvent. Elle me demandait d'effectuer les travaux ménagers de la maison. Même pour manger, parfois, je dois le faire après les autres. Parfois, il faut que mon père intervienne donc pour revenir à votre question pourquoi je fume ? C'est tout ça ». (Henry, élève fumeur de cigarettes en classe de terminale dans un lycée public)

Il apparaît que les conduites addictives de cet élève sont une réponse à cette maltraitance de sa marâtre. Elles sont aussi une réaction contre le fait qu'il soit traité comme une personne indésirable dans la maison de son père. La famille, lieu de soutien moral et de réconfort, d'entraide, de solidarité mécanique (E. Durkheim, 1897, 1893) et de protection ne l'est pas du tout pour certains enfants de familles recomposées. Ils vivent, au contraire, le rejet, l'inacceptation, l'humiliation et le mépris de la part d'un des parents. L'adolescent pris dans l'engrenage de ce rejet et mépris ne peut que retrouver le réconfort dans l'addiction aux drogues.

De même que les adolescents des familles recomposées, les adolescents dont les familles ont opté pour leur scolarisation dans les villes autre que le lieu de résidence du couple parental se sentent abandonnés par leurs familles. Les enquêtés décrivent une situation de rupture brusque de la solidarité mécanique, du soutien qu'ils avaient dans le domicile familial. L'éloignement de la sphère familiale pour raison d'études est perçu par ces apprenants comme un abandon de la part des parents. En effet, pour bon nombre d'entre eux, les parents ne leur apportent pas suffisamment d'argent pour faire face à leurs besoins. Et cette nouvelle situation les expose à des conduites addictives. Leurs addictions aux drogues est le résultat de l'effritement du soutien parental et de la précarisation de leurs conditions de vie. C'est ce qu'affirme cet enquêté en ces termes :

« Il y a des élèves, leurs parents les ont laissés ici. Ils sont habitués à de meilleures conditions de vie et au luxe. Ils sont ici, ça ne va pas. Les parents aussi, ils ne comprennent pas. Il y a un manque de communication entre les parents et les élèves. Tout ça peut expliquer le mauvais comportement des élèves comme le non-respect du règlement intérieur, le vol, le fait de fumer la cigarette et toutes ces choses ». (VE, élève inscrit en formation professionnelle)

Tout compte fait, le fait pour les adolescents d'être scolarisés dans d'autres villes autres que celle de résidence du couple parental crée des tensions, des relations conflictuelles entre les élèves et leurs parents. Bien plus, il fait naître chez l'enfant un sentiment d'abandon, de rejet de manque d'intégration dans la sphère familiale. Cependant, on peut observer deux faits en ce qui concerne la prise en charge des besoins des apprenants. Premièrement, les parents donnent globalement l'argent pour couvrir les dépenses du mois et ne sont pas prêts à en ajouter. Deuxièmement, il arrive que les élèves organisent des fêtes, des soirées et dilapident l'argent du mois en se retrouvant dans l'incapacité de payer le loyer par exemple. C'est d'ailleurs ce qu'affirme ce fonctionnaire travaillant dans un établissement de formation professionnelle :

« Il y a des relations conflictuelles entre eux et leurs parents souvent. Les parents doivent payer le loyer, ils doivent mettre à leurs dispositions une moto ou un vélo. Ils doivent leur donner de l'argent pour leur approvisionnement. Il arrive que l'élève dilapide l'argent du mois. En ce moment quand ils appellent les parents, c'est sûr qu'ils ne vont pas l'écouter ». (OC, Conseiller de jeunesse et d'éducation permanente)

En définitive, ces relations conflictuelles avec les parents et la précarité de leurs conditions de vie accroissent leur vulnérabilité face aux stupéfiants.

4.2.2 Des familles caractérisées par l'absence de contrôle parental

Le second dysfonctionnement des familles des élèves usagers de drogues est la perte de contrôle familial, de l'autorité parentale sur les adolescents. Le cas des familles monoparentales et des familles de conjoints séparés sur une longue durée en raison du travail salarial est particulièrement parlant. Le seul parent n'arrive pas à exercer l'autorité parentale. Cet affaiblissement, voire cette perte de l'autorité parentale dans la famille monoparentale est d'autant plus vrai que lorsque le parent concerné est une femme. Ce sont les femmes de familles monoparentales que nous avons rencontrées qui affirment leur impuissance face à des enfants devenus incompréhensibles. Les propos suivants sont ceux d'une femme qui a complètement perdu le contrôle parental sur sa fille :

« J'ai parlé à l'enfant en vain. Je suis fatiguée. Il n'y a pas cette parole que je ne lui ai pas dite. Quand elle sort, elle rentre tard. Je lui ai dit de ne pas dépasser une certaine heure. Elle fait ce qu'elle veut. Je ne peux plus. Elle peut même quitter la maison et faire deux jours dehors avant de revenir. (Y Z, mère d'une fille consommatrice de stupéfiants dans une famille monoparentale) »

Nous avons rencontré, au moment de l'enquête, une autre femme convoquée par le service de la scolarité parce que son fils a été appréhendé avec de la drogue. Elle disait ceci tout en pleurant :

« L'enfant là va me tuer ! Moi seule, je ne peux pas l'éduquer. Son père n'est pas à la maison. Il travaille à l'étranger. Il n'a pas peur de moi. Je lui parle il n'entend pas. Je ne sais vraiment pas ce que je vais faire. Quand il fait quelque chose, j'appelle son père pour qu'il lui parle ». (OS, mère d'un élève usager de drogue)

Cette absence de contrôle parental expose davantage l'adolescent aux conduites addictives, car c'est désormais la mauvaise compagnie qui va exercer son influence sur lui. Or, un adolescent sans contrôle parental peut facilement basculer dans la consommation des stupéfiants et tomber dans le piège des narco-trafiquants. Le rôle de la famille est de protéger l'individu contre les influences extérieures négatives. Si l'autorité parentale est absente, l'adolescent devient une proie facile pour les nouvelles idéologies et est vulnérable face à tous les dangers qui minent l'adolescence.

4.2.3 Processus de socialisation entaché par la permissivité et le « laissez-faire »

Le troisième type de dysfonctionnement rencontré dans les familles d'élèves usagers de drogues est le dysfonctionnement du processus de socialisation. En effet, le processus de socialisation dans les familles des élèves usagers de drogues est entaché par la permissivité et le « laissez faire ». On observe dans ces familles une quasi-absence d'éducation, de règles, de normes de conduites édictées. Le style éducatif familial est très permissif. Il ressort des propos des enquêtés que les enfants se livrent à des plaisirs, à des activités normalement réservées aux adultes. Ils ont accès à l'argent en grande quantité et aux biens de luxe. C'est le cas de Rodrigue, élève usager de drogue, enfant d'une famille monoparentale dirigée par son père agent de douane. Son ami parle de lui en ces termes :

« Il dit qu'il ne sait pas comment il est devenu usager de drogue. Il affirme qu'il n'a pas été éduqué par son père. Il dit qu'il s'est éduqué lui-même. Son père lui donnait tout. Il affirme qu'il avait volé un million pour la première fois à l'âge de 7 ans. Ce jour-là, il a distribué de l'argent aux élèves de son école qui faisait une longue queue pour prendre leur part du butin. Il disait qu'il n'y a pas cette chose qu'eux ils n'ont pas fait à Ouagadougou. À son âge, il louait déjà des limousines pour des soirées ou des fêtes avec ses amis. » (PL, ami de Rodrigue élève usager de drogues)

Le style éducatif des parents des élèves usagers de drogues est également fustigé par cet enseignant d'un lycée privé en ces termes :

« Il y a des parents qui ne mettent pas de garde-fous dans l'éducation des enfants. Ils ne disent pas à l'enfant, il ne faut pas faire ça, ce n'est pas bon. Ils donnent à l'enfant tout ce qu'il veut. Et l'enfant fait tout ce qu'il veut ». (P. A., Enseignant d'Histoire-Géographie.)

Des propos des enquêtés, il ressort que le processus de socialisation dans les familles des élèves usagers de drogues ne renvoie pas à l'inculcation des normes et des valeurs, des manières d'agir et de pensée propre aux membres d'une même socioculture (E. Durkheim, 1922), mais à un « laissez-faire », à une initiative personnelle comme c'est le cas avec Rodrigue. On n'observe pas dans le processus de socialisations des familles des élèves usagers de drogues des parents qui fixent des normes, des interdits ou qui mettent des garde-fous dans l'éducation des enfants. Ce n'est donc pas étonnant que des enfants de ces familles soient usagers de drogues puisque tout est permis : boire l'alcool, fumer la cigarette, etc. Les familles des élèves usagers de drogues semblent être des familles « anomiques » au sens durkheimien du terme (E. Durkheim, 1893), c'est-à-dire des familles qui souffrent d'une absence de règles, d'un défaut de régulation sociale.

4.2.4. Dysfonctionnement relationnel intrafamilial

Le quatrième type de dysfonctionnement est le dysfonctionnement relationnel intrafamilial. Les familles des élèves usagers de drogues connaissent des problèmes relationnels entre leurs membres. La haine, la vengeance sont des faits qui rythment la vie dans ces familles. Le cas Sylvie en est une illustration. Pour Sylvie, consommer les drogues illicites, revient à mettre la honte sur son père qui l'a abandonné, en la laissant seule avec sa mère. Prendre les drogues illicites était une façon pour elle de se venger contre un père qui a fui ses responsabilités. Cet enquêté exprime ce ressenti en ces termes :

« Moi j'ai une fille dans ma classe. Elle vit avec sa mère. Son père les a abandonnées. Le motif de sa consommation de drogues illicites est qu'elle veut se venger contre son père. Pour elle, si elle consomme la drogue et qu'elle allait en prison, le nom de son père sera gâté. On dira que l'enfant d'un tel, il prend la drogue, il a fait de la prison. Pour elle, elle aura en ce moment atteint son objectif ». (JL, Enseignant de Mathématiques d'un lycée public)

Les conduites addictives de cette adolescente sont une réaction à son abandon par son père qui a du même coup abandonné aussi sa mère. Le dysfonctionnement relationnel intrafamilial, marqué par la haine d'une personne a poussé cette jeune fille à basculer dans la drogue. Le plus souvent, dans les familles des élèves usagers de drogues des filles et leurs pères entretiennent des relations de haine (le cas de Sylvie), des garçons et leurs marâtres entretiennent des relations conflictuelles (cas d'Henry).

Tableau 2 : Synthèse sur les dysfonctionnements des familles des élèves usagers de drogues

Dysfonctionnements	**Manifestations**
Faible intégration de l'individu dans la société	-difficultés d'intégration de l'enfant de la famille recomposée notamment l'enfant issu de la première union de l'homme -le sentiment d'être abandonné par les parents des adolescents vivant dans une ville autre que celle de résidence du couple parental
Perte de l'autorité parentale	-les femmes des familles monoparentales n'arrivent pas à exercer l'autorité parentale sur leurs enfants. - Ces enfants deviennent des proies faciles pour les mauvais amis.
Dysfonctionnements du processus de socialisation	-absence de garde-fous dans l'éducation des enfants - style éducatif caractérisé par la permissivité et le « laissez-faire »

	-des règles édictées, des normes et valeurs quasi absentes
Dysfonctionnement relationnel intrafamilial	-la haine et la vengeance sont des faits qui rythment la vie des familles des élèves usagers de drogues -des filles et leurs pères entretiennent des relations de haine ou de vengeance -les garçons entretiennent des relations conflictuelles avec leurs marâtres.

Source : enquête de terrain, avril, mai et juin 2024

5 - Discussion

Les résultats de cette recherche sur l'addiction aux drogues s'apparentent à des travaux de certains auteurs. C'est l'exemple de R. K. Merton (1965) qui montrait que les actes déviants des individus dans la société sont en fait des formes d'adaptation face aux contradictions entre les buts proposés par la société et les moyens légitimes pour les atteindre. Dans le même sens, les résultats de la recherche montrent que les conduites addictives des adolescents constituent des réactions, une forme d'adaptation face aux dysfonctionnements de la famille.

M. Abalo (2018) fait observer que pour que le processus d'éducation de l'enfant aboutisse, il faut une famille unie, une famille harmonieuse. Il affirme que la dissolution de la famille, les mésententes au sein du couple parental entachaient l'acquisition des règles morales chez l'enfant (M. Abalo, 2018). Si l'on s'inscrit dans la même perspective que M. Abalo (2018), les difficultés du processus de socialisation s'expliquent par le fait que les familles des élèves usagers de drogues sont des familles qui ne connaissent pas l'unité et l'harmonie. Ce sont des familles dans lesquelles l'unité du couple parental s'est effondrée par la séparation et/ou le remariage d'un des conjoints. C'est l'exemple des familles monoparentales et des familles recomposées. Parlant toujours de l'éducation familiale dans les familles des adolescents usagers de drogues, P. Ange et S. Ange (2016) affirmaient que ces familles ont un style éducatif marqué par la tolérance de comportements déviants chez l'enfant et par l'absence de règles claires de conduites des adolescents. Les résultats de notre recherche montrent que le processus de socialisation des familles des élèves usagers de drogues est entaché par la permissivité, le laissez-faire et par l'absence de normes de conduite et de règles édictées comme le montraient P. Ange et S. Ange (2016).

Certains auteurs avaient montré que la monoparentalité (A. Kapozehouen et al. 2015), le fait d'appartenir à une famille recomposée (A. Kaboré et al., 2021) et la séparation des parents (Z. Soulama /Coulibaly et al. 2023) étaient des facteurs associés à la consommation de drogues. Notre étude confirme les résultats de ces recherches. Bien plus, elle présente cinq types de familles susceptibles de conduire les adolescents en milieu scolaire à l'addiction aux drogues. Il s'agit des familles monoparentales, des familles recomposées, des familles de conjoints séparés sur une longue durée en raison du travail salarial, des familles d'enfants vivant avec des parents autres que leurs géniteurs et de familles ayant opté pour la scolarisation de leurs adolescents dans une ville autre que celle de résidence du couple parental. L'appartenance à ces familles est un facteur pouvant conduire aux conduites actives.

La littérature portant sur l'addiction aux drogues révèle que la mauvaise compagnie est un facteur déterminant de la consommation des substances psychoactives (A. Kaboré et al., 2021 ; A. Kapozehouen et al. (2015). Il convient de noter que la mauvaise compagnie n'a de l'influence que sur des adolescents vivant dans des familles qui connaissent des dysfonctionnements. Ce sont les adolescents des familles qui ont une faible emprise sur l'individu, des familles qui ont un style éducatif permissif qui subissent l'influence de la mauvaise compagnie. Le facteur le plus important ce n'est donc pas la mauvaise compagnie, mais le dysfonctionnement familial comme nous l'avons montré.

Conclusion

L'objectif de cette étude était de montrer le lien entre les dysfonctionnements des familles des élèves usagers de drogues et leur conduite addictive. L'hypothèse que nous avons formulée était que l'usage de drogues licites ou illicites par les adolescents en milieu scolaire est lié à un dysfonctionnement du système familial.

Les investigations de terrains nous ont permis d'identifier cinq profils de familles propres aux élèves usagers de drogues. Il s'agit des familles monoparentales, des familles recomposées, des familles de conjoints séparés sur une longue durée en raison du travail salarial, des familles d'enfants vivant avec des parents autres que leurs géniteurs et de familles ayant opté pour la scolarisation de leurs adolescents dans une ville autre que celle de résidence du couple parental. Le premier dysfonctionnement est la faible intégration de l'individu dans la famille. Nous avons découvert à travers l'enquête que les familles recomposées et les familles ayant opté pour la scolarisation de leurs enfants dans des villes autres que le lieu de résidence du couple parental ne sont pas à mesure d'intégrer suffisamment les adolescents et les exposent, de ce fait, à l'addiction aux drogues. Le second dysfonctionnement est la perte du contrôle parental exercé sur l'adolescent. En effet, les familles monoparentales et les familles de conjoints séparés sur une longue durée en raison du travail salarial n'arrivent pas à exercer l'autorité parentale. Cet affaiblissement, voire cette perte de l'autorité parentale dans la famille monoparentale est d'autant plus vrai que lorsque le parent concerné est une femme. Le troisième dysfonctionnement est le processus de socialisation entaché par la permissivité et le « laissez faire ». On observe dans ces familles une quasi-absence d'éducation, de règles, de normes de conduites édictées. Il ressort des propos des enquêtés que les enfants se livrent à des plaisirs, à des activités normalement réservées aux adultes. Ils ont accès à l'argent en grande quantité et aux biens de luxe. Le quatrième dysfonctionnement observé chez les familles des élèves usagers de drogues est le dysfonctionnement relationnel intrafamilial. Les membres des familles des élèves usagers de drogues ont des problèmes relationnels. Des filles et leurs pères entretiennent des relations de haine. Il en est de même des garçons et leurs marâtres qui entretiennent le plus souvent des relations conflictuelles. Les conduites addictives des élèves sont une réaction à ce dysfonctionnement relationnel intrafamilial. Au regard des données d'investigation de terrain, nous pouvons affirmer que l'hypothèse de recherche est vérifiée.

L'approche des conduites addictives par les dysfonctionnements du système familial est une perspective intéressante pour comprendre le phénomène. Elle nous a permis de mettre en lumière la dimension familiale dans l'explication des addictions aux drogues. En identifiant les profils de familles qui exposent les adolescents aux addictions, la recherche offre des pistes de recherche qui pourraient être explorées davantage à travers d'autres recherches. Si la monoparentalité et la famille recomposée sont des facteurs associés à la consommation de drogues assez reconnus par la recherche, l'appartenance à une famille de conjoints séparés sur une longue durée en raison du travail salarial et le fait de résider dans une famille de parents autres que ses géniteurs ne sont moins.

Pour résoudre les problèmes de l'adolescence, notamment la question des drogues, les parents doivent revenir sur l'une des fonctions les plus importantes de la famille pourtant aujourd'hui négligée. Il s'agit de la socialisation de l'enfant. Le monde moderne a accordé plus d'importance à la fonction économique au détriment de la fonction de socialisation. Le travail salarial ne doit pas dispenser les parents de leurs devoirs d'éducation. Aussi, les parents doivent garder leurs adolescents plus près d'eux, car les envoyer dans d'autres villes ou chez des personnes proches de la famille peut les exposer à l'addiction aux drogues. Enfin, les parents doivent exercer véritablement leur autorité parentale.

Références bibliographiques

ABALO Miesso ,2018, « Perspectives d'une affirmation de l'homme comme sujet pour une philosophie contemporaine de l'éducation », *Educom* Numéro 008, pp. 1-28

ANGEL Pierre, ANGEL Sylvie ,2016, « Problématiques familiales dans les addictions : le paradigme des familles usagers de drogues, dans Raynaud Michel, Karila Laurent, Aubin Henri-Jean, Benyamina Amine, *Traité d'addictologie*, Collection Traité, éditions Lavoisier, pp. 112 à 115

BERGERON Henri,2009, *Sociologie de la drogue*. La découverte, https://doi.org/10.3917/berge.2009.01
BERTAUX Daniel, 2003, *Les récits de vie*, Paris, Nathan,
COCAS Sarah, 2016, « Femmes et addiction » dans Raynaud Michel, Karila Laurent, Aubin Henri-Jean, Benyamina Amine, *Traités d'addictologie*, Collection Traité, éditions Lavoisier, pp. 116 à 121
DURKHEIM Émile, 1922, *Éducation et sociologie* Un document produit en version numérique par Jean-Marie Tremblay, Chicoutim, Québec, sur http://www.uqac.uquebec.ca/
DURKHEIM Émile ,1897, *Le suicide. Étude de sociologie :* livre I. Édition électronique a été réalisée 2002 par Jean-Marie Tremblay 2002, Chicoutimi, Québec. http://www.uqac.uquebec.ca/
DURKHEIM Émile, 1893, *De la division du travail social*, Paris, PUF.
GLASER Barney, STRAUSS Anselm,1967, *The discovery of Grounded theory Strategies for qualitative research*, Chicago, Aldine, 281p.
INSERM,2014, *Les conduites addictives chez les adolescents. Usages, prévention et accompagnement*. Collection Expertise collective, Paris, Inserm
JAUFFRET-ROUSTIDE Marie, 2024, « Les inégalités sociales dans le champ des addictions », *Les tribunes de la Santé*, Numéro 43, pp.61 à 68
KAPOZEHOUEN Alphonse, AHANHANZO GLEGLE Yolaine, PARAÏSO Noël Moussiliou, MUNEZERO Florence, SAÏZANOU Jacques, MAKOUTODE Michel, OUEDRAOGO Tinaogo Laurent ,2015, « Facteurs associés à l'usage de substances psychoactives chez les adolescents au Bénin », Santé publique, Numéro 6, Volume 7
KABORE Ahmed, TIENDREBEOGO Sougrinoma Gislaine, TOGNON Herman, DOUMOUBOU Rachelle, SOUBYABIGA Romaric, MEDA Nicolas ,2021, « Analyse socio-écologique de la consommation des substances psychoactives en milieu scolaire en 2021 par photovoice » [en ligne] sur https://revues.acaref.net/wp-content/uploads/sites/3/2024/05/1-Ahmed-KABORE-1.pdf
LE GARREC Sophie, 2011, « Les temps des consommations comme un oubli du présent. », *Psychotropes*, Numéro 2, vol. 17, pp. 19
MERTON King Robert ,1965, *Éléments de théorie et de la méthode sociologique*, Paris, Plon.
MILES Matthew et HUBERMAN Michael,2003, *Analyse des données qualitatives*, Paris, De Boeck [en ligne]
https://books.google.bf/books?hl=fr&lr, consulté le 09/08/2020
OBRADOVIC Ivana ,2017, « Tabac, alcool et drogues illicites à l'adolescence. Evolution des consommations et enjeux », *Revue des politiques sociales et familiales*, N°125, Parcours adolescents : expériences et représentations, pp.73 à 79
SOULAMA / COULIBALY Zouanso, KABORE Sibiri Luc, OUEDRAOGO Kogoraogo Jean, 2023, « Analyse de la consommation des drogues

en milieu scolaire : contexte et opinions des acteurs de l'éducation » Résultats préliminaires [en ligne] sur https://kaceto.net/spip.php?article13352 consulté le 12 mai 2024
TALCOTT Parsons, 1973, Le *système des sociétés modernes*, Paris, Dunod

E.

La bande dessinée, un support de sensibilisation psychosociale contre la consommation de substances psychoactives dans le secondaire général en Côte d'Ivoire

TOURÉ Kignigouoni Dieudonné Espérance[1],
KOUADIO Kouamé Armel[2]

Résumé

L'étude vise à mettre en exergue le pouvoir de la bande dessinée, en tant qu'un médium de communication, dans la transmission des messages de sensibilisation psychosociale efficace contre l'usage par les élèves du secondaire général des produits psychoactifs. La méthodologie utilisée se fonde sur l'entretien et la recherche documentaire. Le plan d'analyse s'intéresse à l'univers de la consommation des substances illicites dans le secondaire général, de même qu'à la contribution de la bande dessinée dans la résolution de ce fléau pour un environnement scolaire sain et dynamique. Les résultats de l'étude révèlent que la bande dessinée se présente comme une alternative efficiente à la lutte contre la consommation de substances psychoactives chez les élèves du secondaire en Côte d'Ivoire. La bande dessinée est un levier de sensibilisation et d'éducation continue contre l'usage de ces substances qui constitue un enjeu majeur de santé publique. Par son caractère ludique, elle facilite la transmission de messages qui favorisent un changement de comportements relativement à l'usage des produits psychoactifs, mais surtout, elle est un atout intrinsèque de transmission de messages de motivation et de persévérance scolaire.

Mots clés : Bande dessinée, Sensibilisation psychosociale, Substances psychoactives, Élèves, Côte d'Ivoire.

Abstract

The study aims to highlight the power of comics, as a communication medium, in conveying effective psychosocial awareness messages against the use of psychoactive products by general secondary school students. The methodology used is based on interviews and documentary research. The

[1] Arts plastiques/Arts graphiques, l'Institut National Supérieur des Arts et de l'Action Culturelle (INSAAC-Côte d'Ivoire). Mail : esperancetoure@yahoo.fr

[2] Psychologie de l'Éducation à l'Institut National Supérieur des Arts et de l'Action Culturelle (INSAAC-Côte d'Ivoire. Mail : armelkouadiokouame@yahoo.fr

analysis focuses on the world of illicit substance use in general secondary schools, and the contribution of comics to solving this scourge and creating a healthy, dynamic school environment. The results of the study show that comics are an effective alternative in the fight against substance abuse among secondary school pupils in Côte d'Ivoire. Comic strips can be used to raise awareness and educate against the use of these substances, which is a major public health issue. Through its playful nature, it facilitates the transmission of messages that encourage a change in behavior regarding the use of psychoactive products, but above all, it is an intrinsic asset for transmitting messages of motivation and school perseverance.

Keywords : Comics, Psychosocial awareness, Psychoactive substances, Students, Ivory Coast.

Introduction

À l'instar des pays du monde entier, la Côte d'Ivoire n'est pas en reste au sujet de la consommation des substances psychoactives dans les milieux scolaires. En effet, ce fléau d'envergure mondiale est à la base de nombreux maux qui affectent le bon fonctionnement de l'institution scolaire, parmi lesquels on peut citer : l'échec scolaire, l'école buissonnière, la démotivation scolaire, les violences scolaires et les problèmes de santé, etc. Le rapport de l'Office des Nations Unies contre la Drogue et le Crime (ONUDC) (2022) portant sur les drogues révèle que 284 millions de personnes de 15 à 64 ans ont consommé une drogue au cours des 12 derniers mois (5.6% par groupe d'âge), soit une augmentation de 26% par rapport à 2010. Cette augmentation est attribuée en partie à la croissance de la population mondiale. Le rapport insiste également sur l'accroissement dramatique des décès directement ou indirectement liés aux drogues, avec un nombre de morts estimé à 494.000 pour la seule année 2019, ainsi qu'une augmentation générale de 17.5% entre 2009 et 2019[3].

Face à cette problématique de santé publique et de sécurité mondiale, l'État ivoirien a initié en 2017, une enquête nationale sur la consommation des substances psychoactives par les élèves des écoles du secondaire général. Cette investigation a été menée dans le cadre de l'appui au Plan d'Action régional de lutte contre la drogue de la CEDEAO, sous la coordination de l'Office des Nations Unies contre la Drogue et le Crime (ONUDC) et grâce au financement de l'Union européenne. Au regard des chiffres alarmants relevés et aux recommandations formulées par le rapport, les décideurs ont procédé à la prise de décisions efficaces et adaptées pour réduire l'impact et

[3] Propos extrait de l'article en ligne, *« Rapport mondial sur les drogues 2022. »*, https://www.dianova.org/fr/nouvelles/rapport-mondial-sur-les-drogues-2022/. Publié le 27/07/2022. Site web visité le 21 janvier 2023 à 18h 57 min.

la prévalence de l'usage de ces produits illicites chez les jeunes en général et les élèves en particulier.

Cependant, malgré les actions notables entreprises, la question reste pendante et continue d'occasionner des ravages dans l'environnement scolaire. Dès lors, il convient de rechercher d'autres approches par lesquelles on pourrait endiguer ce problème. C'est dans cette optique que s'inscrit cette étude qui porte une réflexion précise : comment la bande dessinée, en tant qu'un médium de communication, peut-elle participer à une sensibilisation psychosociale efficace contre l'emploi des produits psychoactifs par les élèves du secondaire général ?

La consommation de substances psychoactives chez les adolescents en Côte d'Ivoire est un enjeu majeur de santé publique qui nécessite des efforts continus de sensibilisation et d'éducation. L'histoire de l'art et de la communication montre que divers médias ont été utilisés à travers les siècles pour transmettre des messages importants et influencer les comportements de la société. Parmi ces médias, la bande dessinée s'est imposée comme un support artistique et communicatif puissant, capable de toucher un large public et d'aborder des thématiques complexes d'une manière accessible et attrayante. Comme le relève S. Remtoulah (2021, p.1), « *la bande dessinée est particulièrement utile pour parler de sujets sensibles ou complexes_[...] En effet, parler de sujets sensibles à travers la bande dessinée devient plus léger sans vexer quiconque. Elle parle à tout le monde et crée de l'engagement*[4] ».

Les bandes dessinées, en tant qu'art séquentiel combinant images et textes, ont évolué au fil du temps, reflétant les préoccupations et les défis de chaque époque. Depuis leur apparition au XIXe siècle, elles ont été utilisées comme moyen d'expression et de critique sociale, permettant aux artistes d'aborder des questions d'actualité et de susciter des débats. En s'appuyant sur cette tradition artistique, la bande dessinée peut être mobilisée aujourd'hui pour sensibiliser les élèves du secondaire en Côte d'Ivoire face aux dangers liés à la consommation de substances psychoactives et les aider à prendre des décisions éclairées par l'adoption de comportements psychosociaux adaptés.

L'étude vise à montrer l'attrait que représente la bande dessinée comme médium de communication efficace à la sensibilisation psychosociale contre l'usage de produits psychoactifs par les élèves du secondaire général. Ainsi, la méthodologie utilisée se fonde sur l'entretien et la recherche documentaire. Concernant le plan d'analyse, il s'intéresse à l'univers de la consommation des substances illicites dans le secondaire général, de même qu'au rôle

---

[4] Propos extrait de l'article en ligne, *« Pourquoi utiliser la bande dessinée dans sa communication d'entreprise. »*, publié le 10/04/2021, https://your-comics.com/fr/article/communication-bande-dessinee-2.html. Site web visité le 05 février 2023 à 11 h.

de la bande dessinée dans la résolution de ce fléau pour un environnement scolaire sain.

1 - Aperçu de l'univers de la consommation des substances psychoactives dans le secondaire général

1.1 Présentation du contexte général

Depuis quelques années, la Côte d'Ivoire est soumise à des trafics illicites de toutes sortes (Produits prohibés, drogues, alcools, cigarettes, etc.) Cette situation a été accentuée par les crises sociopolitiques successives qu'a connu le pays dont les plus marquantes sont celles de 2002 et 2010. Ce faisant, entre février 2021 et avril 2022, au moins 4 tonnes de cocaïne d'une valeur pouvant atteindre 100 milliards de FCFA ont été saisies[5]. Ainsi, cet état de fait est très révélateur de la hausse croissante des consommateurs de stupéfiants, surtout chez les jeunes.

Selon l'Office des Nations unies contre la drogue et le crime, 12 % des Ivoiriens âgés de 15 à 64 ans étaient consommateurs de drogues en 2016[6]. Très souvent, ces substances illicites sont commercialisées et consommées dans des endroits dénommés '' fumoirs '', que l'on retrouve disséminés un peu partout sur le territoire. À ce sujet, K. F. Grodji (2022, p.1) indique que le fumoir n'est pas que le rassemblement des marginaux. Parce qu'il y a même des enseignants d'université, il y a même des policiers, il y a des membres du gouvernement. C'est pour cela que ces enfants-là ont saisi ces opportunités, juste après la guerre, qu'ils considèrent comme un lieu non seulement de survie, mais comme de tremplin socio-économique[7].

Au regard de ces propos et de ces chiffres alarmants, on s'aperçoit que la question de l'usage des stupéfiants est aujourd'hui une problématique nationale qu'il faut résoudre avec diligence et efficacité. Après la présentation générale de la situation, intéressons-nous à présent à l'impact de ce fléau sur le système éducatif ivoirien.

---

[5] Propos extrait de l'article en ligne, « *Trafic de cocaïne en Côte d'Ivoire : bientôt un procès* », https://www.jeuneafrique.com/1400621/politique/traficdecocaineencotedivoirebientotunproces/#:~:text=Entre%20f%C3%A9vrier%202021%20et%20avril,et%20plac%C3%A9s%20en%20d%C3%A9tention%20provisoire. Site web visité le 02 février à 12h 36 min.

[6] Propos extrait de l'article en ligne, « *Usagers de drogues en Côte d'Ivoire : les fumoirs [1/4]* », https://www.rfi.fr/fr/podcasts/reportage-afrique/20220919-usagers-de-drogues-en-c%C3%B4te-d-ivoire-les-fumoirs-1-4. Site visité le 15 janvier 2023 à 22 h 04 min.

[7] Idem.

1.2 La consommation de substances psychoactives dans le secondaire général, une triste réalité

L'école doit être une institution qui reflète un cadre sain et qui facilite l'apprentissage de connaissances et de valeurs indispensables pour la construction de citoyens modèles. Comme le souligne l'Office des Nations Unies contre la drogue et le crime (ONUDC, 2005, p.6), *« [...] les écoles peuvent naturellement influencer les comportements. La manière dont elles peuvent le faire consiste à développer les connaissances et les compétences, et à cultiver les valeurs chez les élèves ».*

Cependant, force est de constater qu'aujourd'hui, l'école n'est plus seulement ce lieu d'acquisition de savoir, de savoir-faire et de savoir-être. Mais, elle est devenue également un espace dans lequel se développent des vices tels que l'usage de substances psychoactives. S'intéressant à la question, T. Gbossouna (2020, p.1) affirme que *« [...] dans les écoles et universités, les drogues, stupéfiants et autres substances sont acquises par achats dans les fumoirs au sein de l'école, avec des dealers et des revendeurs eux-mêmes élèves ou étudiants [...] à travers les réseaux sociaux (surtout WhatsApp), par des dons de consommations entre amis[8] ».*

À cette réalité s'ajoute une autre pratique inquiétante dénommée *Lean* ou *Purple drank.* Il s'agit d'une boisson obtenue à partir du mélange d'alcool, de soda et de produits pharmaceutiques. Né aux États-Unis dans les années 1990, ce cocktail euphorisant a été introduit dans le secteur éducatif ivoirien *via* les outils de communication sociale tels que *Facebook*, *WhatsApp, Twitter, TikTok*, etc. Ainsi, depuis quelques années, les élèves du secondaire s'y adonnent sans se soucier des conséquences irréversibles pour leur santé mentale et psychologique. Interrogée sur ce phénomène, KADIO Eunice Albine (2023), élève en classe de 2de, révèle que *« les élèves consomment cette boisson généralement lors des anniversaires d'un des leurs, des sorties entre élèves ou à toute autre occasion festive. Lorsqu'on leur demande la raison pour laquelle ils le font, ils disent qu'ils se sentent mieux et plus forts[9] ».* Pour le Docteur COULIBALY Adamfa Sanoussi (2023), le Purple drank est un psychotrope dangereux pour la santé. Le consommateur s'expose à une accoutumance, une intoxication, un surdosage, une détresse respiratoire, des vomissements, des crises d'angoisse, des hallucinations, etc. Dans le pire des cas, on peut assister à un coma ou à un décès.[10]

---

[8] Propos extrait de l'article en ligne, « Lutte contre la drogue en milieu scolaire : des enseignants formés pour mieux encadrer l'élève »,
https://www.fratmat.info/article/201164/societe/lutte-contre-la-drogue-en-milieu-scolaire-des-enseignants-formes-pour-mieux-encadrer-les-eleves. Site web visité le 05 janvier 2023 à 10h.

[9] Entretien réalisé le 21 février 2023 à Yopougon, de 16h à 17h. Thèmes abordés : Informations sur la consommation de boissons euphorisantes *(Purple drank)* chez les élèves du secondaire général.

[10] Entretien réalisé le 25 février 2023 à Cocody, de 11h à 12h 20mn. Thèmes abordés : Informations sur les boissons euphorisantes (*Purple drank)* et les conséquences sur la santé.

Ayant perçu l'ampleur et les dangers liés à la prolifération de ce fléau, l'État ivoirien a procédé en 2017, par l'entremise de l'ONUDC, à une enquête nationale sur la consommation de substances psychoactives par les élèves du secondaire général en Côte d'Ivoire. Les objectifs spécifiques de cette démarche s'articulaient autour de trois (3) principaux points : estimer la prévalence de l'usage des substances chez les élèves des Écoles Secondaires ; évaluer les caractéristiques comportementales associées à l'usage des substances et décrire les facteurs associés à l'usage des substances chez les élèves.

L'échantillon de l'étude comprenait 4.169 élèves en classe de seconde issus de 37 écoles secondaires publiques et 49 écoles secondaires privées de Côte d'Ivoire. L'âge moyen des participants était de 16,6 (± 1,70) ans et la majorité des participants (60,0%) étaient âgés de 15 à 17 ans. Plus des deux cinquièmes (43,7%) des participants étaient des filles. Les substances psychoactives considérées par l'analyse sont : l'alcool, la cigarette et d'autres drogues.

Les conclusions de l'enquête révèlent que la consommation de substances est courante chez les élèves des écoles secondaires. L'alcool est la principale substance consommée et la prévalence de l'usage d'autres substances est également élevée. Ainsi, les recommandations formulées préconisent que des interventions fondées sur des données probantes soient mises en œuvre dans les écoles secondaires. Cela, pour réduire la consommation de substances, promouvoir la santé et améliorer le rendement scolaire des élèves.

Les informations susmentionnées relèvent l'urgence de la question et des stratégies idoines à mener pour éradiquer le problème. La suite de la réflexion s'intéresse donc à la proposition d'une solution axée sur l'utilisation de la bande dessinée comme moyen de sensibilisation psychosociale contre l'usage des substances psychoactives dans les lycées et collèges de Côte d'Ivoire.

2 - La bande dessinée, un langage artistique universel et évocateur pour une sensibilisation psychosociale efficiente contre l'usage des substances psychoactives dans le secondaire général en Côte d'Ivoire

2.1. Approche définitionnelle et quelques faits historiques de la bande dessinée

Considérée comme le 9e art, la bande dessinée ou bédé ou encore BD est une succession d'images illustrant une histoire dans laquelle les lettres (dialogues) sont généralement inscrites dans les phylactères. L'interaction d'images et de textes crée une coopération harmonieuse entre l'écriture et le dessin. Pour Rodolphe Töpffer, l'inventeur de la BD, cité par B. Peeters (2022, p.14), ce médium, qui est à la croisée de l'écriture littéraire et de l'écriture graphique, se définit comme :

> Ce petit livre d'une nature mixte. Il se compose d'une série de dessins autographiés au trait. Chacun de ces dessins est accompagné d'une ou deux lignes de texte. Les dessins, sans ce texte, n'auraient qu'une signification obscure ; le texte sans les dessins ne signifierait rien. Le tout ensemble forme une sorte de roman d'autant plus original qu'il ne ressemble pas mieux à un roman qu'à autre chose.

Quant à H. Filippini (1989, p.4), *« la bande dessinée est une suite de dessins contant une histoire ; les personnages s'y expriment par des textes inscrits dans des bulles ».* Toutes ces approches définitionnelles nous ramènent globalement à un genre artistique qui allie parfaitement le texte et l'image dans l'optique de transcrire un vécu ou de véhiculer un message.

Apparue en Suisse dans les années 1830 avec la publication des albums de Rodolphe Töpffer, intitulés « *Monsieur JABOT* » (voir fig.1), la bande dessinée va progressivement être diffusée dans le monde entier par le biais des revues et des journaux satiriques. Dès lors, elle va se muer en un médium de masse en s'intéressant à divers sujets et en connaissant dans le même temps (3) trois grands foyers majeurs, à savoir : les États-Unis, l'Europe et l'Asie.

Fig.1 Planche de la BD : Monsieur JABOT

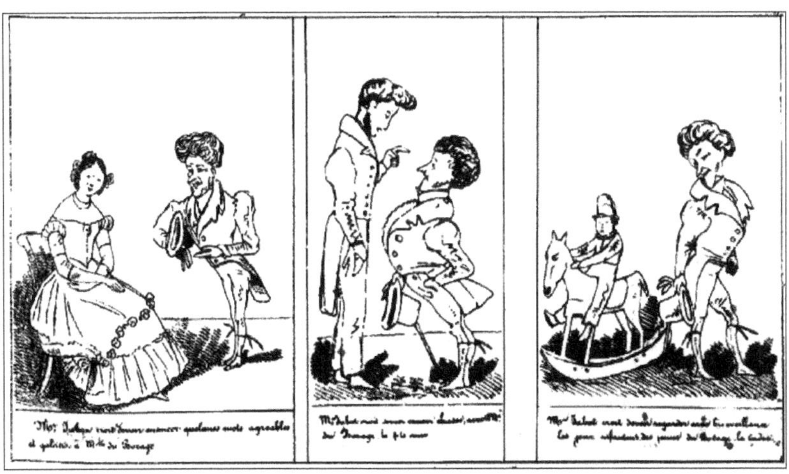

Source : https://www.gutenberg.ca/ebooks/toepfferr-histoiredemrjabot/toepfferr-histoiredemrjabot-00-h-dir/toepfferr-histoiredemrjabot-00-h.html, site web visité le 3 février 2023 à 21h.

Pour ce qui est de l'Afrique en général et de la Côte d'Ivoire en particulier, cette pratique artistique est encore nouvelle. Toutefois, depuis quelques années, elle connaît un succès auprès du public. À titre d'exemple, on a

« *Aya de Yopougon* » de l'Ivoirienne Marguerite Abouet traduit en 17 langues et vendu à plus de 800.000 exemplaires[11] à travers le monde.

Durant son évolution, la bande dessinée a su mettre en exergue certaines découvertes technologiques qui sont aujourd'hui une réalité dans notre quotidien. À ce sujet, nous citerons uniquement deux (2) exemples parmi tant d'autres pour étayer nos propos. Le premier concerne la bande dessinée « *Mickey Parade* », N°178 de septembre 1994 (voir fig.2). Dans ce numéro, on s'aperçoit de ce qu'allait devenir l'e-commerce des années plus tard, outil omniprésent dans les échanges commerciaux des sociétés actuelles. Le second s'intéresse à la série des « *Petits hommes, Le peuple des abysses* », Tome 10 de Pierre Seron et Mittéï, paru en 1979 (voir fig.3). Dans cette bande dessinée, les auteurs avaient déjà prédit l'avènement de l'impression en trois (3) dimensions. Ainsi, hormis son caractère ludique, la bande dessinée permet de se projeter vers l'avenir en servant de relais à la création de concepts nouveaux et futuristes. Comme le souligne I. Régnauld (2014, p.1), *« dès que j'entends parler d'une nouvelle révolution technologique, je me dis : « j'ai déjà vu ça quelque part[12]»*.

[11] Propos extrait de l'article en ligne, *Clément Oubrerie : « Aya de Yopougon est devenue une star en Côte d'Ivoire »*, https://www.lefigaro.fr/bd/clement-oubrerie-aya-de-yopougon-est-devenue-une-star-en-cote-d-ivoire-20230114. Site web visité le 5 mars 2023 à 10h.

[12] Propos extrait de l'article en ligne, *Neuvième art & innovation : ce que les BD ont inventé*, https://maisouvaleweb.fr/bd-et-innovation/. Site web visité le 18 mars 2023 à 12h.

Fig.2 E-livraison de fruits à domicile chez Mickey N°178.

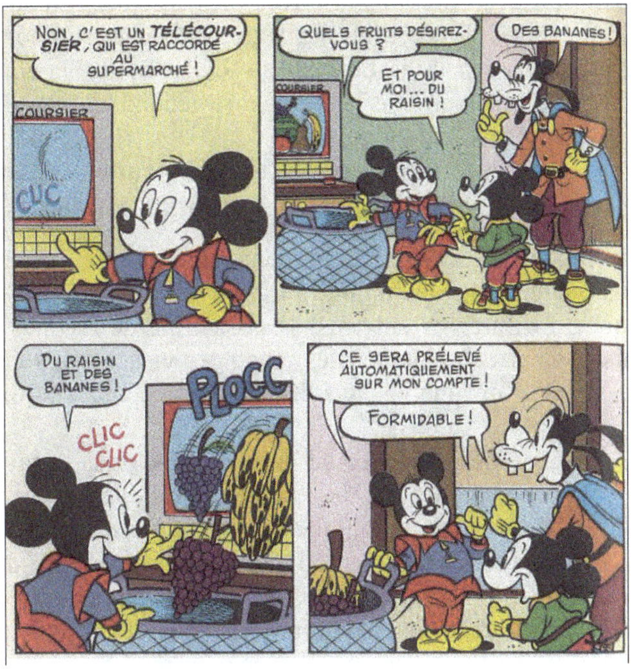
NON, C'EST UN TÉLÉCOURSIER, QUI EST RACCORDÉ AU SUPERMARCHÉ !
COURSIER
CLIC
QUELS FRUITS DÉSIREZ-VOUS ?
DES BANANES !
ET POUR MOI... DU RAISIN !
DU RAISIN ET DES BANANES !
PLOCC
CLIC CLIC
CE SERA PRÉLEVÉ AUTOMATIQUEMENT SUR MON COMPTE !
FORMIDABLE !

Source : https://maisouvaleweb.fr/bd-et-innovation/, site web visité le 18 mars 2023 à 12h

Fig.3 série des Petits hommes, Le peuple des abysses, Tome 10.

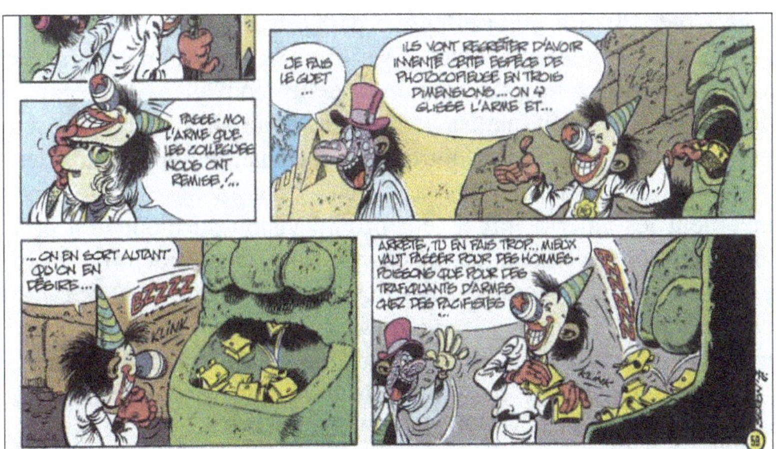
PASSE-MOI L'ARME QUE LES COLLÈGUES NOUS ONT REMISE !...
JE FAIS LE GUET ...
ILS VONT REGRETTER D'AVOIR INVENTÉ CETTE ESPÈCE DE PHOTOCOPIEUSE EN TROIS DIMENSIONS... ON Y GLISSE L'ARME ET...
...ON EN SORT AUTANT QU'ON EN DÉSIRE...
BZZZZ
KLINK
ARRÊTE, TU EN FAIS TROP... MIEUX VAUT PASSER POUR DES HOMMES-POISSONS QUE POUR DES TRAFIQUANTS D'ARMES CHEZ DES PACIFISTES
KLINK

Source : https://maisouvaleweb.fr/bd-et-innovation/, site web visité le 18 mars 2023 à 12h.

En plus de ces points marquants, la bande dessinée, en devenant un médium de masse, va également s'intéresser à de nombreuses thématiques telles que la politique, l'éducation, la santé, l'environnement, l'histoire, etc. dans le but de toujours véhiculer des messages aux lecteurs. Ainsi, la prochaine section du travail présente, à travers des arguments fondés sur la recherche documentaire, la nécessité d'intégrer la bande dessinée comme un outil efficace dans la sensibilisation psychosociale contre la consommation de substances psychoactives dans le secondaire général en Côte d'Ivoire.

2.2 Pouvoir de la bande dessinée dans la transmission de messages impactant auprès des jeunes adolescents

La bande dessinée, comme médium combinant harmonieusement images et textes, possède une capacité unique à transcender les frontières culturelles et linguistiques. Les artistes ont ainsi la possibilité de raconter graphiquement des histoires et de véhiculer des messages visuels forts et expressifs, capables de toucher un public diversifié. À ce propos, M. Robert (2003, p.215) dit :

[...] que la bande dessinée raconte des histoires, nous le savions depuis longtemps. Il impose aujourd'hui de reconnaître qu'elle est propre à rendre sensible une vérité existentielle, qu'elle est un médium adéquat pour raconter l'histoire d'une vie. Parce que celle-ci prend forme et se déploie dans l'espace et le temps, le récit en images qui allie le caractère spatial, par la représentation, à la dimension temporelle, du fait de sa structure séquentielle, se révèle être particulièrement efficace pour rendre compte.

Aujourd'hui, avec l'avènement des réseaux sociaux numériques, les jeunes sont de plus en plus exposés à de nombreuses tentations et mauvaises pratiques de vie. Pour cause, la propagation du phénomène dénommé *Purple drank en* Côte d'Ivoire a été effective par le truchement de ces canaux de communication auprès des jeunes. Dès lors, en consommant ces cocktails euphorisants, ces derniers s'identifient à cette mouvance. Au regard de cet état de fait, on s'aperçoit que les adolescents sont particulièrement sensibles aux messages visuels, car ils sont en pleine construction de leur identité et explorent encore leur place dans la société. Face à cette situation, la bande dessinée peut les aider à forger leur propre vision du monde en proposant des situations et des personnages auxquels ils pourront s'identifier et se construire. Sur ce point, N. Bordas (2012, p.92) atteste que *« [...] rien n'est plus efficace qu'une idée incarnée par un visuel. L'image transforme une théorie en un élément sensible, qui est facteur d'adhésion. La représentation d'une idée concrète génère une trace parfois indélébile ».* S'inscrivant dans la même optique, S. Remtoulah (2021, p.1) poursuit en disant que :

« la bande dessinée en alliant texte et image utilise plus de zones du cerveau qu'un texte classique. Il faut noter que 75% de la population ont une mémoire plutôt visuelle. De plus, grâce au storytelling, la zone des émotions va également être activée : rire, peur, surprise, tristesse [...] Le fait d'activer ces différentes zones va faciliter la mémorisation des messages sur le long terme[13]. »

Appréciée par les jeunes Africains[14] en général et Ivoiriens en particulier, la bande dessinée, par son approche ludique, offre un cadre narratif qui permet d'aborder des thématiques délicates avec finesse et profondeur. À ce propos, les recherches Y. Girault (1991) sur le thème '' *LA BANDE DESSINÉE PEUT-ELLE ÊTRE UN OUTIL DE PRÉVENTION DU SIDA ?* '' démontre explicitement l'impact cognitif de ce médium au niveau des lecteurs et son apport significatif au changement de comportements. À cet exemple s'ajoute la bande dessinée de Nando Dagou intitulée « Coronavirus IMO » (voir fig.4). Ce recueil d'histoires illustrées autour de la thématique centrale : « Lutte contre la Covid-19 » a su développer des intrigues qui parlent au cœur de la population ivoirienne pour une prise de conscience collective face à la propagation de la pandémie. On a également la bande dessinée de Marguerite Abouet qui a pour titre « Aïssa, l'arbre à chocolat » et dont l'objectif principal est de renforcer la sensibilisation des enfants sur leurs droits et devoirs dans le cadre de la lutte contre le travail des enfants dans le cacao culture en Côte d'Ivoire. (Voir fig.5)

[13] Propos extrait de l'article en ligne, *« Pourquoi utiliser la bande dessinée dans sa communication d'entreprise. »*, publié le 10/04/2021, https://your-comics.com/fr/article/communication-bande-dessinee-2.html. Site web visité le 05 février à 11 h.

[14] « Dans une société où la majorité de la population lit très peu, la bande dessinée est particulièrement perçue comme un média destiné aux plus jeunes. En effet, les petits Africains, comme partout dans le monde, adorent la bande dessinée… On peut estimer que la bande dessinée est l'une des passerelles les plus utiles et les plus efficaces pour amener la jeunesse du continent vers la lecture et « l'objet » livre en particulier. », Extrait de l'article en ligne '' La bande dessinée d'Afrique en 20 questions : de la création à la diffusion''. La revue des livres pour enfants internationaux, Christophe Cassiau-Haurie, Mis en ligne le 16 mars 2011 sur https://takamtikou.bnf.fr/. Page web consultée le 18 janvier 2022 à 13 h.

Fig.4 Coronavirus IMO.

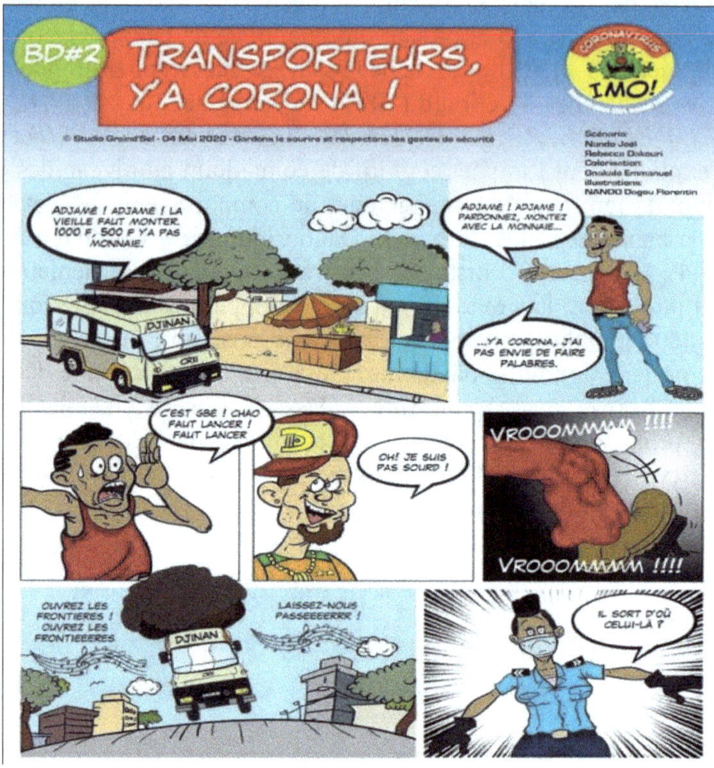
BD#2
TRANSPORTEURS, Y'A CORONA !
CORONAVIRUS
IMO!
© Studio Graind'Sel - 04 Mai 2020 - Gardons le sourire et respectons les gestes de sécurité
ADJAMÉ ! ADJAMÉ ! LA VIEILLE FAUT MONTER. 1000 F, 500 F Y'A PAS MONNAIE.
DJINAN
ADJAMÉ ! ADJAMÉ ! PARDONNEZ, MONTEZ AVEC LA MONNAIE...
...Y'A CORONA, J'AI PAS ENVIE DE FAIRE PALABRES.
C'EST GBÊ ! CHAO FAUT LANCER ! FAUT LANCER
OH! JE SUIS PAS SOURD !
VROOOMMMAM !!!!
VROOOMMMAM !!!!
OUVREZ LES FRONTIERES ! OUVREZ LES FRONTIEEERES
LAISSEZ-NOUS PASSEEEERRR !
DJINAN
IL SORT D'OÙ CELUI-LÀ ?

Source : https://www.fratmat.info/article/205645/culture/sensibilisation-une-bande-dessinee-coronavirus-imo-parle-aux-populations, site web visité le 19 mars 2023 à 14h 02 mn

Fig.5 Aïssa, l'arbre à chocolat.

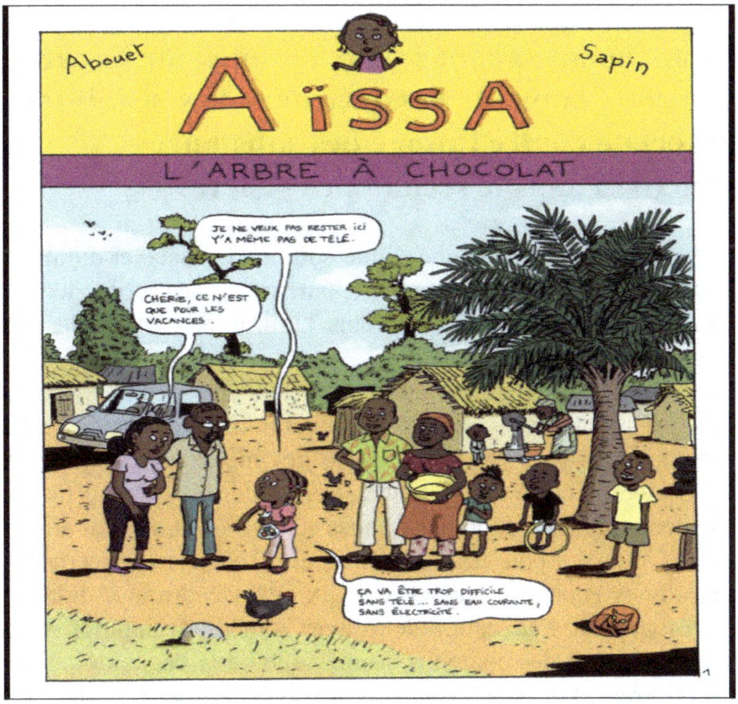
Abouet
Sapin
AÏSSA
L'ARBRE À CHOCOLAT
JE NE VEUX PAS RESTER ICI Y'A MÊME PAS DE TÉLÉ.
CHÉRIE, CE N'EST QUE POUR LES VACANCES.
ÇA VA ÊTRE TROP DIFFICILE SANS TÉLÉ... SANS EAU COURANTE, SANS ÉLECTRICITÉ.

Source : https://www.cocoainitiative.org/fr/news/une-bande-dessinee-pour-renforcer-la-sensibilisation-des-enfants, site web visité le 19 mars 2023 à 14h 05 mn.

Ainsi, à l'instar des approches de sensibilisation susmentionnées, celle en milieu scolaire mettra en lumière des récits portant sur les différentes facettes des problématiques liées à la consommation de substances psychoactives. Ces histoires pourront illustrer, par exemple, les conséquences sur la santé mentale et psychologique, l'estime de soi, la persévérance solaire, la motivation aux apprentissages scolaires ou encore les relations familiales et amicales. Les métaphores visuelles et les analogies, telles qu'un personnage représentant la tentation ou un chemin tortueux symbolisant les difficultés rencontrées, contribueront à enrichir le message et à stimuler la réflexion critique des jeunes lecteurs pour des prises de décisions éclairées fondées sur des valeurs.

Pour l'atteinte de cet objectif, il s'avère primordial de mettre en synergie les acteurs du secteur éducatif, notamment les psychologues de l'éducation, les didacticiens ainsi que les parents, les artistes et les spécialistes de la santé. La section suivante s'attelle donc à établir une méthodologie d'action et à formuler des recommandations pour maximiser l'impact de la bande dessinée dans la sensibilisation contre l'usage des substances psychoactives dans le secondaire général.

3 - Propositions d'actions pour un meilleur impact de l'action de la bande dessinée dans la sensibilisation psychosociale contre l'usage des substances psychoactives dans le secondaire général

Dans la stratégie de recherche d'une solution efficace et durable, les acteurs du secteur éducatif, les parents, les artistes et les professionnels de la santé ont un rôle essentiel à jouer dans l'utilisation des bandes dessinées comme outil de sensibilisation.

Pour ce faire, la collaboration entre les acteurs du secteur éducatif, les didacticiens, les artistes et les experts en prévention des addictions est cruciale pour garantir la justesse et la pertinence des messages véhiculés dans les bandes dessinées. Ensemble, ils peuvent créer des œuvres qui manient harmonieusement créativité et connaissances scientifiques, offrant ainsi un support éducatif attrayant pour les jeunes lecteurs. Toutefois, concernant le volet des programmes éducatifs proprement dit, il reviendra aux didacticiens et aux psychologues de l'éducation de trouver la méthode appropriée pour une meilleure illustration des contenus du message de la bande dessinée à véhiculer. Ils pourront, le cas échéant, s'appuyer sur les cours d'arts plastiques, les clubs artistiques et les clubs de santé au sein des lycées et des collèges pour intensifier les campagnes de sensibilisation à l'adoption de comportements non déviants. Quant aux parents, ils serviront de relais dans la sensibilisation auprès des élèves. Ces actions déterminantes permettront, à n'en point douter, de stimuler un dialogue constructif avec les adolescents sur les conséquences de la consommation de substances psychoactives.

Enfin, il est également important de mettre en place des stratégies de communication adaptées pour diffuser largement les bandes dessinées de sensibilisation. Les plateformes numériques, les organisations locales et internationales sont des partenaires clés pour assurer la distribution des œuvres dans l'optique de toucher un public plus large.

Conclusion

En somme, nous retenons que la consommation de substances psychoactives dans le secondaire général en Côte d'Ivoire est une triste réalité à laquelle il convient d'apporter des réponses adéquates. Cette action requiert des approches innovantes et créatives pour sensibiliser efficacement les adolescents aux enjeux liés à ces pratiques néfastes pour leur santé mentale et psychologique. Ainsi, à travers une méthodologie fondée sur l'entretien et la recherche documentaire, l'étude a mis en exergue les qualités intrinsèques de la bande dessinée dans la résolution de ce fléau. En sus, les résultats obtenus révèlent qu'en tant qu'outil de communication artistique et visuelle, la bande dessinée représente une solution pertinente pour aborder des questions complexes comme les conséquences de l'usage des substances psychoactives sur le processus d'apprentissage scolaire des élèves. Cette approche ludique de la question par le biais de la bande dessinée permet simultanément de mieux atteindre les adolescents, et de les impliquer activement dans la réflexion sur les conséquences liées à la consommation de substances psychoactives, leur offrant ainsi les outils nécessaires pour faire des choix éclairés et responsables en adoptant des comportements citoyens.

Il ressort également que pour assurer le succès de cette démarche préventive, il est essentiel d'impliquer activement les acteurs éducatifs, les parents, les artistes et les professionnels de la santé. De même, il est judicieux d'établir des stratégies de communication pour diffuser les bandes dessinées de sensibilisation à un public plus large, car la question de la consommation des produits illicites n'est pas seulement relative aux élèves. Enfin, la résolution de ce phénomène par le biais de la bande dessinée pose les jalons de nouvelles réflexions sur la capacité de ce médium à endiguer d'autres problématiques épineuses qui minent l'école ivoirienne.

Références bibliographiques

BORDAS Nicolas, 2012, *L'idée qui tue*, France, Éditions Eyrolles.

FILIPPINI Henri, 1989, *Dictionnaire de la bande dessinée*, France, Éditions Bordas.

GIRAULT Yves, 1991, « La bande dessinée peut-elle être un outil de prévention du sida ? », *In : Aster*, n°13, p.187-207.

ONUDC, 2005, « Office des Nations Unies contre la drogue et le crime, ÉCOLES éducation en milieu scolaire pour la prévention de l'abus de drogues », New York, *Publication des Nations Unies,* Numéro de vente F.04.XI.21 ISBN 92-1-248127-2, 86p.

PEETERS Benoît, 2022, *Génie de la bande dessinée : De Rodolphe Töpffer à Emil Ferris*, Collection Conférences, France, Éditions Collège de France.

ROBERT Martine, 2003, « Connaissance historique et bande dessinée Propositions pour un savoir en images », *Le Philosophoire*, N°20, p.215-236.

Union Européenne, CEDEAO, ONUDUC, 2017, « Rapport de l'enquête sur la consommation de substances psychoactives et la santé chez les élèves des écoles secondaires en Côte d'Ivoire », Côte d'Ivoire, *United Nations Office on Drugs and Crime*, 96p.

Webographie

Dianova, 2022, « Rapport mondial sur les drogues 2022 », https://www.dianova.org/fr/nouvelles/rapport-mondial-sur-les-drogues-2022/ (Page consultée le 21 janvier 2023).

Le Figaro, 2023, « Clément Oubrerie : « Aya de Yopougon est devenue une star en Côte d'Ivoire », https://www.lefigaro.fr/bd/clement-oubrerie-aya-de-yopougon-est-devenue-une-star-en-cote-d-ivoire-20230114 (Page consultée le 5 mars 2023).

Fraternité Matin, 2020, « Lutte contre la drogue en milieu scolaire : des enseignants formés pour mieux encadrer l'élève », https://www.fratmat.info/article/201164/societe/lutte-contre-la-drogue-en-milieu-scolaire-des-enseignants-formes-pour-mieux-encadrer-les-eleves (Page consultée le 05 janvier 2023).

Fraternité Matin, 2020, « Sensibilisation : Une bande dessinée « coronavirus IMO » parle aux populations »,https://www.fratmat.info/article/205645/culture/sensibilisation-une-bande-dessinee-coronavirus-imo-parle-aux-populations (Page consultée le 19 mars 2023).

International Cocoa Initiave, 2017, « Une bande dessinée pour renforcer la sensibilisation des enfants »,https://www.cocoainitiative.org/fr/news/une-bande-dessinee-pour-renforcer-la-sensibilisation-des-enfants (Page consultée le 19 mars 2023).

Mais où vas le web ? P(a)nser le numérique, 2014, « Neuvième art & innovation : ce que les BD ont inventé », https://maisouvaleweb.fr/bd-et-innovation/ (Page consultée le 18 mars 2023).

RFI, 2022, « Usagers de drogues en Côte d'Ivoire : les fumoirs [1/4] », https://www.rfi.fr/fr/podcasts/reportage-afrique/20220919-usagers-de-drogues-en-c%C3%B4te-d-ivoire-les-fumoirs-1-4 (Page consultée le 15 janvier 2023)

Takam Tikou, La revue des livres pour enfants-International, 2011, « La bande dessinée d'Afrique en 20 questions : de la création à la diffusion », https://takamtikou.bnf.fr/ (Page consultée le 18 janvier 2022).

YourComics,2021, « Pourquoi utiliser la bande dessinée dans sa communication d'entreprise », https://your-comics.com/fr/article/communication-bande-dessinee-2.html (Page consultée le 05 février 2023).

Sources orales

N°	Noms et Prénoms	Date et lieu de l'entretien	Qualité	Âge
1	COULIBALY Adamfa Sanoussi	25 février 2023 à Cocody	Pharmacien	39 ans
2	KADIO Eunice Albine	21 février 2023 à Yopougon	Élève en classe de 2de C5 au Lycée Municipal Simone Ehivet Gbagbo de Yopougon	15 ans

F.

Analyse des attitudes et comportements alimentaires sur la performance des joueurs d'Olympique Football Club Adiaké (OFCA) en période de compétition (C.I)

Diabate Songui[1]

Résumé

Cette recherche étudie l'impact des comportements alimentaires sur la performance des joueurs du Club OFC d'Adiaké en période de compétition en Côte d'Ivoire. Elle porte sur un échantillon de trente personnes (30) essentiellement composées des hommes footballeurs, venant des différentes régions de la Côte d'Ivoire avec évidemment des habitudes et comportements alimentaires socioculturels différents, des perceptions alimentaires subjectives. À partir d'une approche qualitative centrée sur des entretiens libres, des focus groups et une observation directe, l'analyse des données indique, d'une part, que les attitudes et comportements liés aux représentations sociales de l'alimentation sont responsables des contre-performances sportives observées et d'autre part qu'il existe un lien très étroit entre la qualité de l'alimentation des footballeurs et leur niveau de performance en termes de résultats sportifs attendus. Les athlètes doivent, de ce fait, avoir un bon style de vie et bénéficier d'une alimentation de qualité de la part de leurs dirigeants sportifs ; ce qui est d'ailleurs loin d'être une réalité à l'OFCA malgré les quelques efforts consentis.

Mots clés : Attitudes et comportements – représentations socioculturelles – alimentation de qualité – footballeurs – performance.

Abstract

This research studies the impact of dietary behaviors on the performance of players from the OFC Adiaké Club during competition periods in Côte Ivoire. It concerns a sample of thirty people (30) mainly composed of male footballers, coming from different regions of Côte d'Ivoire with obviously different socio-cultural eating habits and behaviors, subjective food perceptions. Based on a qualitative approach centered on free interviews, focus groups and direct observation, the analysis of the data indicates on the one hand, that the attitudes and behaviors linked to social representations of food

[1] Centre ivoirien de Recherches Economiques et sociales (CIRES), Université Felix Houphouët Boigny. songuidiabate@gmail.com

are responsible for the counter observed sporting performances and on the other hand, that there is a very close link between the quality of footballers' diet and their level of performance in terms of expected sporting results. Athletes must therefore have a good lifestyle and benefit from quality nutrition from their sports managers, which is far from being a reality at OFCA despite the few efforts made.

Key words: Attitudes and behaviors – socio-cultural representations – quality food – footballers – performance.

Introduction

Si l'alimentation a toujours été socialement et scientifiquement pensée comme source de renouvellement de l'énergie dans toutes les sociétés humaines, elle n'est donc pas moins nécessaire dans la quête de performance surtout en milieu sportif. Dans les disciplines sportives professionnalisées, un accent particulier est mis sur le repas des athlètes. Des spécialistes nutritionnistes et diététiciens sont souvent associés à l'encadrement des athlètes pour une prise en charge nutritionnelle particulière. Cette disposition ne correspond pas à celle de nombreux clubs ivoiriens notamment l'Olympique football Club d'Adiaké où la grande majorité des joueurs sont très peu instruits et rattachés à leurs préférences alimentaires issues de leur croyance, de leur culture et de leur représentation sociale. À cela, vient s'ajouter une alimentation très peu respectueuse des normes nutritionnelles et diététiques que leur proposent les dirigeants du club.

Cela suppose que ces athlètes sont confrontés à deux styles alimentaires : celui issu de leur héritage culturel et celui proposé et imposé par les dirigeants du club. Le modèle culturel semble le plus priorisé par les athlètes dans leur rapport à l'alimentation à cause du goût et de l'aspect hédoniste. En revanche, celui des dirigeants, qui respectent approximativement les normes diététiques et qui devrait avoir en principe des effets bénéfiques sur la performance, est mis au second plan ou parfois refusé par les joueurs. Cela suppose qu'en réalité, pour optimiser les performances des athlètes, ceux-ci doivent bénéficier d'une alimentation de qualité à travers des attitudes et comportements alimentaires respectant les règles nutritionnelles.

Les athlètes doivent donc contrôler leur alimentation, synchroniser les heures d'alimentation et choisir les lieux hygiéniques pour leur alimentation tout en mettant à l'esprit qu'une alimentation saine et équilibrée est source de santé au contraire, une alimentation pauvre et déséquilibrée est source de maladie et donc de contre-performance. Comme pour dire que toutes les activités physiques ou musculaires intenses et endurantes, nécessitent forcément des dépenses calorifiques provenant d'une alimentation de qualité et en quantité. Dans cette logique, Hippocrate disait déjà que « *Si nous pouvions donner à chaque individu la bonne quantité de nourriture et d'exercice, ni trop, ni trop peu, nous aurions trouvé le chemin le plus sûr vers la santé.* » Il poursuit en disant que « *la nourriture soit la médecine et la médecine la nourriture* ».

De ce point de vue, un apport optimal en aliments de qualité et en quantité permet de maintenir la vie, d'assurer la croissance et le développement de l'organisme et la capacité de travail. Parlant donc de nutrition, A. Martin (2012, P.11) pense « *qu'une alimentation équilibrée est un apport alimentaire optimal en quantité et de qualité qui assure la croissance, le développement et le maintien de la vie* ». Si l'alimentation est source de santé alors elle est aussi à l'origine de la performance des athlètes en ce sens qu'elle est à l'origine de l'apport calorifique, de l'énergie nécessaire à l'athlète d'accroître ses rendements sportifs. En effet, certains sports collectifs, surtout le football, exigent des efforts intenses de longue durée (90 minutes ou 120 minutes pour les prolongations). Ainsi, le respect des règles diététiques simples et d'hygiène optimale évite la survenue des contre-performances et garantit une bonne forme physique. Le footballeur doit donc veiller à son équilibre alimentaire en consommant « *une grande variété d'aliments afin de recouvrir les différents besoins en aliments nutritifs* » R. Maugan (1999, P.12). Dans cette logique, S. Folli et Al (1999, P.7) pensent que « *dans les événements sportifs de haut niveau, l'alimentation riche en hydrate de carbone contribue à optimiser les réserves en glucose et à améliorer la performance* ».

Cette compréhension de l'alimentation en matière de performance sportive semble s'éloigner des représentations socioculturelles de l'alimentation de la grande majorité des joueurs de l'OFC Adiaké venus de différentes régions de la Côte d'Ivoire. À Adiaké, l'on constate que leurs préférences alimentaires dérivent des aliments qu'ils consomment habituellement dans le cadre socioculturel du cadre familial. En effet, la plupart des joueurs ont conservé leurs pratiques alimentaires inspirées et pérennisées par leur culture pour résoudre leur problème de performance sportive. Ainsi, on assiste à l'apparition de nouvelles formes d'attitudes, et comportements alimentaires en contradiction avec les normes d'une alimentation planifiée pour induire les performances des joueurs en période de compétition. La plupart des joueurs refusent de consommer les repas proposés par le club et préfèrent s'alimenter en dehors de la cité « *dortoir-restaurant », justifiant* que leur performance au cours des matchs proviendrait en plus de l'alimentation habituelle, socioculturelle, mais aussi des considérations mystiques telles que les rituels, les sacrifices, les idolâtries, les ports des objets tels que les amulettes, les bagues… etc. Comme pour dire que ces objets symboliques de protection ont pour interdits certains types d'aliments que leur offrent les dirigeants du club. Malgré les mises en garde et les sanctions disciplinaires infligées par les dirigeants autour de leurs croyances alimentaires, la plupart des joueurs ont toujours conservé leur style alimentaire, expression de leur origine socioculturelle. Ce paradoxe retient notre attention et nous oblige à poser la question centrale suivante : quels sont les impacts des attitudes et comportements alimentaires sur la performance des joueurs du Club OFC d'Adiaké en période de compétition ? Répondre à cette question centrale, c'est trouver des réponses aux questions subsidiaires : les préférences alimentaires issues des représentations socioculturelles amenuisent-elles les performances sportives des joueurs de l'OFC d'Adiaké ? La nourriture proposée par les dirigeants du Club aux joueurs respecte-t-elle aussi les normes diététiques d'une alimentation de qualité et de quantité ? Mais bien les résultats de cette recherche, il faut d'abord présenter la démarche méthodologique qui a servi à élaborer ce travail de recherche.

1 - Méthodologie

Du point de vue méthodologique, il s'agit de présenter successivement le terrain d'étude, la population d'étude, l'échantillonnage, la technique de collecte des données, le dépouillement et la méthode d'analyse et la théorie utilisée.

1.1 Terrain d'études

Cette étude s'est déroulée à Adiaké, au sein du club « ***Olympique Football Club Adiaké ou OFCA*** » en Côte d'Ivoire. Ville cosmopolite, Adiaké est situé à 110 km d'Abidjan, au Sud-Est de la Côte d'Ivoire, dans le Sud-Comoé. Adiaké est la seule ville du Département à disposer d'un club évoluant en ligue professionnelle, c'est-à-dire en division II du championnat ivoirien. Aujourd'hui l'une des priorités du club, c'est la montée dans le championnat de première division ivoirienne (ligue 1). Cela passe certainement par des attitudes et comportements alimentaires des joueurs pour relever ce défi sportif, selon l'encadrement technique.

1.2 Population d'étude

La population cible est sélectionnée à partir des joueurs qui évoluent dans la sélection A de l'équipe ; sachant qu'il y a les réservistes de l'équipe B. Ainsi, les unités sociologiques d'observation sont composées de joueurs évoluant en sélection A, ayant une licence professionnelle préalablement établie par la Fédération Ivoirienne de Football (FIF), synonyme d'une bonne aptitude à pratiquer le sport de haut niveau. Leur âge varie entre 18 et 35 ans. Pour faire partir de la population d'étude, nous avons pris comme facteur d'inclusion tous les joueurs ayant signé un contrat d'engagement avec le club et qui sont régulièrement inscrits sur les feuilles de Match. Tout compte fait, pour évaluer la performance d'un footballeur, il faut en toute exactitude que celui-ci ait un temps de jeu. Cet indicateur de choix (temps de jeu) illustre bien cet état de fait.

1.3 Échantillonnage

Cette étude, se voulant purement qualitative, s'intéresse à une population bien identifiée, bien ciblée. Il s'agit des 30 acteurs de la sélection A de l'équipe, essentiellement des hommes. Nous les avons interrogés sur leurs attitudes et comportements alimentaires pendant les compétitions. Il s'agit de savoir leur préférence alimentaire pendant les compétitions. À cet échantillon se greffent deux (02) agents de santé, une (01) restauratrice et un (01) membre de l'encadrement technique. Pour les agents de santé, il s'agit de recueillir des informations supplémentaires pour édifier les connaissances sur les éléments nutritionnels et les pathologies rencontrées pendant les compétitions. La restauratrice, quant à elle, devra nous fournir les régimes alimentaires hebdomadaires proposés par les dirigeants en période de compétition. C'est donc une population de taille réduite de 34 individus au total qui constitue l'échantillon. Pour P. Champagne. 1989. 169) il est « *suffisant d'interroger un échantillon de taille réduite, mais à la condition toutefois d'être bien choisi* ».

1.4 Technique de collecte des données

Les modalités du travail de terrain se sont appuyées sur des données provenant d'une enquête qualitative centrée sur des entrevues face à face, et l'observation directe. Les entretiens se sont déroulés sur deux sites différents. En effet, pour les joueurs nés à Adiaké, les entretiens se sont déroulés chez eux à domicile puisqu'ils ne sont pas logés dans la cité « *dortoir-restaurant* ». Ils ne bénéficient pas des repas proposés par le club en dehors des compétitions. Il est donc nécessaire de connaître leur régime alimentaire en famille en période de compétition. Quant aux joueurs venant d'autres régions du pays, ils ont été interrogés à la cité « *dortoir restaurant* » où ils bénéficient tous du régime alimentaire proposé par les dirigeants. Les entretiens ont été réalisés à l'aide des guides d'entretien, des questionnaires. Cela a permis de fournir les informations sur les facteurs impactant négativement les performances des joueurs en période de compétition. Les observations directes ont permis de relever certaines difficultés en matière d'alimentation que certains joueurs s'abstenaient de dénoncer de peur de se voir infliger une lourde sanction disciplinaire ou pécuniaire par les dirigeants du club.

1.5 Dépouillement

Nous avons essayé de classer les données par sites visités, par unité d'observation et enfin par thème abordé. Ainsi, les données d'enquête ont été classées selon le lieu de collecte « *dortoir-restaurant* » et les domiciles des joueurs. À l'intérieur de chaque rangement, se trouvent contenues toutes les données collectées auprès de tous les acteurs (joueurs, agents de santé, restauratrice, gestionnaire du club). Le traitement et l'analyse des informations recueillies ont été faits à l'aide d'un logiciel DATA acquis à cet effet. Les données provenant de l'observation directe ont connu la même procédure de dépouillement. En effet, ces données qualitatives ont été dépouillées manuellement selon les étapes suivantes : relecture d'ensemble, le repérage des mots clés, les discours redondants, la problématique et la classification des discours en fonction des objectifs de la problématique.

1.6 La méthode d'analyse et la théorie retenue

L'analyse du discours ou du contenu a été retenue comme méthode d'analyse pour interpréter et analyser les données recueillies auprès des populations cibles. Elle a consisté à recueillir les discours redondants et les mots clés. A la suite de l'analyse du discours, la théorie de la représentation sociale et la théorie métaphorique de la pensée magique ont été choisies comme matrices intellectuelles, car elles nous permettent, à partir de la représentation sociale de l'alimentation de comprendre toute conduite humaine, les logiques sociales, les attitudes, les comportements alimentaires individuels des joueurs venant des différentes régions de la Côte d'Ivoire. Dans cette logique (Tylor TB 1871) pense que la culture est : « *un ensemble complexe qui comprend les croyances, les connaissances, l'art, les coutumes, toutes les attitudes et habitudes qu'acquiert l'homme en tant que membre de la société* ». En effet, les comportements alimentaires adoptés par les joueurs en période de compétition, proviendraient forcément de l'ancrage idéologique basé sur des représentations subjectives.

2 - Résultats

Les résultats obtenus des différents discours de notre population cible nous permettent de les ranger en deux axes principaux : - Impact des habitudes et comportements alimentaires sur la performance de joueurs et - impact du régime alimentaire proposé par les dirigeants du Club OFC d'Adiaké sur le niveau de la performance des joueurs.

2.1 Impact des habitudes et des comportements alimentaires sur la performance des joueurs.

Au cours de notre enquête, nous nous sommes rendu compte que les joueurs de l'OFC Adiaké s'adonnent à certaines pratiques alimentaires issues de leur cellule familiale, de leur culture parce que les dirigeants du Club leur proposeraient une nouvelle habitude alimentaire qui n'est pas la leur ; c'est pourquoi « *ils ne se sentent pas dans leur peau, parce qu'ils ne mangent plus ce qu'ils aiment* ». Propos d'un dirigeant qui préfère garder l'anonymat. Comme on le voit, les joueurs de l'OFC Adiaké viennent de diverses régions de la Côte d'Ivoire. Il est difficile de voir un ou deux joueurs provenant d'une même région, d'un même village, d'une même communauté. Ainsi, le choix d'un aliment ou l'association d'aliments est fonction du désir, des habitudes alimentaires et des interdits familiaux. Ces différentes perceptions entraînent forcément une catégorisation des aliments en termes de tabous alimentaires, d'interdits alimentaires. Comme pour dire qu'il faut éviter d'associer des types d'aliments si l'on veut être performant. Il s'agit en réalité des croyances factuelles ou des représentations relatives aux performances, aux rendements sportifs au cours des matchs de football. Ces considérations socioculturelles orientent les comportements de nombreux joueurs du club. Ainsi, la notion de *bien manger* diffère selon la provenance régionale ou ethnique. Pour la majorité rattachée à la culture, bien *manger* c'est « *prendre tout ce que vous mangez habituellement et que l'organisme ne rejette pas ; tout ce qui est doux* ». Cette définition connecte la nature à la culture. « *Bien manger* », c'est intégrer les produits socialement acceptés qui répondent aux aspects hédonistes (le plaisir). Pour certains joueurs, *mangez sainement*, est ainsi lié au temps que l'aliment prend pour être digéré. Plus la digestion est lente, plus le repas apparaît « vrai », car il apporte la satiété ou le rassasiement. De ce fait, les catégories d'aliments « *lourds* » ont tout leur sens. Pour d'autres, *manger sainement*, c'est consommer culturellement. Cette représentation sociale de l'alimentation les pousse à s'alimenter hors de la cité du club à la recherche de leurs préférences alimentaires. Si les plus nantis refusent de manger au restaurant, ce n'est pas le cas des moins nantis qui ressentent la faim et s'efforcent à manger les repas imposés mais qui ne sont pas rassasiés. On les voir souvent sortir nuitamment et tardivement de la cité en petits groupes, à deux ou parfois seul, entrer dans les restaurants, dans les kiosques à café à la recherche de denrées alimentaires. À leur retour, on peut voir dans leur main droit un sachet de *lait caillée*, dans leur main gauche un sachet de plat de spaghetti communément appelé *maca* chez les Ivoiriens. Quand on sait les conditions d'hygiène (malsaines) dans lesquelles ces mets sont confectionnés, on comprend alors les grands risques sanitaires encourus par les joueurs de l'OFC Adiaké. Généralement ces kiosques et restaurants sont très mal entretenus, sales et propices aux multiplications d'agents pathogènes responsables des maladies digestives, respiratoires, cutanées, et des indigestions récurrentes. Comme pour dire que chaque joueur veut consommer uniquement les aliments proches de sa culture, de sa région, de sa famille. Généralement ces manières de s'alimenter n'intègrent aucune notion d'équilibre alimentaire et de richesse nutritionnelle en glucides, en protéines, en lipides et en vitamines. Cette manière de s'alimenter partout et en tout temps et les représentations sociales qui les suscitent, ne sont pas sans doute sans risques sur leur état de santé et leur performance en période de compétition. En effet, la recherche du *lourd et du rassasiement* induit très souvent des conséquences sur l'organisme de ces *gros mangeurs*, friands du foutou pendant la nuit, alors que ce repas *lourd* devrait être mangé trois heures avant le début du match. Cela fait que les joueurs de l'OFC d'Adiaké sont constamment constipés, ballonnés du fait de la nature de la nourriture. Comme on le voit, les attitudes et comportements socioculturels en lien avec les habitudes alimentaires sont responsables de la méforme des joueurs ce qui induit de facto, les contre-performances régulièrement constatées au cours des matchs de football. Si le Club OFC d'Adiaké est toujours en deuxième division depuis plus de cinq ans, cela s'expliquer non seulement par les attitudes et comportements alimentaires des joueurs, mais aussi, par leur méconnaissance des règles élémentaires d'une alimentation saine, équilibrée associant à la fois la qualité et la quantité nécessaire pour les sportifs de haut niveau. Comme on le voit, les préférences alimentaires issues des représentations socioculturelles amenuisent fortement les performances sportives des joueurs de l'OFC d'Adiaké.

2.2 Impact du régime alimentaire proposé par les dirigeants du club sur la performance des joueurs de l'OFC d'Adiaké

La nutrition périodique ou entraînement nutritionnel consiste à utiliser stratégiquement l'entraînement physique et la nutrition afin d'améliorer les performances sportives. Autrement dit, la nutrition périodique se définit comme les modifications de l'apport alimentaire en vue de certaines périodes d'entraînements pour améliorer les performances. Il est donc nécessaire de prendre des forces et de s'hydrater pendant les matchs. Cependant, le régime alimentaire quotidien proposé aux joueurs d'Adiaké permet de comprendre si *oui* ou *non* celui-ci ne permet pas d'optimiser leurs performances sportives. À la question de savoir, quel est le régime alimentaire proposé par les dirigeants ? Les réponses sont consignées dans le tableau suivant en termes de menus journaliers. Voir tableau relatif au régime alimentaire quotidien des joueurs de l'équipe d'Adiaké.

Tableau 2 : Tableau relatif au régime alimentaire proposé aux joueurs

	Lundi	Mardi	Mercredi	Jeudi	Vendredi	Samedi	Dimanche
Midi	Riz sauce graine	Riz gras	Riz sauce graine	Riz, sauce arachide ou placali, sauce graine	Riz gras	Riz, sauce arachide	Riz gras
Soir	Riz sauce arachide	Riz sauce arachide	Attiéké au poisson	Riz gras	Spaghetti avec 1 œuf par chaque	Riz, sauce arachide	Attiéké au poisson

Source : Notre enquête, Adiaké, Févier 2024.

À l'analyse du tableau, on constate que l'alimentation des joueurs de l'OFC Adiaké est peu variété en produits glucidiques, protidiques, lipidiques et vitaminiques après chaque effort alors que, le sport de haut niveau exige des sources énergétiques très variées. Cependant, à Adiaké ce principe élémentaire est loin d'être respecté comme le montre le tableau relatif au régime alimentaire destiné aux joueurs. On constate que leur principale source de glucide reste le riz accompagné de la sauce graine ou arachide ou du *riz au gras* même si, quelques rares fois du spaghetti ou de l'*Attiéké* (à base de manioc) leur sont servis. Les seules sources protidiques sont le poisson et rarement la viande ; là encore, aucune variété n'est prévue pour varier ces sources protidiques. La déception des joueurs devient plus grande quand, tous les jours, les dirigeants leur offrent du café au lait accompagné d'un pain d'une valeur de 50 F. Autant dire que le déjeuner ne connaît pas aussi de variabilité . Et la monotonie reste de ce fait le maître-mot dans l'octroi du déjeuner quotidien. Quand on sait pertinemment que les glucides sont les sources d'énergie, de calorie pour les sportifs, que les protéines participent en croissance, à la construction, à la réparation des muscles, il est donc important de varier leur consommation afin d'optimiser les performances sportives. Le tableau montre bien l'absence de protéines dans les repas quotidiens proposés aux joueurs alors qu'il est important de consommer de la viande, du poisson, de diversité de céréales, les féculents et d'incorporer un produit laitier à chacun des repas en variant le plus possible (lait, fromages, fruit sec, boisson sucrée, yaourt…).

Comme pour dire que, malgré les efforts consentis par les dirigeants du Club OFC d'Adiaké, le régime alimentaire proposé aux joueurs est loin des normes d'une alimentation de qualité et en quantité. La plupart des joueurs se plaignent toujours de la qualité et de la quantité de nourriture proposée et estiment ne pas être rassasiés. Dans ces conditions, nombreux sont les joueurs qui s'alimentent dans des restaurants précaires et sont exposés aux pathologies digestives (diarrhée), aux infections, aux parasitoses intestinales, aux fièvres typhoïdes, aux maux de ventre… etc. Quels résultats sportifs peut-on donc attendre d'un joueur malade si ce n'est qu'une contre-performance ? On peut donc dire sans se tromper que le régime alimentaire que les dirigeants proposent aux joueurs est en partie responsable de la contre-performance en période de compétition. La qualité de l'alimentation des footballeurs a un lien très étroit avec leur niveau de performance.

Discussion

Cette étude sur les attitudes et comportements alimentaires en période de compétition a livré en termes de résultats deux axes. Il s'agit de l'impact socioculturel des habitudes et comportements alimentaires sur les performances des joueurs et l'impact de la qualité de l'alimentation proposée par les dirigeants du Club aux footballeurs sur leurs performances sportives. Très peu d'études sur les performances des joueurs en période de compétition ont été réalisées en Côte d'Ivoire. Cependant, celles disponibles s'intéressent seulement aux effets bénéfiques de l'alimentation sur les performances des athlètes. Abordant les comportements alimentaires des athlètes R.J. Maughan et L. M. Burke (1999, P.9) disent que « *la performance sportive peut être clairement mesurée en temps et en distance, il est relativement facile de prouver les aspects bénéfiques de l'alimentation* ». Les footballeurs, surtout les plus jeunes, doivent privilégier un régime équilibré pour maintenir une bonne croissance et optimiser leur performance sportive lors des événements sportifs. En effet, les joueurs de l'OFC d'Adiaké développent non seulement les mêmes préférences alimentaires, mais bien plus, ils accompagnent leurs alimentations de représentations sociales telles que : *aliments lourds* et *aliments légers* susceptibles d'assurer ou non leur rassasiement. Il est donc question de proscrire ces représentations socioculturelles que se font les joueurs de l'OFC d'Adiaké et de leur proposer une alimentation de qualité et en quantité, respectueuse des normes diététiques si l'on veut obtenir de ceux-ci des résultats sportifs bien améliorés. Ces résultats concordent bien avec les nôtres puisqu'ils mettent l'alimentation au premier plan de la pratique sportive qui stipule que, la nutrition venant en complément d'un entraînement physique réglementé est un facteur déterminant dans les performances des footballeurs. Aucun footballeur ne peut prétendre être performant, au sommet de sa plénitude, si au départ, son alimentation n'est pas riche en nutriments ou suffisamment variée. Plusieurs auteurs se sont penchés sur les habitudes et comportements alimentaires qui optimisent les performances des athlètes en période de compétition. Il s'agit entre autres de L. Chevalier (2021), J. R. Bystomski (2018), M. C. Andlew (2004), A. Martin (2012) et G. Potier de Courcy (2012). Tous ces auteurs ont mis en évidence l'importance de l'alimentation dans la pratique des activités sportives nécessitant des efforts intenses de longue durée. Ils se contentent tous d'exposer les effets bénéfiques de l'alimentation et de l'hydratation en oubliant souvent de mettre en lumière les conséquences des surcharges de ces nutriments et les effets délétères de la déshydratation sur les performances des athlètes. En effet, on entend dire souvent *« Eviter de manger trop gras, trop sucré* et *trop salé* ». Comme pour dire que tout excès nuit à la santé. Tous ces auteurs ont proposé par exemple, des aliments normo glucidiques voire hyper glucidiques et ne mentionnent pas les durées et les moments précis pour les consommer pendant les compétitions. Or une prise prolongée de nutriments glucidiques ou hyper glucidiques (riche en sucre, glucose) peut favoriser la survenue d'un diabète de type 1 ou un surpoids (obésité) pour des individus déjà prédisposés. Quant aux aliments hyper lipidiques, ils peuvent provoquer à long terme des troubles digestifs et des maladies cardio-vasculaires telles que : L'hypertension artérielle due à l'obstruction de la lumière des vaisseaux sanguins par un taux très élevé de cholestérol dans le sang et surtout des cardiopathies. Aussi, ces auteurs, dans leurs analyses, parlent des effets bénéfiques de l'hydratation sans vouloir mettre en exergue le risque lié à la déshydratation chez les sportifs. En effet, le risque majeur reste inéluctablement la déshydratation. Pour E. Marchal et Al (2002, P.11) « *une déshydratation mesurée à 20% de perte d'eau s'accompagne d'une baisse de performances sportives de 20%, lorsqu'une perte d'eau de 4% provoque une baisse de performances sportives de 40% à 60%* ». De plus, plus il fait chaud, plus les performances s'amoindrissent, car la chaleur entraîne la transpiration responsable de grandes pertes d'eau. Cette déshydratation peut entraîner des conséquences graves en termes d'altération de la capacité intellectuelle, de vertiges, de troubles musculaires et tendineux, de claquages, de luxations, de déchirures musculaires, de troubles cardiaques, surtout de coups de chaleur pendant les exercices physiques intenses...etc. En définitive, on retient que la réduction de la performance est proportionnelle au niveau de la déshydratation de l'athlète.

Conclusion

Cette étude se rapporte à l'alimentation comme levier essentiel pour obtenir une bonne performance sportive. Il permet de comprendre aussi qu'une bonne alimentation est source de santé ; à contrario, une alimentation pauvre et déséquilibrée est source de maladie, donc de contre-performance sportive. L'objectif de cette étude a été d'analyser les impacts des attitudes et comportements alimentaires des joueurs et surtout la qualité des repas quotidiens servis par les dirigeants sur le niveau de la performance des joueurs du club Olympique Football Club Adiaké (OFCA) en période de compétition. Les joueurs du club viennent des différentes régions de la Côte d'Ivoire avec évidemment des habitudes alimentaires, des attitudes, des comportements socioculturels, des perceptions alimentaires différentes et surtout des niveaux d'instruction très faibles incapables de mener des analyses objectives sur l'alimentation en rapport avec la performance sportive. En définitive, nous retenons que les attitudes et comportements alimentaires et surtout la qualité de l'alimentation jouent un rôle capital dans les performances des joueurs. Si l'alimentation est source de santé alors, elle est aussi à l'origine de la performance des athlètes en ce sens, qu'elle est à l'origine de l'apport calorifique, énergétique, protéinique et vitaminique, nécessaires à l'athlète pour accroître ses rendements sportifs. Les athlètes doivent avoir un bon style de vie et bénéficier d'une alimentation de qualité et en quantité de la part de leurs dirigeants sportifs ; ce qui est d'ailleurs loin d'être une réalité à l'OFCA malgré les quelques efforts consentis. Au regard de ces conséquences avérées et malgré les sensibilisations, la grande majorité des joueurs s'adonnent toujours aux attitudes et comportements alimentaires inspirés par leur environnement socioculturel pourtant proscrits aux athlètes de haut niveau.

Références Bibliographiques

Cebanu S, (2004) « Guide de bonnes pratiques », - ibn. Idsi. Md Champagne Guen et Maclean Paul « Junk and health food : meaning of food in adolescent women's culture. » Journal of nutrition education, 1993 : 23 : 108- 113Chos Didier et Piché D, (2005) « Apport de sécurité en lipides chez les sportifs à haut niveau d'entraînement », SCI ports. Avril 2005 ; 20(2) : 74-82.

Costill Lucie, (1988) « Carbohydrates for exercice. Dietary demands for optimal performance », Int Journal sport Med. Février 1988 ; 9 (1) : 1-18.

Chevalier, (2021) « Les glucides in Chevalier L, Edité « Nutrition et conseils » (3e édition) (internet). Paris : Elsevier Masson, 2021, p 1- 13.

Marchal Elise et Michelet Gazabouk, (2002) « Hydratation dans le sport », Etude du jeune hockeyeur. » Science et sport 2002, 17 : 247- 253.

Martin Allard et Potier de Courcy G, (2012) « Besoins nutritionnels et apports conseillés pour la satisfaction de ces besoins », EMC- endocrinol-Nutr. Janvier 2012, 9, (1) : 1 -6. Maughan Ron et Louise Burke, (1999) « La performance sportive et... sportive », 1999, Elsevier.

MC Ardlew et Katch VL, (2004) « Nutrition et performances sportives ». De Boeck Supérieur, 2004, 738p.

Merzberg Sam 1999« Les défis de l'approche en épidemologie dans le domaine de la nutrition dans les pays industrialisés » Cahier de la nutrition et de la diététique, no26, pp17-27

Paquot, (2025) « All nutrition recommendations for athletes must be based on current scientific data and the needs of athletes as individuals . Exercice performance may be improved by adequat food. » Revue médicale de liège, 2021- orbi. Uliège. Be

Perron et Endres J, (1985) « Knoweldge, attitudes and Dietary practices of the American dietetic » association 1985 ; 85. 573- 576.

Rousseau Véronique et Stéphane Cascua, (1999) « le régime idéal se compose de 45% à 65%, de 10% à 30% de protéines et de 25% à 35% de matières épaisse », 2005, Books. Google. Com

Scheweizerische Zeitschrift FÜR et Folli S, (1999) « La Nutrition appliquée à la performance sportive », Sportmedizin...,1999- Chirosante. Ch.

Xavier Bigard et Guezennec Charles Yannick, (2013) « Médecine du sport par le praticien (Internet). Disponible sur : https:// IA 1303.us. archive.org/items/médecin de sport pour le praticien 5e édition PDF

Xavier Bigard et Guezennec Charles Yannick, (2017) « Apport énergétique chez les sportifs » éditeur, Nutrition du sport (3e édition (internet). Paris : Elsevier Masson ; 2017 (cité juin 2022 P1-22. Disponible sur http : //3 www. Sciencedirect.com/science/article/pii/B 9782294754333000001.

AXE 3
Crises sanitaires et résilience en milieux scolaire et universitaire

A.
Partage du statut sérologique : légitimation au renforcement du lien conjugal chez les couples sérodiscordants dans la sous-préfecture de Yakassé-Mé (Côte d'Ivoire)

Wadja Jean Bilé[1]

Résumé

En Côte d'Ivoire, le partage du statut sérologique est au cœur du dispositif des programmes de Prévention de la Transmission du VIH de la Mère-Enfant (PTME). Le présent article s'attache à décrire le renforcement du lien conjugal dans les couples sérodiscordants par le partage du statut sérologique. À partir d'une étude qualitative du 30 juin au 31 juillet 2023, le Centre de Santé Urbain de Yakassé-Mé dans le Sud-Est de la Côte d'Ivoire a servi d'espace social de la production d'entretiens autobiographiques et semi-directifs recueillis auprès de seize (16) personnes réparties comme suit : six (6) couples sérodiscordants, trois (3) acteurs médicaux et un dépositaire de la tradition. De cet outillage méthodologique, il ressort (3) trois lignes d'appréciation. Dans ces rapports conjugaux dominés par la sérodiscordance et doublés des craintes autour du VIH/sida, les femmes séropositives révèlent les motifs qui sous-tendent le dévoilement de la sérologie. Outre ce fait, la divulgation de la séropositivité s'inscrit dans diverses modalités. Toutefois le dévoilement comme mode d'approche du couple ne peut se réduire au fait de dire son statut. En effet, il sous-tend également des incidences dans la biographie sociale des couples en termes de facteurs conjoncturels et structurels qui le font exister ou le fragilisent.

Mots clés : partage du statut, couple, VIH/sida, lien conjugal.

[1] Institut d'Ethno-Sociologie (IES)-UFR-SHS, Université Félix Houphouët-Boigny, Cote d'Ivoire. Mail : wadjaj@yahoo.fr

Abstract

In Côte d'Ivoire sharing HIV statuts the heart of the Prevention of Mother-Child Transmission of HIV (PMTCT) programs. This article aims to describe the strengthening of the marital bond in serodiscordant couples by sharing their serological statuts. Based on a qualitative study June 30 to July 31, 2023, the Urban Center of Yakassé-Mé in the South-East of Côte d'Ivoire served of social space for the production of autobiographical and semi-autobiographical interviews guidelines collected from sixteen (16) people distributed as follows : six (6) serodiscordant couples, three (3) medical actors and a custodian of the tradition. From this methodological tool, three (3) lines of assessment emerge. In these marital relationships dominated by serodiscordance and couple with fears around HIV/AIDS, seropositive women reveal the motives underlying the disclosure of their serology. In addition to this fact, the disclosure of HIV status takes place in various ways. However, disclosure as a way of approaching them can't be reduced to stating one's statuts. Indeed, it also underlies incidences in the social biography of couples in terms of situational and structural factors which make it exist or weaken it.

Key words : statuts sharing, couple, HIV/AIDS, marital bond.

Introduction

La manière dont les personnes vivant avec le VIH informent des tiers de leur statut sérologique est qualifiée de « partage » dans le langage de la lutte contre le sida, et distinguée de « l'annonce » qui qualifie la délivrance de l'information sur le statut VIH par le médecin à la personne concernée (J. Coutherut et A. Desclaux, 2012). Selon ces auteurs, le « partage » du statut VIH constitue une préoccupation de santé publique du fait de ses implications en matière de prévention (favorisant la mise en œuvre de la prévention de la transmission sexuelle) et parce qu'un tiers informé peut apporter un soutien pour une personne atteinte (notamment pour son traitement). Sous ce rapport, le partage du statut sérologique pour le VIH avec le partenaire est encouragé par l'Organisation Mondiale de la Santé, et les professionnels de santé sont censés, au cours du conseil post-test, discuter avec les consultants de la manière de partager (surtout si le statut VIH est positif) avec le partenaire ou un tiers.

En Afrique, si la production idéologique en lien avec le VIH/sida a évolué, des comportements rétifs demeurent. En effet, le partage du statut sérologique ne va pas de soi pour une maladie qui est l'objet de préconceptions et de préjugés. Cela expose celui qui divulgue son statut à diverses formes de rejet (A. Desgrées du Loù, 2011 ; M. C. Ngona et *al.*, 2023). Ces effets sociaux traduisent la prudence dans l'identification des destinataires du secret. Et pourtant, selon E. Granjon (1998), ce pacte est une véritable boîte de Pandore dont le respect et la méconnaissance sont nécessaires à la cohésion du groupe. Cette réalité prend un caractère particulier dans le contexte de la prévention de transmission du VIH de la mère à l'enfant. Celle-ci se singularise dans les couples sérodiscordants. Il prend son ancrage dans la dissemblance des statuts sérologiques marqué par la séronégativité du conjoint et la séropositivité de la femme. Cette disjonction des statuts révèle la vulnérabilité de la conjointe telle qu'elle se perçoit dans le couple. Selon Tijou-Taoré (2006, p.47) « le couple est un cadre de vie matériel et immatériel (social, affectif) au sein duquel deux (2) personnes de sexe opposé, liées par des intérêts, des engagements et des projets communs ont décidé de vivre ensemble, quels que soient leur statut résidentiel et leur forme d'union ». Chez les Africains, cette notion évolue dans une dynamique de changements, en particulier à l'égard des rapports hommes/femmes (M. Hollos et U. Larsen, 2004 ; T. Locoh, 1996 ; A. Marie, 1997). Sous cet angle, la conjugalité se transforme et intègre désormais le dialogue comme un élément structurant les relations conjugales. Dans cette perspective, l'information devient l'épine dorsale du rapprochement conjugal et légitime la divulgation du statut sérologique en tant que modélisateur du suivi thérapeutique de l'enfant. En effet, plusieurs études ont montré que l'information et l'implication du père de l'enfant à naître facilitent l'adhésion au traitement, un bon choix d'alimentation de l'enfant et de ce fait la réduction du risque de transmission du VIH de la mère à l'enfant (S. Loubière, S. Boyer, J. Blanche, B. Spire et P. Peretti-Watel, 2011 ; A. Millogo et *al.*, 2022). *A contrario,* la non-divulgation du statut sérologique par une femme enceinte à son entourage et tout particulièrement au père de l'enfant à naître peut représenter un obstacle à la prévention de la transmission du VIH de la mère à l'enfant (S-C.H. Diemer et *al.*, 2018).

En Côte d'Ivoire, le partage du statut sérologique au conjoint est au cœur du dispositif des programmes de prévention de transmission du VIH de la mère à l'enfant. Toutefois, selon le Réseau ivoirien des organisations de personnes vivant avec le VIH et le Programme national de Lutte contre le Sida (2022), un peu moins de la moitié des personnes vivant avec le VIH/sida (36,1%) affirment que leurs conjoint (e) s ou partenaires ont été informés de leur statut VIH. Toutefois, parmi ces personnes vivant avec le VIH/sida dont les conjoint (e) s ou partenaires ont été mis au courant de leur statut VIH, pour 35,2% des cas, ils sont en désaccord avec la divulgation de leur statut à quelqu'un d'autre sans leur consentement.

Face à cette réalité relativement peu reluisante, le gouvernement s'est engagé d'un côté dans la promotion de la divulgation du résultat du test aux partenaires et de l'autre dans l'initiative mondiale de l'élimination de la transmission mère-enfant du VIH. Dans cette perspective, les directives nationales sont régulièrement révisées pour permettre d'offrir aux femmes enceintes/femmes allaitantes et à leurs familles les soins les mieux adaptés et en prenant les dernières avancées dans le domaine (Programme national de lutte contre le Sida, 2021). Dans ce pays, la prévalence de l'infection à VIH chez les adultes de 15 à 49 ans est de 1,8 % et la transmission mère-enfant se situe à 10,87 % (ONUSDA, 2022). Cette réalité susmentionnée s'actualise dans la sous-préfecture de Yakassé-Mé. Dans cet espace social, les lieux majeurs de dépistage sont les consultations prénatales, où le dépistage est proposé systématiquement dans le cadre des programmes de prévention de la transmission mère-enfant. La question des suites du dépistage au sein du couple prend ici une tournure particulière pour les femmes. En effet, celles-ci doivent révéler à leurs conjoints le résultat du dépistage. Le présent article s'attache à décrire le renforcement du lien conjugal dans les couples sérodiscordants par le partage de la sérologie. De l'analyse des entretiens recueillis auprès des enquêtés, il apparaît trois lignes d'appréciation. Dans ces rapports conjugaux dominés par la sérodiscordance et doublés des craintes autour du VIH/sida, les femmes séropositives mettent en relief les motifs qui sous-tendent le partage du statut sérologique. Outre ce fait, la divulgation de la séropositivité s'insère dans différentes modalités. Toutefois le dévoilement comme mode d'approche du couple ne peut se cantonner au fait de dire son statut. En effet, il sous-tend également des incidences dans la biographie sociale des couples en termes de facteurs conjoncturels et structurels qui le font exister ou le fragilisent. En définitive, face aux aspects symboliques du partage du statut sérologique aux conjoints du Centre Urbain de Yakaassé-Mé sur leur conjugalité, la question suivante apparaît déterminante : comment le dévoilement du statut sérologique structure la survie du lien conjugal chez les couples sérodiscordants ? Quels sont les ressorts qui légitiment la divulgation de la sérologie ? Comment la divulgation de la séropositivité s'intègre dans diverses modalités ? Quelles sont les incidences de la révélation des résultats du test dans la biographie sociale des couples ? Tout ce questionnement s'adosse à l'objectif suivant : décrire le renforcement du lien conjugal dans les couples sérodiscordants par le partage du statut sérologique. Quant à l'hypothèse, elle se décline ainsi : la survie du lien conjugal chez les couples sérodiscordants découle du dévoilement du statut sérologique.

1 - Méthodologie

1.1 Site et participants de l'enquête

Les participants de cette étude proviennent du Centre de Santé Urbain de Yakassé-Mé. Faisant partie du département d'Adzopé, cette sous-préfecture est située à 63,5 km d'Abidjan. Les investigations sur le terrain ont été menées du 30 juin au 31 juillet 2023 auprès de seize (16) personnes réparties comme suit : six (6) couples sérodiscordants, trois (3) acteurs médicaux et une autorité coutumière. La population d'étude est constituée de femmes enceintes ou allaitantes positives suivies dans le centre de santé urbain pour les soins maternels et infantiles et leurs conjoints. Le consentement libre et éclairé des couples était requis après la lecture d'un formulaire. Ensuite, celui-ci était signé par les enquêtés. Par la suite, selon le circuit, chaque femme rencontrait la sage-femme. Toutes celles qui ont réalisé leur test de dépistage durant leur grossesse sont, lors du dévoilement de leur statut sérologique, incitées à faire venir leur partenaire pour une proposition de dépistage. Des entretiens semi-directifs et autobiographiques ont été effectués avec ceux qui ont exprimé leur assentiment ainsi que leur disponibilité pour la réalisation de ce travail de recherche. Les six (6) couples retenus dans le cadre de cette analyse sont âgés de 30 à 47 ans pour les femmes et de 36 à 51 ans pour les hommes. La plupart des femmes ont un niveau primaire. Quant aux hommes, leur niveau oscille entre le secondaire et le supérieur. Leur situation professionnelle est relativement stable. Autant les hommes que les femmes exercent un métier qui leur permet de pourvoir au besoin de la domesticité. La plupart des couples ont peu d'enfants, voire un ou deux. Tous les couples sont en union libre. Ces couples, déjà constitués lors de leur connaissance de leur statut VIH, présentent une ancienneté de leurs relations, comprise entre dix (10) et treize (13) ans. Aucun couple n'a une expérience de la transmission de la mère à l'enfant.

1.2 Techniques et outils de collecte de données.

Cette étude s'inscrit dans une perspective qualitative. Elle se fonde sur un guide d'entretien. Celui-ci se décline en entretiens autobiographiques et semi-directifs. Au total, six (6) couples sérodifférents ont été retenus dans le cadre de cette étude. Ils sont âgés de 30 à 47 ans pour les femmes et de 36 à 51 ans pour les hommes. L'analyse des données recueillies a consisté en une analyse de contenu thématique. Elle s'est faite manuellement. Ces outils ont mis en évidence les motifs du partage du statut sérologique chez les femmes séropositives, les modalités dans lesquelles s'inscrivent la séropositivité et les incidences du dévoilement dans la biographie sociale des couples.

1.3 Méthode d'analyse et traitement des données.

Les données recueillies auprès des acteurs susmentionnés ont été analysées sous le prisme de la méthode biographique. Selon J.-C Passeron (1990), le projet central de l'analyse biographique est de mesurer ce qui « fait l'individuation d'une vie » ; d'un côté, montrer l'effet des contraintes objectives sur le déroulement d'une vie, de l'autre, comment l'action des individus peut influencer l'évolution de celle-ci. L'approche théorique mobilisée dans cette étude est celle de la théorie de la maladie chronique de J. Corbin et A. Strauss (1987) dont la notion majeure est relative au « travail biographique ». Il s'agit du travail qui doit être effectué par les personnes afin de faire face à la nouvelle situation créée par l'irruption d'une maladie chronique ici le VIH/sida. Il consiste également pour les acteurs d'intégrer la maladie à leurs récits de vie. Ainsi, l'irruption de cette pathologie et les incidences qu'elles engendrent se matérialisent par des réajustements dans la biographie sociale des personnes.

2 - Résultats

Trois (3) modes de déclinaison du partage du statut sérologique sont perceptibles : 1) les motifs qui sous-tendent le dévoilement de la sérologie ; 2) l'insertion de la divulgation de la séropositivité dans différentes modalités ; 3) les incidences du dévoilement dans la biographie sociale des couples.

2.1 Les motifs sous-tendant le dévoilement de la sérologie

Dans la volonté de divulguer leur séropositivité à leurs conjoints, les épouses mettent en avant plusieurs raisons. Il s'agit du devoir conjugal, de la consolidation du couple et le risque de transmission du VIH au conjoint et au bébé.

2.1.1 Devoir conjugal : source de motivation de la divulgation de la séropositivité.

La vie en couple implique le « devoir de dire ». En effet, la conjugalité repose sur un cadre normatif en vertu duquel aucun sujet ne doit rester tabou pour l'autre. Cette réalité implique l'ouverture à l'autre et légitime la proximité affective. Celle-ci prend un sens tout particulier pour les couples sérodiscordants. Elle révèle la difficulté à porter toute seule un secret trop lourd. Dire alors permet de faire ressortir le lien tel qu'il existe avec ses multiples facettes. Et pourtant, cette action n'est pas de tout repos en raison de son caractère paradoxal et des craintes qu'elle cristallise. Le point d'achoppement réside ici dans le rejet par son conjoint. Comme le témoigne, les propos de cette couturière (33 ans) : « *Je vis avec quelqu'un. J'ai une maladie. Je dois l'informer. S'il accepte de rester avec moi, Dieu merci. Mais s'il veut partir, Dieu merci. En lui disant ; cela peut l'amener à faire son test. Il faut être honnête avec son homme* ». Ces propos illustrent la relation de confiance qui façonne la conjugalité. Ils sont l'expression d'appartenance à une réalité commune. Pour y parvenir, les différents acteurs s'engagent mutuellement à un compromis, celui de tout partager dans cet espace social. Cela prémunit contre la dysharmonie conjugale vecteur de dilution des rapports entre les conjoints. Et pourtant, cette fragilité peut trouver une réponse dans la pérennité du couple, en un mot dans sa consolidation.

2.1.2 Consolidation du cadre de vie conjugale

L'histoire relationnelle peut également se décliner sous d'autres formes. Sous cet angle, la cellule conjugale épouse diverses fonctions sociales. Elle constitue un creuset pourvoyeur de ressources permettant au conjoint d'évoquer sa séropositivité. De plus, le couple se singularise par sa valeur cohésive. Le statut sérologique est un contexte qui ne présage pas d'autres possibilités dans les relations conjugales. Dès lors, la non-divulgation peut s'appréhender comme un risque pour la stabilité de la conjugalité. Ce faisant, en décidant de partager sa séropositivité avec son conjoint, l'épouse infectée veut en faire un événement qui contribue à renforcer l'appartenance au couple. C'est ce qui est restitué dans le discours de cette vendeuse de pagnes (37 ans) : « *Je préfère lui dire la vérité que de cacher la maladie. Tôt ou tard, il va apprendre cela et ce n'est pas bon. J'ai la maladie avec qui je vais refaire ma vie. Lui au moins, il peut me comprendre et m'accepter* ». Ce discours met en lumière une relation de confiance entre d'un côté le conjoint et de l'autre l'épouse. Il révèle que la séropositivité est un élément structurant de la conjugalité. En révélant sa sérologie, l'épouse s'inscrit dans un renforcement des relations conjugales et nourrit l'espoir de la durabilité de la cellule conjugale. L'implication du conjoint dans la connaissance du résultat du test est une variable qui façonne les modèles relationnels conjugaux. L'époux se positionne dans la continuité. En définitive au-delà de la consolidation de la vie conjugale, le risque de transmission du VIH au partenaire et au bébé est un autre versant de la divulgation du statut sérologique.

2.1.3 Risque de transmission du VIH au partenaire et au bébé : désir de protection de la cellule conjugale

La transmission intergénérationnelle du VIH et celle de la contagiosité du partenaire constituent des enjeux pour les femmes séropositives. Le dévoilement du statut infectieux s'avère une question épineuse en lien avec la production idéologique qui sous-tend cette maladie. Et pourtant, se réfugier dans le mutisme ne constitue pas un gage de préservation de la vie du conjoint et de l'enfant à naître. Dans cet élan, la communication autour du statut infectieux de la femme alimente la pérennité du couple et de sa survie. C'est entre autres ce que décrivent les mots de cette vendeuse de jus (40 ans) : « *Après le résultat de mon test, j'ai parlé de ça (séropositivité) à mon mari. Je ne voulais pas contaminer mon mari et mon bébé* ». La santé semble gouverner les rapports au sein de la conjugalité. La perpétuation du couple ainsi que sa postériorité en dépendent. Le rapport à l'altérité est un vecteur structurant de la dynamique conjugale. Il façonne les positions des acteurs dans l'histoire relationnelle. L'objectif qui sous-tend la cellule conjugale est le bien-être des acteurs. En toile de fond de cette action se dessine la rupture de la transmission hétérosexuelle et verticale (mère à l'enfant). Ces propos évoqués plus haut font écho à d'autres éléments qui apparaissent en arrière-plan dans le parcours de soins des patients. Ainsi l'une des sages-femmes du centre de santé décrit le suivi thérapeutique dans le cadre de la Prévention de la Transmission du VIH de la mère à l'Enfant :

« *Selon les directives nationales, toute femme enceinte doit bénéficier d'un test en consultation prénatale et bénéficier d'un traitement antirétroviral en cas de résultat positif. Le traitement doit être pris quotidiennement dès le rendu du résultat de la séropositivité et le poursuivre après l'accouchement. Le nouveau-né doit également être mis sous prophylaxie dès la naissance. À la 6e semaine, un test virologique est effectué chez celui-ci. Si le résultat est négatif, on arrête la prophylaxie et on répète le test à neuf mois puis à dix-huit mois. Si le résultat est positif, on remplace la prophylaxie par un traitement antirétroviral. De même le conjoint de la femme enceinte doit être dépisté et mis sous traitement en cas de résultat positif* ».

Cette affirmation de cette professionnelle de santé révèle le cadre normatif et la trajectoire dans lequel se structure le suivi thérapeutique de la femme enceinte positive.

Outre les motifs sous-tendant le dévoilement de la sérologie, les modalités dans lesquelles s'inscrivent la divulgation de la séropositivité aux conjoints méritent d'être soulignées.

2.2 Modalités de divulgation de la séropositivité aux partenaires

Les modalités de divulgation de la séropositivité aux conjoints mettent en lumière plusieurs composantes. Il y a la temporalité, cadre de divulgation et le recours à une tierce personne.

2.2.1 La temporalité : élément déterminant de la trajectoire du couple

L'annonce de la séropositivité par la professionnelle de santé peut constituer une onde de choc pour la femme enceinte. Dans cette perspective, la temporalité peut jouer un rôle décisif dans la trajectoire de la conjugalité. Divulguer sa séropositivité à son conjoint représente un gage de confiance et témoigne de la franchise qui singularise la cellule conjugale. Ce fait met en exergue l'estime portée à son conjoint et par ricochet inscrit cette relation conjugale dans la durabilité. Le mutisme sur ce plan de la vie conjugale peut à terme fragiliser le couple si l'époux le découvre. De plus, il constitue un fardeau lourd pour être porté seul. En parler peut représenter une voie de sortie pour la femme et son mari peut lui prêter main forte. Le discours de cette couturière (42 ans) rend compte de cette réalité : *Mon mari m'a accompagné ce jour-là à l'hôpital. Après le test en sortant de la salle, je pleurais. « Il m'a demandé : on dit quoi ? Tu as le virus ». Je lui ai dit oui. « Il m'a pris dans ses bras et m'a dit. Ne pleure pas pour ça. Il y a les médicaments. Je suis avec toi »*. Le discours de ces acteurs ressort la fragilité de la conjugalité en lien avec le VIH/sida. D'un côté, il y a la conjointe relativement affectée par cette annonce et de l'autre époux qui apparaît comme un rempart face à l'adversité. Ce contexte illustre la relation de confiance qui façonne le couple. Malgré l'idéologie dominante vécue sous le prisme du VIH/sida, la conjointe avoue sa séropositivité. La sacralisation de la vie conjugale conçoit le mensonge comme une menace pouvant opérer une rupture du couple. De plus, une relation d'empathie se dégage du comportement de l'époux. Eu égard à la production idéologique que véhicule cette pathologie, le conjoint se présente comme une forteresse pour la survie de la cellule conjugale. Il soutient son épouse en dépit des préconceptions. Au total, une solidarité conjugale apparaît en lieu et place d'une dysharmonie des relations conjugales. Hormis la temporalité, le cadre de divulgation de la séropositivité se décline comme une seconde composante.

2.2.2 Cadre de divulgation de la séropositivité

L'espace social mobilisé par la divulgation de la séropositivité peut être le domicile conjugal. Il offre la confidentialité, favorise un échange à bâtons rompus et permet de traduire les affects. Ce cadre incite le couple à se projeter dans l'avenir et à aborder l'horizon sous de meilleurs auspices. Dans cette intimité conjugale, les murs de glace s'effondrent et cèdent la place à l'altérité comme moyen de structuration des relations sociales. C'est ce que restitue cette vendeuse de jus (34 ans) : « *Quand je suis revenue du centre, j'étais triste. J'avais tellement mal que je ne pouvais pas parler. « Mon mari m'a demandé. Tu as quoi ». J'ai fait le test, mais le résultat n'est pas bon* ». Le domicile conjugal se révèle comme un creuset de partage des confidences des conjoints. Sous cet angle, évoquer la séropositivité permet de déconstruire toute la construction sociale qui sous-tend cette maladie. De plus, ces entretiens permettent d'établir des correspondances entre les termes usités et les structurations spatiales et donc sociales. En effet, l'espace médical semble peu indiqué pour aborder de telles réalités qui pourraient fragiliser les relations conjugales. Aussi les femmes jettent-elles leur dévolu sur un espace à même de garantir non seulement la confidentialité, mais aussi de raffermir la cellule conjugale. Autre composante en dehors du domicile conjugal se trouve être le recours à une tierce personne.

2.2.3 Recours à une tierce personne : Stratégie de divulgation de la séropositivité.

Cette composante est fondée sur une stratégie. Il s'agit en vertu d'un accord initial avec la femme d'informer le partenaire, et ce, que l'épouse soit présente ou pas. Cette stratégie a cours dans les couples où la femme ne dispose pas de l'étoffe nécessaire pour aborder cette épineuse question avec son époux. Ce tiers peut être un professionnel de santé. Sa présence permet d'amoindrir cette onde de choc. C'est ce que restitue cette vendeuse de légumes (43 ans) : « *Je ne savais pas comment parler de ça (maladie) à mon mari. Je craignais pour mon foyer. J'ai réfléchi et j'ai dit : le médecin veut te voir. ''Il m'a demandé c'est pourquoi ». J'ai dit : voici son numéro. Toi-même, il faut l'appeler''. C'est comme ça qu'il a appris la maladie* ». Ce narratif traduit une dissymétrie dans la cellule conjugale. Il est légitimé par une relation de domination. L'épouse ne dispose pas de coudées franches pour évoquer avec son conjoint le mal dont elle souffre. Elle mobilise une stratégie fondée sur l'intrusion d'un personnel soignant dans leur conjugalité. Dans cet élan, le recours à une tierce personne qui plus est un professionnel de santé désigne un vecteur de stabilité du lien conjugal. Sa présence va modeler la configuration du couple et contrarie toute velléité de rupture. En somme, les modalités de divulgation au sein du couple se structurent autour de diverses composantes. Celles-ci mettent en lumière le contexte des possibilités qui s'offrent à la femme. Toutefois, la divulgation de la séropositivité ne peut constituer une fin en soi. En arrière-plan, subsistent les incidences de la maladie dans les diverses sphères sociales de la conjugalité.

2.3 Les incidences de la maladie dans la biographie du couple

Les résultats au test du VIH peuvent façonner le devenir du lien conjugal. Il s'agit du rapprochement conjugal, des attitudes de distanciation évoluant vers des relations plus étroites et de la quête identitaire comme mode de stabilité de la conjugalité.

2.3.1 Rapprochement conjugal : alternative au bouleversement de l'équilibre conjugal post-dévoilement

Les relations au sein du couple sérodiscordant peuvent se singulariser par une proximité affective. Celle-ci semble se cristalliser à travers une permanence dans la présence de l'homme aux côtés de sa conjointe et cette inclinaison à la soutenir face à l'adversité. Le rapprochement conjugal peut également s'extérioriser par des paroles empreintes d'affectivité et de soutien. Face aux connotations relativement négatives qui déterminent la maladie, le conjoint se positionne comme un rempart. De plus, cette implication prend son terreau dans le parcours des soins de son épouse. Aussi s'intéresse-t-il au suivi thérapeutique de son épouse en veillant au respect du cadre normatif édicté par l'institution hospitalière par le soutien dans l'observance et au respect des rendez-vous. C'est en ce sens que cette caissière dans un dépôt de pharmacie (36 ans) affirme : « *Quand on m'a annoncé mon résultat, j'ai beaucoup pleuré. Je craignais de contaminer mon mari. Après ça, il fait son test et le résultat est négatif. Alors je me suis dit : comment ai-je pu avoir la maladie et lui, il n'a pas. « Mon mari m'a dit : cela ne fait rien. Il n'y a pas de problème. Depuis ce temps, il est à mes côtés. Il va chercher mes médicaments quand je n'ai pas le temps* ».

Il ressort une dissemblance des résultats ponctués par une séropositivité de l'épouse et la séronégativité du conjoint. Et pourtant une relation d'empathie se dégage. La maladie ne se présente pas comme un fait déstructurant des relations conjugales. Elle n'opère pas de césure, de rupture dans la biographie sociale des acteurs. Au contraire, la pathologie contribue à l'affermissement des relations conjugales. Sous cet angle, il y a un engagement du conjoint dans le suivi médical de sa femme. Mieux, il dédramatise la situation en témoignant sa compréhension par sa proximité affective. Cette forme d'évolution est typique des couples qui ont plusieurs années de vie commune (6 à 10 ans). Cette temporalité permet à la cellule conjugale de ne pas vaciller encore moins assombrir son avenir. Outre le rapprochement conjugal, le VIH/sida peut induire une distanciation dans la conjugalité.

2.3.2 Attitudes de distanciation évoluant vers des relations plus étroites

Le cadre relationnel consécutif au dévoilement du statut sérologique peut évoluer vers une distanciation des relations conjugales puis se muer en relations plus étroites. Ce fait semble résulter de l'idéologie dominante qui sous-tend la pathologie. Envisagé comme une violation totémique et une conformité aux mœurs légères, le VIH/sida renvoie à une déstructuration des rapports conjugaux. Ceux-ci transparaissent dans le rejet et la dislocation conjugale. Toutefois, certains couples parviennent à surmonter ces préjugés, préconceptions inhérentes à cette pathologie et à vivre leur idylle. C'est cette réaction que restitue cette vendeuse de pagnes.

« *Quand on m'a annoncé la maladie, c'était difficile. Quand j'ai dit à mon mari ce qui s'est passé à l'hôpital, au début il était distant. Cela l'a choqué. ''Il a dit : ce n'est pas la fin du monde. On va faire avec. Je ne vais pas te quitter pour aller prendre une autre femme''. Mais on ne sait jamais avec les hommes. C'est pourquoi j'ai informé un notable* ».

De ce discours, il apparaît une relation de rejet eu égard à la production idéologique qui sous-tend cette pandémie. Toutefois, la temporalité de la vie conjugale est un gage de confiance et vient battre en brèche toute dysharmonie conjugale. Ainsi le couple parvient à surmonter ces écueils et à aboutir à un affermissement de la conjugalité. Toutefois, ne perdons pas de vue le rôle de médiation effectué par le notable. Grâce à son implication, il parvient à amoindrir les divergences. Le couple finit par fumer le calumet de la paix. Pour lui, les querelles autour de la maladie prennent leur ancrage dans la culture du peuple akyé. En milieu rural, elles revêtent un caractère particulier. Selon lui, la nosographie de cette pathologie semble constituer la justification et il le décrit en ces termes :

« *Chez nous en pays akyé, il existe plusieurs appellations. Il y a ''lo poin'' qui signifie vilaine maladie. Ensuite ''Assoungo Yatan ou Yatan'' met en relief la crise hémorroïdaire marqué par le relâchement du sphincter d'où la diarrhée. Enfin ''koyako'' renvoie à l'arbre saprophyte qui tue son hôte ».*

Ces propos mettent en lumière la perception ainsi que la signification du VIH/sida dans cette contrée. L'étiologie se structure autour des variables exogènes au détriment des variables endogènes. Les considérations pasteuriennes n'ont pas de prise dans cet espace social. L'idéologie est davantage orientée vers les aspects culturels que scientifiques (microbes, virus, bactérie, etc.). Mais au-delà de cette distanciation qui évolue vers des relations plus étroites, d'autres couples n'ont pas connu ce type de situation. Au contraire une quête identitaire du conjoint façonne la conjugalité.

2.3.3 Quête identitaire du conjoint comme mode de stabilité des relations conjugales

Le partage de la séropositivité peut façonner le comportement social du conjoint dans l'évolution du lien relationnel. Cette réalité est instrumentalisée par des fins personnelles. Il s'agit d'un côté pour le conjoint de parfaire son image aux yeux des autres et de l'autre d'apparaître comme une personne pour qui la séropositivité d'une femme ne doit pas légitimer son rejet. Le devenir du lien relationnel n'est pas compromis encore moins bouleversé par cette maladie chronique. C'est dans cette perspective que s'inscrit le discours de cette couturière (43 ans) :

« *Lorsque mon mari a découvert ma maladie, il a dit : ''Ne te décourage pas. Il y a une solution pour toute chose''. Depuis ce moment, il prend soin de moi. Il me demande chaque fois si j'ai pris mes médicaments. Il y a des jours, il m'accompagne à la maternité. Arrivé là-bas, il cause avec la sage-femme. Vraiment, je ne reconnais plus mon mari. Il a vraiment changé* ».

Le statut sérologique ne constitue pas un facteur déstructurant du lien conjugal. Au contraire, il suscite une harmonie dans la conjugalité. Dans ce contexte, le couple résiste au détachement du lien conjugal. L'altruisme du conjoint va modeler l'histoire relationnelle de la cellule conjugale et constituer une bouée de sauvetage face à l'adversité.

3 - Discussion des résultats

Cette étude décrit le renforcement du lien conjugal dans les couples sérodiscordants par le dévoilement du statut sérologique. Toutefois, certaines limites méritent d'être soulignées. Les effets sociaux induits par le VIH/sida ont engendré de la crainte chez certaines femmes séropositives. Cette réaction est légitimée par le traumatisme produit par la divulgation de la séropositivité. Ce fait peut influencer consciemment ou inconsciemment le récit des enquêtées. Pour surmonter cet écueil méthodologique, l'assurance a été donnée aux conjointes de les recevoir séparément de leurs époux selon leurs convenances. Cela dit, deux (2) axes majeurs vont constituer l'ossature de cette discussion : les facteurs de dévoilement de la séropositivité et les incidences de la divulgation du statut sérologique sur la trajectoire du couple.

3.1 Les facteurs de dévoilement de la séropositivité

S.-C. H. Diemer et *al.*, (2018) analysent les facteurs associés à la divulgation du statut de séropositivité au VIH à Bangui. La population d'étude était constituée de toutes les femmes enceintes ou non enceintes avec pour statut sérologique au VIH positif suivies dans les trois (3) principaux services de soins maternels et infantiles de Bangui. Au total, 256 femmes ont été recrutées. Il ressort de cette étude que parmi elles, 76 femmes n'ont pas divulgué leur séropositivité au VIH à leur conjoint, soit une proportion 29,7 %. Les principaux facteurs associés à la non-divulgation de la séropositivité étaient le rejet par le conjoint, sa situation professionnelle précaire et la stigmatisation. Les résultats de cette recherche ne corroborent pas ceux de notre étude. En effet, la cellule conjugale est façonnée par les relations d'égalité, de complémentarité. Le genre n'est pas un facteur déstructurant de la conjugalité. Au contraire, il participe à son affermissement. Ainsi la conjointe séropositive bénéficie d'un réconfort et d'une empathie de la part de son partenaire. La configuration de la conjugalité n'est pas ébranlée par la séropositivité. Le dévoilement du statut sérologique est décisif dans l'évolution des liens conjugaux. Par ricochet, les stéréotypes inhérents à la sérologie solidarisent la cellule conjugale. Outre cet aspect, la situation professionnelle n'est pas un vecteur de légitimation de la durabilité de la cellule conjugale. Et pour cause : les positions statutaires n'ont pas de prise dans cette recherche. L'idylle n'est pas ancrée dans la position sociale du conjoint. Celle-ci participe de la conjugalité, mais ne la détermine pas. Dans cet élan, le capital économique en tant qu'indicateur du statut social du partenaire n'est pas prégnant dans le lien conjugal. Quoique les conjoints de cette recherche ne bénéficient pas de position sociale relativement élevée, les épouses n'en font pas un frein, un obstacle au devenir de la conjugalité. Il n'y a pas une hiérarchisation sociale des professions des époux. Ceux-ci ne sont pas déclassés eu égard à leur statut professionnel. Autre élément qui sous-tend la divulgation de la sérologie se trouve être la représentation du VIH. Rompre le silence, c'est d'emblée mettre en lumière un déséquilibre qui peut se retourner contre soi, c'est s'exposer au pouvoir de sanction de l'autre. Ces personnes doivent donc s'armer de courage pour briser le silence, amorcer un processus de négociation, faire preuve d'ingéniosité pour trouver les stratégies adéquates. En effet, cette démarche n'est pas exempte de difficultés ainsi que de craintes quant au devenir du couple. (Tijou-Traoré, 2006, p.51). Les propos de cet auteur font écho aux obstacles consécutifs à la divulgation de la sérologie. Ils s'enracinent dans les représentations du VIH. Dans une étude menée au Burkina Faso, A. Milogo et *al.* (2022) mettent en lumière l'influence des représentations du VIH sur le partage de l'information dans les couples sérodifférents. Les résultats de cette étude révèlent que plus de trois quarts des enquêtés n'ont pas partagé leur statut sérologique. Ceux qui avaient une attitude négative envers le VIH partageaient moins l'information. Selon les auteurs, les enquêtés pensaient que le VIH transformait négativement la personne infectée aux yeux des autres. Ce faisant, le partage de l'information était considéré comme un élément déstructurant pour la paix et la stabilité du couple. Sous cet angle, d'autres enquêtés considéraient que la souffrance liée au VIH est si personnelle qu'il était difficile de le dévoiler aux autres. Au total, perçue comme une mauvaise maladie, les personnes vivant avec le VIH redoutent les effets sociaux du sida et sont donc moins favorables au partage de l'information sur la sérologie. Les résultats de cette étude ne concordent pas avec ceux de cette recherche. Le dévoilement de la sérologie ne fait pas l'effet d'une douche froide dans la cellule conjugale. En effet, les modes de vision de la séropositivité s'inscrivent dans une dynamique sociale. Et pour cause : il y a une déconstruction des prénotions de la cellule conjugale en mettant en lumière d'autres possibilités dans les réactions affectives. De même, la production idéologique qui sous-tend le dévoilement de la sérologie connaît une mutation. Toutes les conjointes séropositives ont divulgué leur statut sérologique. Ce fait témoigne des rapports des couples à la séropositivité. Ceux-ci ne sont pas rétifs au changement. Au contraire, il y a une redéfinition de soi et des rapports aux autres, un réajustement dans la cellule conjugale. Le conservatisme et l'immobilisme n'ont pas droit de cité dans cet espace social. Seul le paradigme scientifique fondé sur le dysfonctionnement organique constitue l'étiologie de la maladie.

3.2 Les incidences de la divulgation du statut sérologique sur la trajectoire du couple

N. Sawadogo et Y. Djakpa (2022), analysent les dynamiques de pouvoir au sein de couples sérodifférents à Lomé et l'impact de ces dynamiques sur la prévention de la transmission du VIH en leur sein, de même que sur celle de la transmission mère-enfant du VIH dans leur ménage. Le dévoilement de la séropositivité engendre des bouleversements au sein de la cellule conjugale. Selon ces auteurs, au Togo, ces couples sont, autant que les autres couples de leur environnement social, imprégnés des représentations sociales des rôles respectifs des époux et des normes de genre. Ainsi comme dans de nombreux autres contextes, le patriarcat induit des rapports de genre généralement très inégalitaires au sein des couples. La situation se complique quand la personne concernée est en couple avec un partenaire séronégatif. Les femmes représentent en effet une catégorie sociale particulièrement vulnérable à cause des contraintes socio-économiques et culturelles qui pèsent sur elles. Ces inégalités induisent parfois des violences physiques, économiques et psychologiques perpétrées sur des femmes par leur partenaire. En somme, ces auteurs notent une forte intersectionnalité du genre et du statut sérologique chez les femmes séropositives ayant un partenaire séronégatif. Dans le même élan, M. C Ngona et *al.* (2023) évaluent les connaissances, attitudes et pratiques des personnes vivant avec le VIH (PVVIH) au Nord-Kivu et Ituri face au VIH/SIDA afin de contribuer à la lutte contre la propagation de la maladie. Les résultats de cette recherche révèlent que seulement 35,7% des patients étaient favorables au partage du statut sérologique pendant que 34 % avaient partagé leur statut sérologique avec un proche. Il ressort qu'une faible proportion d'enquêtés ayant l'intention de partager ou ayant partagé leur statut sérologique avec un tiers. En effet, la réticence au partage du statut sérologique est due à la peur de la stigmatisation ou de rejet par ses proches parents. Cela peut entrainer d'autres comportements tels que la non-observance au traitement. Et pourtant, les résultats de ces études ne mettent pas en relief certains aspects de cette recherche. Dans cet espace social, toutes les femmes rencontrées sont parvenues selon des contextes particuliers, à révéler leur séropositivité. La révélation s'est faite dans l'immédiateté, dès la connaissance du résultat. Comme telle, cette réalité tient compte de l'investissement produit par la conjointe et le partenaire dans la construction du lien au fil de leur conjugalité. Le dévoilement de la séropositivité est une étape cruciale et déterminante dans le processus de gestion du risque du VIH au sein du couple. Ainsi, les relations issues de la sérodiscordance se singularisent par une proximité affective. Celles-ci se cristallisent à travers une permanence dans la présence de l'époux auprès de sa conjointe et cette inclinaison à la soutenir face à l'adversité. La séropositivité ne présente pas comme un fait déstructurant des relations conjugales. Elle n'opère pas de césure, de rupture dans la biographie sociale des acteurs. Au contraire, la divulgation de la sérologie contribue à l'affermissement des relations conjugales. Il y a un engagement du conjoint dans le suivi médical de sa femme. La dédramatisation de la situation par l'époux témoigne de sa compréhension par sa proximité affective. En outre, si le dévoilement de la sérologie peut susciter des frictions au sein de la conjugalité, celle-ci parvient à surmonter la construction sociale inhérente à cette pathologie et à vivre son idylle. Le couple ayant une valeur cohésive. Dans cette perspective, la quête identitaire du conjoint façonne le devenir du lien conjugal et par inférence parfait son image aux yeux des autres et apparaît comme un garant pour la stabilité conjugale.

Conclusion

Le présent article s'attache à décrire le renforcement du lien conjugal dans les couples sérodiscordants par le partage du statut sérologique. Pour y parvenir, l'étude a mobilisé comme démarche méthodologique une méthode qualitative. Des entretiens semi-dirigés ont été réalisés, les données analysées à travers l'analyse de contenu thématique. Ce dispositif méthodologique a permis de mettre en exergue trois (3) points capitaux. Le premier met en lumière les motifs qui sous-tendent le dévoilement de la sérologie. La cellule conjugale est un espace social où le comportement des conjoints est scruté. La vie en couple implique le « devoir de dire ». En effet, la conjugalité repose sur un cadre normatif en vertu duquel aucun sujet ne doit rester tabou. La cellule conjugale se singularise par sa valeur cohésive. Ce faisant, la transmission intergénérationnelle du VIH et celle de la contagiosité du partenaire constituent des enjeux pour les femmes séropositives. Outre les motifs du dévoilement de la sérologie, les modalités de la divulgation constituent un pan explicatif de cette recherche. Le dévoilement du statut infectieux s'avère une question épineuse. Ainsi, le partage de la séropositivité peut constituer une onde de choc pour la femme enceinte. Toutefois, révéler sa sérologie ne va pas doucher les espoirs du couple. Évoquer le résultat du test dans l'immédiateté, dès sa connaissance, peut jouer un rôle décisif dans la trajectoire de la conjugalité. Comme telle, la cellule conjugale se présente comme un espace de sociabilité. Toutefois, les résonances émotionnelles en lien avec la divulgation de la séropositivité peuvent conduire certaines épouses à recourir à une tierce personne en l'occurrence un professionnel de santé pour révéler la sérologie à leurs conjoints. Cependant dévoiler sa séropositivité peut induire des incidences dans la biographie sociale de la cellule conjugale. Les relations au sein du couple sérodiscordant se caractérisent par une proximité affective. Celle-ci semble se cristalliser à travers une permanence du partenaire dans le suivi de sa conjointe et son inclinaison à la soutenir face à l'adversité. Quelques fois, le cadre relationnel peut évoluer vers une distanciation des relations conjugales puis se muer en relations plus étroites. De plus, divulguer le résultat de son test, peut façonner le comportement social du conjoint en termes d'une quête identitaire. Il s'agit d'un côté pour lui de parfaire son image aux yeux des autres et de l'autre de garantir la stabilité conjugale.

Études humaines

Pour réaliser cette étude, le médecin-chef a souhaité au préalable que la confidentialité soit garantie. Pour ce faire, il a insisté sur l'établissement d'un chronogramme à partir duquel les couples puissent être reçus séparément. Cette mesure vise à contourner toute rencontre pouvant briser ce mur de la confidentialité et exposer les personnes vivant avec un statut infectieux ne se confrontent au regard des autres. De même en milieu rural, tout le monde se connaît et l'information peut se répandre comme une traînée de poudre.

Financement : Ce travail de recherche n'a bénéficié d'aucun financement.

Conflits d'intérêts : L'auteur ne déclare aucun conflit d'intérêts

Disponibilité des données : Toutes les données sont incluses dans le contenu de l'article.

Références bibliographique

CORBIN Juliet et STRAUSS Anselm, 1987, "Accompaniments of chronic illness : changes in body, self, biography and biographical time", *Research in the Sociology of Health Care*, 6, 249-281.

COUTHERUT Julie et DESCLAUX Alice, 2012, Le partage du statut sérologique avec l'entourage. Dans TAVERNE Bernard, DESCLAUX Alice, SOW Papa-Salif, DELAPORTE Eric, et NDOYE Ibra (dir), *Evaluation de l'impact bioclinique et social, individuel et collectif, du traitement ARV chez des patients VIH-1 pris en charge depuis 10 ans dans le cadre de l'ISAARV - Cohorte ANRS 1215.* (Rapport final). Paris : CNLS, CRCF, IRD, p. 198-217.

DIEMER Saint-Calvaire Henri, LONGO Jean de Dieu, TEKPA Gaspard, GAUNEFER Christelle Edith et NGBALE Richard Norbert, 2018, Facteurs associés à la divulgation du statut de séropositivité au VIH à Bangui. *Santé publique, 30*(3), 396-403.

DU LOÛ DESGRÉES Annabel, 2011, Conséquences conjugales du dépistage prénatal du VIH à Abidjan. Dans DESCLAUX Alice, MSELLATI Philippe, SOW Khoudia (dir.), *Les femmes à l'épreuve du VIH dans les pays du sud. Genre et accès universel à la prise en charge*, Paris, ANRS, p. 73-88 GRANJON Evelyn, 1998, Du retour du forclos généalogique aux retrouvailles avec l'ancêtre transférentiel, *Le Divan familial*, 1, 155-172.

HOLLOS Marida et LARSEN Ulla., 2004, Which African men promote smaller families and why ? Marital relations and fertility in a Pare community in Northern Tanzania. *Social Science and Medecine*, *58*(9), 1733-1750. LOCOH Thérèse, 1996, Changements des rôles masculins et féminins dans la crise : la révolution silencieuse. Dans COUSSY Jean et VALLIN Jacques (dir.) *Crise et population en Afrique. Crises économiques, programmes d'ajustement*

LOUBIÈRE Sandrine, BOYER Sylvie, BLANCHE Jérôme, SPIRE Bruno et PERETTI-WATEL Patrick, 2011, Révélation de leur séropositivité et sexualité à risque chez les femmes infectées par le VIH au Cameroun : résultats de l'étude Anrs-EVAL. Dans DESCLAUX Alice, MSELLATI Philippe, SOW Khoudia (dir.), *Les femmes à l'épreuve du VIH dans les pays du sud. Genre et accès universel à la prise en charge*, Paris, ANRS, p. 89-103.

MARIE Alain, 1997, Les structures familiales à l'épreuve de l'individualisation citadine. Dans Ménages et familles en Afrique. Approches des dynamiques contemporaines. Les Etudes du Ceped, 15, CEPED Ensea/INS Orstom/URD, p.279-299.

MILLOGO Adjara, TOE Patrice., SANON Anselme, KONATE Blahima., TASSEMBEDO Souleymane et TRAORE Isidore, 2022, Représentations du VIH/Sida et partage de l'information sur la sérologie dans les couples sérodifférents au Burkina Faso. *Santé publique, 34*(5), 727-736. https://doi.org/10.3917/spub.225.0727

Programme national de la Lutte contre le SIDA, 2021, *Manuel de normes et procédures techniques de prévention de la transmission mère-enfant.* Abidjan : PNLS.

NGONA Mandro Claude, FAYDA Didier Kivukiro, MOSOMO Kashinde. Trésor, TSONGO Kibendelwa Zacharie, OKOTITSHO Wembonyama Satinislas et MAKOSO Nimi Blaise, 2023, Connaissances, Attitudes et Pratiques sur le VIH/SIDA des Personnes Vivant avec le VIH : une Étude transversale descriptive au Nord-Kivu et Ituri. *Health Sci. Dis*, *24*(05), 76-81. ONUSIDA, 2022, *Dernières statistiques sur l'état de l'épidémie de sida. Abidjan : ONUSIDA.*

PASSERON Jean-Claude, 1990, Biographies, flux, itinéraires, trajectoires. *Revue française de sociologie, 31*(1), 3-22 ; doi: 10.2307/3321486. Réseau ivoirien des organisations de Personnes vivant avec le VIH et Programme national de Lutte contre le Sida, 2022, *Index de la stigmatisation et la discrimination envers les personnes vivant avec le VIH en Côte d'Ivoire 2.0 (Index Stigma 2.0).* Abidjan : RIP+. SAWADOGO Nathalie et DJAKPA Yawovi, 2022, Impact des rapports de pouvoir inégalitaires sur les difficultés de prévention du VIH au sein des couples sérodifférents à Lomé (Togo). *RASS. Pensées Genre. Penser Autrement*, *2*(2), 236-251.

TIJOU-TRAORE Annick, 2006, Pourquoi et comment en parler ? Dialogue conjugal autour de l'annonce de la séropositivité dans des couples sérodiscordants à Abidjan (Côte d'Ivoire). *Sciences sociales et santé*, *24*(2), 43-67. doi.org/10.3406/sosan.2006. 1679.

B.

Impact des dysménorrhées sur la participation des adolescentes à l'éducation physique et sportive (EPS) : fréquence, pratiques et réactions lors des menstruations

Ella TANO Mehsou Mylène[1],
FODJO Aman Rachelle[2], ESSE-DIBY Clémence[3]

Résumé :

L'éducation physique et sportive est une discipline d'enseignement dans le système éducatif ivoirien. Elle contribue à améliorer ou entretenir les qualités physiques, intellectuelles et morales qui permettent une meilleure adaptation de l'individu à son milieu physique et social, à son épanouissement, à l'harmonie de ses formes et fonctions, à l'affermissement de sa santé (R. Lafon,1979). Cependant de nombreuses filles rencontrent des difficultés pendant la pratique de l'éducation physique et sportive en prenant soin de leurs menstrues. Cette réalité est également observable chez les filles du Lycée Moderne d'Oumé. Cette étude se propose d'analyser l'impact des dysménorrhées sur la participation à l'éducation physique et sportive des adolescentes du Lycée Moderne d'Oumé. Les instruments d'enquête mobilisés sont en l'occurrence la recension documentaire et la collecte des données à travers le questionnaire mené auprès de 198 élèves. Les résultats indiquent que les filles sont anxieuses à l'apparition des menstrues. Une fréquence non régulière de la pratique de l'EPS pendant les menstrues a aussi été relevée. La dysménorrhée constitue un facteur explicatif de l'absentéisme des filles aux cours d'EPS. La prise en compte des différents aspects révélés par l'étude pourrait contribuer à l'amélioration de la gestion des périodes menstruelles des filles au sein des établissements scolaires de Côte d'Ivoire.

Mots clés : Menstrues, dysménorrhées, éducation physique et sportive, adolescentes

Abstract

Physical and Sports Education is a teaching discipline in the Ivorian education system. It contributes to improving or maintaining the physical, intel-

[1] Sociologie de développement, Institut National de la jeunesse et des Sports. Mail : ella_2020@yahoo.fr

[2] Éducation et Motricité, Ministère de l'Éducation Nationale et de l'Alphabétisation. Mail : fodjoamanrachelle@gmail.com

[3] Sociologie de la santé, UFR Sciences de l'Homme et de la Société, Institut d'Ethnosociologie (IES), Université Félix Houphouët Boigny. Mail : esse_clemence@yahoo.fr

lectual and moral qualities which allow a better adaptation of the individual to his physical and social environment, to his development, to the harmony of his forms and functions, to the strengthening of his health (R. Lafon, 1979). However, many girls encounter difficulties during physical education and sports by taking care of their periods. This reality is also observable among the girls of the modern high school d'Oumé. This study aims to analyze the impact of dysmenorrhea on the participation in physical education and sports of adolescent girls at the modern high school d'Oumé. The survey instruments used are in this case the documentary review and the collection of data through the questionnaire conducted with 198 students. The results indicate that girls are anxious at the onset of menstruation. An irregular frequency of PE practice during menstruation was also noted. Dysmenorrhea constitutes an explanatory factor in the absenteeism of girls from PE classes. Taking into account the different aspects revealed by the study could contribute to improving the management of girls' menstrual periods in schools in Ivory Coast.

Keywords : Menstruation, dysmenorrhea, physical education and sports, adolescent girls

Introduction

Les adolescents constituent un groupe important et croissant de la population mondiale. Ils représentent 25% de cette population mondiale (UNFPA, 2023). Au cours de l'adolescence, les jeunes développent leur identité d'adulte, progressent vers la maturité physique et psychologique (U. Lawan et al, 2010). C'est à cette période qu'apparaît la ménarche pour les filles. La ménarche, premier cycle menstruel chez les adolescentes, marque le passage des filles à l'âge adulte, symbolisant ainsi cette transition fondamentale dans leur développement. Ces filles sont inscrites dans les établissements scolaires et pratiquent l'Éducation physique et sportive (EPS).

L'éducation physique et sportive (EPS) n'a intégré le système éducatif qu'à partir de la seconde moitié du XVIII et au début du XIX siècle (L. Badji ,2006). Son importance et la place primordiale qu'elle occupe de nos jours dans l'enseignement primaire et secondaire ont sans doute fait dire à Parlebas que « L'EPS ne doit être conçue comme une "récréation physique", mais plutôt comme une re-création physique » (P. Parlebas, 1981). Considérée sous cette vision, elle ne se bornera pas exclusivement à l'étude de l'enfant en général et à ses mouvements en particulier.

À l'instar des autres disciplines d'enseignement notamment la psychologie et la sociologie, l'EPS contribue à un ordonnancement meilleur de la vie des adultes, et facilite l'intégration de l'enfant dans la société. De nombreuses et récentes études scientifiques qui ont été menées sur les plans biologiques, psychologiques et neurophysiologiques montrent combien de fois l'éducation psychomoteur influe sur les composantes de la personnalité c'est-à-dire le cognitif, le social et l'affectif (L. Badji, idem). À ce propos, J. Piaget cité par L. Badji (2006) affirme que « C'est à travers la motricité que s'édifie la personnalité du jeune enfant, et qu'une continuité existe entre les expériences sensori-motrices et les processus supérieurs de la pensée.

Cependant, certaines filles élèves du lycée moderne d'Oumé sont absentes pendant la période des menstrues et lors de la pratique de l'EPS. Celles-ci craignent que les menstrues n'aggravent leurs symptômes : la fatigue, les crampes au bas ventre, ou ne provoque des situations embarrassantes telles que les tâches de sang menstruel sur le vêtement, le changement d'humeur. Tandis que certaines élèves de sexe féminin peuvent maintenir une participation normale malgré les menstruations, cherchant à surmonter les défis physiques et maintenir leur engagement, d'autres peuvent opter pour leur absentéisme pendant le cours de l'EPS. Les constats exploratoires révèlent que trois femmes sur dix manquent l'école pendant le cycle menstruel dans une classe.

Cet article examine l'impact des dysménorrhées sur la participation des adolescentes à l'EPS. Il aborde les réactions initiales à l'apparition des menstruations, les comportements lors de la survenue des menstruations, la fréquence de participation au cours de l'EPS, les pratiques courantes des adolescentes pendant cette période.

1 - Cadre de théorique

La théorie de l'interactionnisme symbolique développée par George Herbert Mead (1863-1931) a été utilisée pour l'analyse des résultats. Celle-ci met l'accent sur le rôle des interactions sociales dans la construction des significations et des comportements des individus. En utilisant cette théorie, nous analysons les normes, les stéréotypes de genre et les attentes sociales entourant les menstruations et la pratique de l'EPS chez les filles. Elle examine également les interprétations et le sens liés à leurs expériences menstruelles dans le contexte de l'EPS.

2 - Démarche méthodologique

2.1 Population à l'étude et échantillonnage

La ville d'Oumé est située dans la région du Goh de la Côte d'Ivoire. Notre étude aura pour champ de collecte de données le Lycée Moderne d'Oumé. Il s'agit d'une recherche transversale et de nature quantitative réalisée dans la ville d'Oumé. La population de l'étude est constituée des élèves filles de l'établissement scolaire âgées de 10 à 14 ans. Deux techniques d'échantillonnage ont été employées. L'échantillonnage stratifié pour sélectionner les différentes strates (c'est-à-dire les classes) et l'échantillonnage par quotas pour définir l'échantillon final. L'effectif total des élèves est de 486, réparti de la manière suivante : 193 en 6e, 113 en 5e, 88 en 4e, et 93 en 3e. Le quota par classe est établi comme suit :

-6e : 39,69 %, soit 106 élèves.
- 5e : 23,20 %, soit 36 élèves.
- 4e : 18,04 %, soit 35 élèves.
- 3e : 19,07 %, soit 17 élèves.

L'échantillon final est de 198 élèves à interroger. Les critères d'inclusion pour cette étude sont (être une fille, être âgée de 10 à 14 ans, être inscrite en classe de 6e à la 3e, et participer au cours d'éducation physique et sportive (EPS).

2.2 Collecte et analyses des données

La collecte des données a été conduite au moyen d'un questionnaire de 24 février au 30 mars 2023 auprès des filles du Lycée Moderne d'Oumé. Des informations relatives à l'impact des dysménorrhées sur la participation des adolescentes à l'EPS ont été recueillies. Les données quantitatives collectées lors de l'enquête ont été traitées à l'aide de logiciel Sphinx version 5.1.0.7. Les données ont été converties en nombres et enregistrées dans le logiciel. Ensuite les erreurs et les doublons ont été corrigés ou supprimés. Les données ont été visualisées à l'aide de graphiques.

3 - Résultats de l'étude

3.1 Première réaction à l'apparition des menstruations chez les adolescentes

La survenue des menstrues chez les adolescentes occasionne de l'émotion. Celle-ci est présentée dans le graphique ci-dessous.

Graphique 1 : Émotion des élèves à l'apparition des menstrues

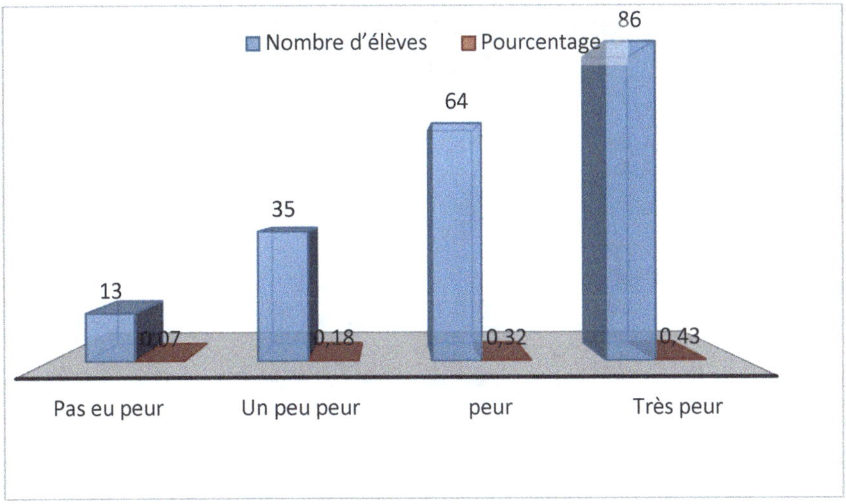

Source : Notre étude 2023

Les adolescentes enquêtées (43%) ont révélé avoir eu « très peur » à l'apparition de leurs premières règles. Aussi, plus de la moitié ont exprimé cette émotion. Ces réponses des enquêtés mettent en évidence que la survenue des menstrues suscite de l'émoi chez les élèves adolescentes. La peur des adolescentes est influencée par les facteurs internes tels que les croyances liées aux menstrues.

3.2 Les attitudes des élèves adolescentes lors de la survenue des menstruations au cours de l'EPS.

Les adolescentes réagissent différemment en pratiquant L'EPS pendant les menstrues. L'attitude de celles-ci se traduit par différents termes tels que *'' sale'', ''peur'','' bizarre'', ''gêner'', '' je mets à l'écart '', '' je reste dans mon coin''*. Ces termes sont liés à des concepts psychologiques et sociaux associés aux menstruations. En effet, ces termes traduisent la stigmatisation et la honte qui entourent les menstruations que les adolescentes ressentent dans leur environnement social. Cette stigmatisation contribue à une perception négative des menstrues et influence le comportement des adolescentes qui la vivent.

Les termes *''triste'', ''malade'', ''fatigue''* ressenties par les adolescentes renvoient aux changements émotionnels et physiques des adolescentes pendant la période des menstrues. Ces aspects émotionnels ont une incidence sur l'humeur et le bien-être général pendant cette période.

Graphique 2 : Survenue des menstrues et comportements des élèves au cours de l'EPS

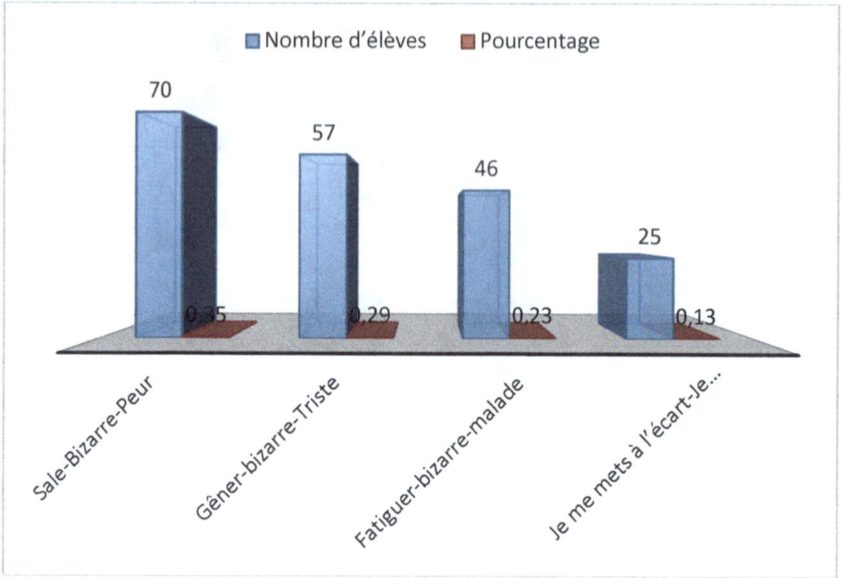

Source : Notre étude 2023

Ces termes susmentionnés traduisent l'incidence des changements hormonaux menstruels sur l'attitude des adolescents

Les expressions *''je me mets à l'écart''* et *''je reste dans mon coin''* montrent les stratégies que les adolescentes adoptent pour faire face aux défis liés aux menstruations. Pour ces adolescentes cette action est un retrait temporaire du cours de l'EPS en raison de la gêne ou de l'inconfort ressenti pendant cette période.

3.3 Pratique de l'EPS pendant les menstruations chez les élèves adolescentes

Le graphique qui suit permet d'avoir une idée sur la pratique de l'EPS par les adolescentes lors des menstrues.

Graphique 3 : Pratique de L'EPS pendant les menstrues

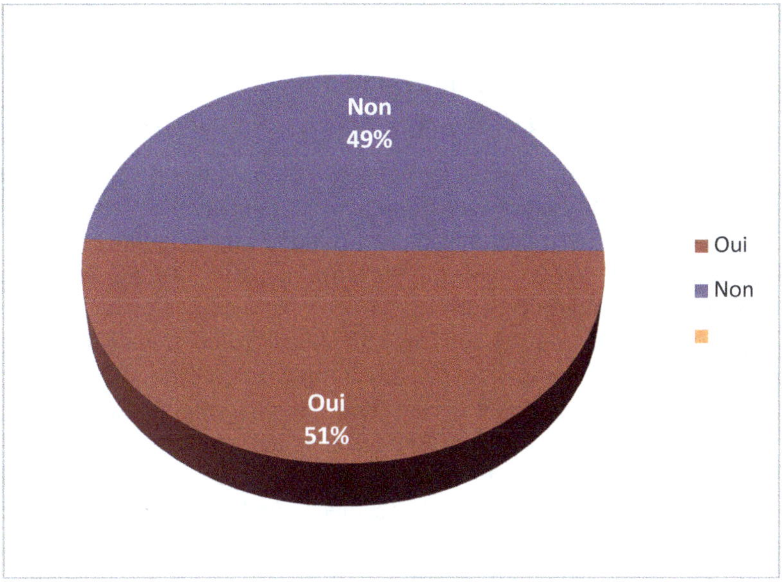

Source : Notre étude 2023

Les données révèlent que 51% des adolescentes pratiquent l'EPS pendant les menstrues. Cette tendance croissante montre la normalisation de cette discipline et des efforts qui sont faits dans leur établissement d'origine pour instruire et sensibiliser les adolescentes sur la manière de gérer les menstruations pendant l'EPS. Cette action aura un impact positif sur leur participation.

Cette croissante participation des adolescentes à l'EPS s'explique également par l'amélioration de l'accès aux produits d'hygiènes menstruels. En effet, l'augmentation du nombre d'adolescentes pratiquant l'EPS pendant leurs règles est liée à un meilleur accès à des produits menstruels adaptés. Lorsque les adolescentes disposent de produits menstruels confortables et fiables, elles peuvent se sentir plus à l'aise de participer à des activités physiques pendant cette période. Outre cet aspect, l'on peut évoquer le changement d'attitudes et de perception. Cette majorité de 51% des adolescentes pratiquant l'EPS pendant les menstrues reflète une évolution des attitudes et des perceptions sociales concernant les menstruations.

Les données montrent qu'un nombre significatif soit 49% ne pratiquent pas l'EPS pendant les menstruations. Celles-ci éprouvent des inquiétudes qui rendent la pratique de l'EPS inconfortable pendant cette période. Elles peuvent avoir des symptômes et des malaises tels que les crampes ou des saignements abondants qui vont contribuer à cette décision. En outre, les pressions sociales sont à prendre en compte, car elles jouent un rôle dans les décisions des adolescentes concernant leur participation à l'EPS pendant les menstruations. Elles peuvent se sentir obligées de s'abstenir d'activité physique en raison de normes culturelles liées à la perception des menstrues et à la féminité.

3.4 Fréquence de la pratique de l'EPS pendant les menstruations chez les élèves adolescentes

Les résultats relatifs à la participation des adolescentes à l'EPS indiquent la distribution de participation des adolescentes pendant les menstrues. Les données illustrent la première distribution relative aux fréquences. 11% des enquêtés ont évoqué ''*très souvent*'' participé à l'EPS et 25% ont indiqué ''*assez souvent*''. Les adolescentes dans cette catégorie sont celles qui ont une forte motivation pour l'activité physique. Elles considèrent l'EPS comme une discipline contribuant à développer une certaine harmonie du corps, pour procurer une meilleure maîtrise des mouvements du corps et la socialisation avec leurs paires. Ces adolescentes de cette catégorie se sentent à l'aise et capables de gérer leurs menstrues tout en participant activement au cours de l'EPS. Elles semblent être informées sur la gestion des menstrues pendant l'activité physique et ont accès aux produits d'hygiènes menstruels.

La deuxième tendance montre que la majorité 48% des adolescentes pratique ''*occasionnellement*'' l'EPS. Cette participation intermittente est due à divers facteurs tels que des symptômes menstruels qui affectent périodiquement un intérêt moins marqué et à la préférence personnelle des adolescentes à éviter l'activité physique.

Graphique 4 : Fréquence de participation à l'EPS pendant les menstrues

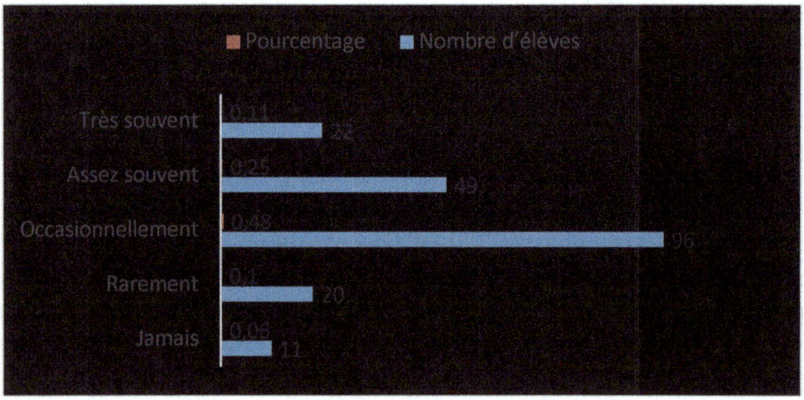

Source : Notre étude 2023

La dernière tendance relative aux fréquences ''*rarement* '' soit 10% et ''*Jamais*'' soit 6% trouve sa justification aux préoccupations liées aux menstruations, un manque d'éducation sur la gestion des menstruations pendant l'activité physique, aux barrières culturelles ou sociales qui peuvent les empêcher de s'impliquer dans l'EPS.

3.5 L'incidence des dysménorrhées sur la participation des élèves adolescentes à l'EPS

3.5.1 La présence de dysménorrhée chez les élèves adolescentes

La dysménorrhée est un terme médical utilisé pour décrire les douleurs menstruelles sévères et souvent accompagnées de crampes avant ou pendant les menstruations. Les résultats indiquent que 51% des adolescentes n'ont pas la dysménorrhée. Tandis que 49% des élèves adolescentes ont la dysménorrhée. La prévalence de la dysménorrhée pourrait s'expliquer par la sensibilité des adolescentes, les facteurs génétiques, hormonaux et physiologiques chez ces adolescentes.

Graphique 5 : Avoir la dysménorrhée

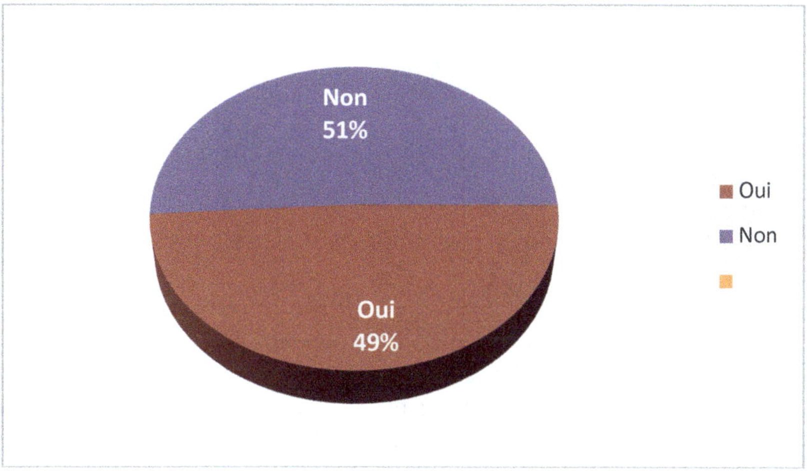

Source : Notre étude 2023

3.6 Les raisons de la non-pratique de l'EPS pendant les dysménorrhées

Graphique 6 : Les raisons de la non-pratique de l'EPS pendant les dysménorrhées

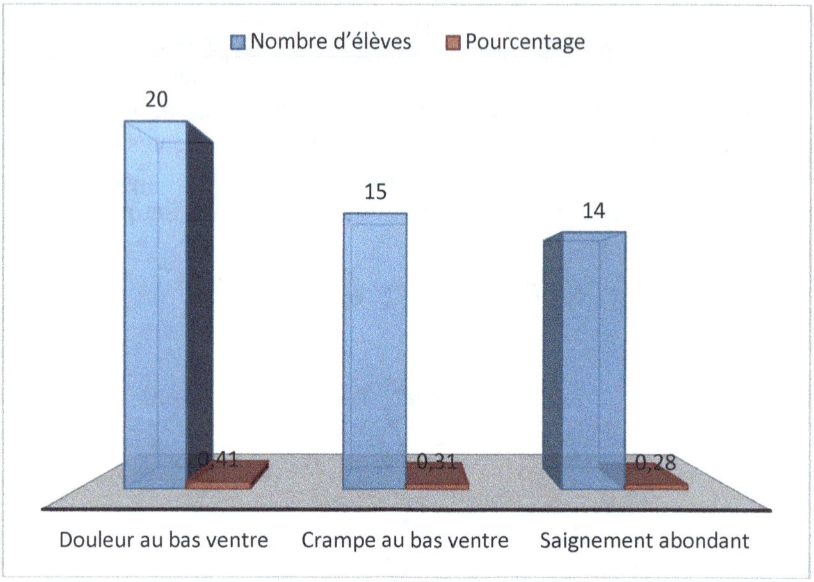

Source : Notre étude 2023

Les raisons de la non-pratique de l'EPS pendant la dysménorrhée chez les adolescentes sont liées à la douleur, la crampe au bas ventre et le saignement abordant. La douleur au bas ventre est l'un des symptômes associés aux menstruations pendant les dysménorrhées. Elle est causée par des contractions utérines et la libération de substances chimiques qui provoquent des contractions pour expulser la muqueuse utérine. Ces adolescentes qui souffrent de douleur intense au bas ventre pendant leurs menstrues sont moins enclines à participer à l'EPS en raison de l'inconfort qu'elles ressentent.

Les crampes au bas ventre sont étroitement liées à la douleur au bas ventre. Elles renvoient à la sensation d'oppression dans la région abdominale inférieure. Ces crampes peuvent varier en intensité et ces adolescentes la ressentent pendant les menstruations. Ces crampes peuvent rendre l'activité physique inconfortable et décourager les adolescentes de participer à l'EPS pendant cette période.

Elles ont également des saignements abondants qui constituent une source de préoccupations pour les adolescentes. Les saignements abondants nécessitent un changement fréquent de protections menstruelles, ce qui est gênant et inconfortable pendant l'EPS. Les adolescents qui ont un saignement abondant préfèrent s'abstenir de l'EPS afin d'éviter toute situation embarrassante.

Discussion

La santé des adolescents est un pilier fondamental, car elle façonne leur présent et également leur avenir. Investir dans la santé des adolescents revêt une importance capitale. La santé des adolescents impacte leur croissance physique, mentale et émotionnelle, et pose les fondements d'une vie adulte équilibrée. L'article a mis en évidence l'impact des dysménorrhées sur la participation des adolescentes à l'EPS. Les données de l'enquête révèlent que la période des menstruations est entourée de tabou et de ressenties exprimés par celles-ci. Les adolescentes sont exposées à des croyances et des idées sur les menstruations, ce qui crée de l'appréhension et de la peur quant à la survenue de celles-ci. La société fait pression pour que la fille se cache lors des règles et ses activités sont réduites (UNESCO,2018). Les tabous, les mythes et les restrictions sont associés à la menstruation, dans de nombreuses sociétés, elle est considérée comme impure ou sale, cet acte peut avoir un impact négatif sur les adolescentes (R. Jain et al. 2017, S. Haque et al. 2014, S. Thakre et al. 2011).

Aussi, le manque d'éducation adéquate lié au fait qu'elles ne soient pas bien informées sur les aspects physiologiques, émotionnels et sociaux en rapport avec les menstruations entraine la peur et l'incertitude chez les adolescentes. En effet, selon N. Elias (1976), elles se souviennent de la découverte de leur premier écoulement menstruel comme d'un moment fort sur le plan émotionnel et le présente comme marquant. L'auteur indique également que le sang menstruel est considéré comme une substance négative que les normes sociales imposent de cacher et de taire. S'inscrivant dans cette logique V. Vinel (2004) précise que le savoir que les filles possédaient sur les règles joue un rôle déterminant dans les sentiments qu'elles éprouvent à l'égard de la survenue de l'événement. Celles qui n'ont pas pu éviter de tacher leurs vêtements mettent en avant des sentiments de dégoût. Cette expérience les a directement renvoyées à la saleté et à la souillure. C'est en cela que M. Douglas, (1967) énonce que le sang menstruel étant considéré comme un déchet qu'il convient de cacher, à la différence du sang émanant d'une plaie. Les filles qui n'ont pas réussi à cacher cet événement ou même ont fait cette découverte à l'extérieur de chez elles et, de ce fait, ont craint de révéler leur état, insistent sur les sentiments de honte et de peur alors éprouvés.

Les données de l'étude ont montré que la fréquence de participation pendant les menstruations varie d'une adolescente à une autre en fonction de leurs expériences, de leur santé physique et émotionnelle, ainsi que de leur environnement social. L'étude indique qu'un nombre significatif d'entre elles éprouvent des symptômes (la fatigue et être malade) ou des angoisses (la peur, la tristesse, le sentiment d'être sale) qui rendent la pratique de l'EPS inconfortable ou ardue pendant cette période. Une étude en Ouganda a mis en évidence cette situation embarrassante des adolescentes lors des menstruations. Il s'agit de la gêne et de la douleur menstruelle, quant aux symptômes ce sont les maux de tête et des douleurs abdominales (Miiro.R et al, 2020).

Outre la gestion des menstruations, la dysménorrhée est un facteur physiologique expliquant l'absentéisme des adolescentes lors des cours de l'EPS. Cette douleur menstruelle qui survient avant et pendant les règles chez certaines femmes et adolescentes est accompagnée par des symptômes tels que des maux de tête, des nausées, des douleurs lombaires, des douleurs abdominales, etc. Ces symptômes sont gênants et affectent les activités quotidiennes et l'aptitude à pratiquer l'Éducation physique et sportive (EPS).

L'étude menée à Oman située **à l'extrême sud-est de la péninsule d'Arabie montre que** la prévalence de la dysménorrhée chez les adolescentes est de 94% (Al-Kindi Al-Kindi *et al, 2011*). J. Pêle. (2023) indique que la dysménorrhée apparaît un peu avant ou à la survenue des menstruations et peut durer jusqu'à 72 heures. Les patientes décrivent une douleur épisodique sous forme de crampes au niveau de la région sus-pubienne et qui peut irradier vers le haut de la cuisse et/ou le dos. L'intensité de la douleur est fluctuante, mais elle atteint généralement son maximum entre 24 et 36 heures après le début des règles. F. Narring et al (2012) indiquent que la dysménorrhée est fréquente à l'adolescence et occasionne des douleurs et symptômes associés qui sont responsables d'un absentéisme scolaire et de l'interruption récurrente des activités sportives et sociales. Leur étude en Suisse ont mis en évidence sur 3340 jeunes filles, 86,6 % souffraient de dysménorrhée et 12,4 % décrivaient des signes de dysménorrhée sévère.

Quant aux H. Oum-Keltoum Hadjou. et al (2022), ils ont montré que la prévalence de la dysménorrhée chez les filles françaises âgées de 15 à 19 ans était élevée à 92,9%. Leur dysménorrhée était modérée pour 65,2 % et sévère pour 8,9 %. La dysménorrhée a un fort impact sur la vie quotidienne, puisque 43,3% des filles ont signalé des absences scolaires, 74,9% des difficultés à assister aux cours et 77,2% des difficultés dans les activités sportives. La dysménorrhée est responsable d'un absentéisme scolaire de courte durée, mais récurrent, d'interruption de la pratique sportive et des activités sociales, les études ont rapporté 14 à 52 % d'absentéisme scolaire chez les adolescentes aux États-Unis (Andersch et al,1982) et (A. R. Davis et al, 2001), (T. Hillen *et al,1999).*

La prévalence de la dysménorrhée chez les jeunes filles est de 70 à 80 %. Elle est sévère, ou limitant les activités de la vie quotidienne de celles-ci. Elle a été observée chez 15 à 40 % avant l'âge de 20 ans selon les études réalisées aux États-Unis par les auteurs A. M. Houston *et al. (2006), D. Greydanus et al. (2009) et C.* Iacono et *al. (1983).*

Conclusion

Notre étude visait à analyser l'impact de la dysménorrhée sur la participation des adolescentes aux cours d'éducation physique et sportive (EPS). Elle met en lumière les réactions initiales des adolescentes à l'apparition des menstruations, leurs comportements lors de cette période, la fréquence de leur participation aux cours d'EPS, ainsi que leurs pratiques courantes pendant les menstruations. Un échantillonnage stratifié et par quotas a permis de constituer l'échantillon. La collecte des données a été réalisée à l'aide d'un questionnaire administré auprès des adolescentes du lycée moderne d'Oumé.

Les résultats de l'étude ont montré que la période des menstruations est associée à la présence de la dysménorrhée chez certaines adolescentes. La dysménorrhée à l'adolescence est un problème très fréquent qui touche celles-ci et occasionne leur absentéisme au cours l'EPS. Il est important de sensibiliser et de créer un environnement éducatif et sportif inclusif, en encourageant les adolescents à rester actives tout au long de leur cycle menstruel. Outre la sensibilisation, les dispositions pratiques telles que la réhabilitation des toilettes équipées, l'accès aux méthodes de protection et les dispositions médicales doivent être envisagés pour soulager les douleurs menstruelles des adolescentes. Il est essentiel que les éducateurs physiques et les écoles soient conscients de l'impact potentiel de la dysménorrhée sur la participation des adolescentes à l'EPS. Ils pourraient créer des cadres d'échanges avec les adolescentes pour aider celles-ci à gérer leurs symptômes et rester actifs pendant cette période.

Bibliographie

AL-KINDI Rahma et AL-BULUSHI Anbarin, 2011, Prévalence et impact de la dysménorrhée chez les lycéens omanais, *Journal médical de l'université Sultan Qaboos,* vol 11 n°4, Oman

BADJI Lansana, 2006, Attitude, perception des compétences et du comportement d'élèves sénégalais à l'égard du cours d'Éducation physique et du Sport en club et en dehors de l'école : Cas du département de SEDHIOU, Mémoire de maîtrise ès sciences et techniques des activités physiques et sportives, Université Cheikh Anta Diop De Dakar.

BJÖRN Andersch et MILSOM Ian., 1982, Une étude épidémiologique de jeunes femmes atteintes de dysménorrhée, *Journal américain d'obstétrique et gynécologie,* Volume 144, n°6, pp655-660, Suède

DAVIS Anne Rachel et WESTHOFF Carolyn, 2001, Dysménorrhée primaire chez les adolescentes et traitement par contraceptifs oraux, *Journal de gynécologique pédiatrique et adolescente,* volume14, n°1, pp3-8, New York

DOUGLAS Mary, 2001 [1966], De la souillure. Essai sur les notions de pollution et de tabou, *La Découverte*, Paris

ELIAS Norbert, 2000 [1939], La Civilisation des mœurs, Calmann-Lévy, Paris

GREYDANUS Donald, OMAR Hatim, TSITSIKA Artémis Kimon, DILIP Patel, 2009, Troubles menstruels chez les adolescentes : concepts actuels, *Maladie du mois*, Vol55, n°2, pp 45-113

HAQUE Syed Emdadul, RAHMAN Mosiur, ITSUKO Kawashima, MUTAHARA Mahmuda, SAKISAKA Kayoko, 2014, L'effet d'une intervention éducative en milieu scolaire sur la santé menstruelle : une étude d'intervention auprès d'adolescentes au Bangladesh. BMJ Open

HILLEN Thirza IJ, GRBAVAC Shannon, JOHNSTON Philippa, STRATON Judith, 1999, Dysménorrhée primaire chez les jeunes femmes d'Australie-Occidentale : Prévalence, Impact et connaissance du traitement, *Journal de la santé des adolescents,* Vol 25, n°1, pp 40-45, Australie

HOUSTON avril Melissa, ANISHA Abraham, ZHIHUAN Huang, D'ANGELO Lawrence, 2006, Connaissances, attitudes et conséquences de la santé menstruelle chez les adolescentes urbaines, *Journal de gynécologie pédiatrique et adolescente,* Vol 19, n°4, Washington.

IACONO Carmine et Sam James Roberts, 1983, La personnalité dysménorrhée : actualité ou artefact statistique ? *Sciences sociales et médecine*, Vol 17, n°21, pp1653-1655, États-Unis

JAIN Rakhi, ANAND Puneet, DHYANI Anui, BANSAL Deshant, 2017, Connaissances et sensibilisation concernant les menstruations et le VIH/SIDA chez les adolescentes scolarisées. J Family Med Prim Care ; Vol 6, pp 47-51.

LAFON. Robert, 1979 « Vocabulaire de psychologie et de psychiatrie de l'enfant » PUF, Paris

NAFISA Wali Yusuf, AISHA Bala Moussa, 2010, Menstruation et hygiène menstruelle chez les écolières adolescentes à Kano, au nord-ouest du Niger, *Africain Journal Reproduct Health,* 14 : 201NARRING Françoise, YARON Michael, AMBRESIN Anne Emmanuelle, 2012, La dysménorrhée : un problème pour le pédiatre ? *Archives de Pédiatrie*, vol 19 n°2, pp125-130, Suisse

NARRING Françoise, YARON Michal, AMBRESIN Anne-Emmanuelle : La dysménorrhée : un problème pour le pédiatre ? Revue Archives de pédiatrie, Vol.19, n°2, P125-130

OUM-KELTOUM Hadjou, JOUANNIN Adeline, LAVOUE Vincent, LEVEQUE Jean, ESVAN Maxime, BIDET Maud, 2022, Prévalence de la dysménorrhée chez les adolescentes en France : résultats d'une vaste étude transversale, *Journal de gynécologie obstétrique et reproduction humaine,* Vol 51, n°3, France

PARLEBAS Pierre, 1967, Éducation physique en miettes. Ed, Revue *EPS* N° 9

PARLEBAS Pierre, 1981, *Lexique commenté en Sciences de l'action motrice*, Paris, INSEPS, 1981

PÊLE Julie, 2023, Les troubles du cycle menstruel, Thèse d'État de Docteur en Pharmacie, Université de CAEN, NORMANDIE

THAKRE Subhash, REDD Monica, RATHI Nidhi, PHATHAK Ketaki, UGHADE Suresh 2011, Hygiène menstruelle : connaissances et pratiques chez les adolescentes de Saoner, district de Nagpur. J Clin Diagn Res, vol 5, pp 1027-33.

UNFPA, 2023, la part de la population âgée de 15 à 64 ans, web : www.unfpa.org,email : web@unfpa.org

VINEL Virginie, 2004, « La ménopause. Instabilité des affects et des pratiques en France », in F. Héritier et M. Xanthakou (dir.), Corps et affects, Odile Jacob Paris, pp 221-235.

C.
Rapports de genre, sexualité et comportements à risque des partenaires sexuels des travailleuses du sexe à Korhogo, Côte d'Ivoire

Coulibaly Zié Ahmed[1]

Résumé

Les travailleuses du sexe sont des groupes de personnes qui exercent un travail sexuel de manière consentie et assumée, d'autres sont exploitées, voire contraintes à proposer des services sexuels. Elles sont de plus en plus confrontées à des difficultés de vie dans plusieurs pays du monde et particulièrement en Afrique. L'objectif de ce travail est d'améliorer la compréhension des rapports de genre et de la sexualité dans les comportements sexuels à risque au VIH/sida chez les clients et les autres partenaires sexuels des travailleuses du sexe à Korhogo en Côte d'Ivoire. L'outil de collecte de données est le guide d'entretien qui a permis de réaliser des entretiens semi-dirigés auprès de 30 hommes (24 clients et 6 petits amis des travailleuses de sexe). Ces entretiens ont permis de comprendre le contexte des rapports de genre, de la sexualité, du phénomène lié aux travailleuses de sexe et des comportements sexuels.

L'analyse du discours des enquêtés a fait ressortir l'existence d'une inégalité sociale et sexuelle entre les hommes et les femmes. Cette inégalité s'inscrit dans un contexte de précarité socio-économique. Elle fournit une explication au phénomène du travail du sexe ainsi qu'aux comportements sexuels des enquêtés. La prise en compte des résultats a mis en évidence la présence d'une vulnérabilité féminine et masculine au VIH/sida propre au milieu professionnel du sexe et ancrée dans les normes sociales et sexuelles de genre. Il ressort particulièrement que la difficulté chez certains hommes à contenir leurs désirs sexuels pourrait les empêcher de recourir au condom avec une travailleuse de sexe alors qu'au contraire, ils auraient davantage l'intention de l'utiliser si la travailleuse de sexe l'exigeait.

Mots-clés : rapport de genre ; sexualité ; comportements à risque ; partenaire sexuel et travailleuse du "sexe".

Abstract

Sex workers are groups of people who perform sexual work in a consensual and assumed manner, others are exploited or even forced to offer sexual

[1] Doctorant en Sociologie, Université Peleforo GON COULIBALY.
Mail : coulzahmed@gmail.com

services. They are increasingly confronted with life difficulties in several countries of the world and particularly in Africa. The objective of this work is to improve the understanding of gender relations and sexuality in sexual behaviors at risk for HIV/AIDS among clients and other sexual partners of sex workers in Korhogo in Côte d'Ivoire. The data collection tool is the interview guide. We conducted semi-structured interviews with thirty men (24 clients and 6 boyfriends of sex workers). They allowed us to understand the context of gender relations, sexuality, the phenomenon linked to sex workers and sexual behaviors.

The analysis of the respondents' discourse highlighted the existence of social and sexual inequality between men and women. This inequality is part of a context of socio-economic precariousness. It provides an explanation for the phenomenon of sex work as well as the sexual behaviors of the respondents. Taking the results into account highlighted the presence of female and male vulnerability to HIV/AIDS specific to the professional sex environment and anchored in social and sexual gender norms. It is particularly clear that the difficulty some men have in containing their sexual desires may prevent them from using a condom with a sex worker, whereas on the contrary, they are more likely to use it if the sex worker demands it.

Keywords : gender relationship ; sexuality ; risky behaviors ; sexual partner and "sex" worker.

Introduction

À travers le monde, les travailleuses du sexe constituent une population vulnérable, souvent exposée à des comportements sexuels à risque, à des abus, et à des inégalités de genre qui compromettent leur santé et leur bien-être (UNAIDS, 2021). En Afrique subsaharienne, où les normes de genre sont souvent rigides et les structures socio-économiques inégalitaires, les travailleuses du sexe font face à des défis spécifiques. Dans plusieurs pays de la région, les dynamiques de pouvoir entre les hommes et les femmes influencent profondément les comportements sexuels. En guise d'illustration, au Burkina Faso, les rapports de genre et les rôles traditionnels influencent les comportements sexuels et l'accès aux soins des populations vulnérables. Une étude menée au dans ce pays a démontré que les travailleuses du sexe rencontraient des difficultés à imposer l'utilisation de préservatifs à leurs partenaires masculins, en raison de l'influence de ces derniers dans la relation et des contraintes économiques qui poussent les travailleuses du sexe à céder aux demandes de leurs clients (Ouattara et *al.*, 2019).

En Côte d'Ivoire, la situation des travailleuses du sexe présente des similarités, mais elle est également marquée par des spécificités liées au contexte socioculturel du pays. Les inégalités de genre et les normes traditionnelles y renforcent la vulnérabilité des travailleuses du sexe face aux IST et au VIH, les exposant à des relations asymétriques où les hommes exercent un pouvoir significatif (Kouadio et *al.*, 2020). La ville de Korhogo, champ géographique de la présente étude, située dans le Nord de la Côte d'Ivoire, se caractérise par un contexte socioculturel complexe où les dynamiques de genre et les pratiques sexuelles sont influencées par des normes sociales profondément ancrées. Les travailleuses du sexe2, marginalisées et souvent stigmatisées, y exercent leur activité dans un environnement marqué par des inégalités de genre, des stéréotypes sexuels et des risques pour la santé (Kouadio et *al.*, 2020). Dans ce contexte, leurs partenaires sexuels jouent un rôle essentiel dans les dynamiques de transmission des infections sexuellement transmissibles (IST), y compris le VIH, en raison de comportements à risque fréquents, tels que la non-utilisation de préservatifs et la multiplicité des partenaires (Zahui, 2022).

L'analyse des rapports de genre est cruciale pour comprendre les dynamiques de pouvoir et les comportements sexuels à risque dans ce milieu. Les relations entre les travailleuses du sexe et leurs partenaires sont souvent asymétriques. Ces derniers exerçant une influence significative sur les pratiques sexuelles, notamment en ce qui concerne le choix d'utiliser ou non des moyens de protection (Dagnogo et *al.*, 2021). Ce déséquilibre de pouvoir est amplifié par les inégalités de genre, qui limitent la capacité des travailleuses du sexe à négocier des rapports sexuels protégés, les exposant davantage aux risques sanitaires (Ouattara, 2019).

Cette étude vise donc à explorer les comportements sexuels à risques des partenaires sexuels des travailleuses du sexe à Korhogo. Elle examine les rapports de genre qui influencent ces comportements afin de contribuer à une meilleure compréhension des facteurs qui exposent ces populations à des risques accrus d'IST, dans une perspective de santé publique et de prévention. En effet, en identifiant les dynamiques sous-jacentes aux comportements à risque, il est possible d'envisager des interventions ciblées qui intègrent les dimensions de genre et qui renforcent l'autonomisation des travailleuses du sexe dans leurs relations (Kouassi et Traoré, 2023).

Les préoccupations auxquelles cette étude se propose de répondre sont les suivantes : quels sont les comportements sexuels à risque les plus fréquents chez les partenaires sexuels des travailleuses du sexe ? Comment les rapports de genre influencent-ils les dynamiques de pouvoir dans ces relations et les comportements à risque associés ? En s'appuyant sur ces questions, nous formulons l'hypothèse que les inégalités de genre renforcent les

[2] Les travailleuses du sexe sont des personnes, généralement des femmes, qui exercent des activités sexuelles en échange de rémunération. Dans notre contexte, ces femmes migrantes d'une région à celle de Korhogo, souvent motivées par des conditions économiques difficiles, et s'installent. Pour s'adapter, elles s'intègrent aux conditions de vie locales, adoptant certaines pratiques et normes culturelles du peuple d'accueil. Cette présence peut parfois influencer les habitantes locales qui, par nécessité économique ou par adaptation peuvent être amenées à envisager des pratiques similaires.

comportements à risque et augmentent la vulnérabilité des travailleuses du sexe et de leurs partenaires aux IST, avec des implications majeures pour la santé publique.

1 - Matériel et méthodes

Cette étude s'est déroulée dans la ville de Korhogo située au Nord de la Côte d'Ivoire. Cette localité est la quatrième ville du pays et le chef-lieu de la région du Poro et du District des Savanes. La ville a une superficie de 12.500 km2, soit 3,9% du territoire national, pour une population de 748 393 habitants avec un taux de masculinité de 102 (RGPH, 2021).

Les jeunes constituent le pilier essentiel du développement de cette localité et la pratique de la sexualité est davantage récurrente dans le comportement sexuel des jeunes de cette localité. Aussi, la pratique de cette activité nécessite-t-elle très souvent l'intention d'utiliser le condom, pour prévenir les risques d'IST/VIH.

La collecte des données s'est déroulée du 01 au 10 mars 2024 auprès de sujets âgés de 18 ans et plus, dans les quartiers de Kassirimé et Soba à Korhogo. Le choix de ces quartiers pour cette étude se justifie par des facteurs stratégiques et socioculturels. Ces deux quartiers sont reconnus pour leur concentration relativement élevée de travailleuses du sexe, ce qui en fait des lieux particulièrement pertinents pour observer et analyser les dynamiques du commerce sexuel dans la ville. Ainsi donc, 24 clients et 06 petits amis des travailleuses du sexe, soit un total de 30 sujets ont été enquêtés.

Les entretiens ont porté sur les rapports entre hommes et femmes, sur la sexualité, les rapports à la prostitution, les connaissances, croyances et expériences, comportements de protection en matière d'IST/VIH.

Les données collectées ont été entièrement transcrites puis ont fait l'objet d'une analyse de contenu thématique. La méthode compréhensive a permis de cerner les connaissances sur le milieu prostitutionnel, d'améliorer la compréhension du rôle des rapports de genre et de la sexualité dans les comportements sexuels à risque au VIH/sida des clients et autres partenaires sexuels des travailleuses du sexe, le lien qui existe entre les normes sociales et sexuelles masculines. Elle a également permis de comprendre le lien entre l'utilisation du condom chez les clients des travailleuses du sexe de Korhogo et les facteurs psychosociaux associés.

2 - Résultats

Les résultats qui suivent présentent le discours des clients et des autres partenaires sexuels des travailleuses du sexe sur les rapports sociaux entre les hommes et les femmes, sur la sexualité et les comportements sexuels et sur le phénomène de la prostitution dans son ensemble.

2.1 Rapports sociaux entre les hommes et les femmes

Les entretiens font ressortir que les rapports de genre s'inscrivent à l'intérieur de rôles sociaux de genre traditionnels où la femme s'occupe du ménage et l'homme est le chef du foyer. Un enquêté s'exprime en ces termes :

« Le rôle d'une femme, c'est le foyer, elle doit mettre au monde des enfants, s'occuper des enfants et du mari. Elle doit être soumise à son mari. C'est ça une femme en pays Sénoufo » (A. N., notre enquête, 10 mars 2024).

S'inscrivant dans la même dynamique de réflexion, un commerçant affirme ceci :

« Chez les Sénoufos, l'homme est le maître de la maison, il contrôle et veille sur le bon fonctionnement de son foyer. Les femmes sont soumises et respectent les propos de l'homme, c'est la soumission totale. C'est l'homme qui porte la culotte » (N. M., notre enquête, 03 mars 2024).

Ces verbatim mettent en évidence l'existence de rapports inégaux entre les hommes et les femmes et de l'importance de la famille dans la définition des rôles sociaux de genre. À Korhogo, la première richesse aux yeux de la communauté dans l'accomplissement des rôles parentaux de la femme au sein de la famille est la fécondité. En effet, selon nos investigations, la beauté et l'utilité de la femme dans la continuité de la reproduction sociale de la déesse mère réside dans le nombre d'enfants qu'elle a eus et qu'elle a éduqués aux valeurs et aux principes cosmiques. Ainsi, cela pourrait garantir l'importance du respect accordé à son mari, mais, le cas échéant, le mari pourrait en perdre sa dignité d'homme au sein de la communauté :

« Quand tu veux rester un homme digne, bon, il faut chercher à te marier, avoir des enfants » (O. R., notre enquête, 05 mars 2024) ;

ou encore : *« chez nous, nous supportons mal une femme qui n'est pas en mesure d'enfanter. Elle est convaincue à plusieurs coups d'avoir une deuxième femme à la maison »* (S. L., notre enquête, 05 mars 2024).

Au-delà de ces rapports inégaux, les entretiens révèlent des droits différents dans le mariage entre l'homme et la femme. À titre d'illustration, le discours des interviewés relate ceci :

« La femme perdrait sa liberté en se mariant contrairement à l'homme, pour une femme si tu es mariée, tu n'es plus libre hein, mais l'homme est toujours libre même s'il est marié » (G. Z., notre enquête, 10 mars 2024) ;

ou encore : *« ma tradition me permet de marier plusieurs femmes, j'ai le droit de me marier à quatre femmes si je veux, mais la femme n'a pas le droit d'avoir deux maris. Même si moi je vais et que j'ai une copine, c'est mon droit. Je peux même marier une et venir avec elle à la maison, mais elle n'a pas le droit d'avoir deux maris et aussi un copain »* (C. N., notre enquête, 01 mars 2024).

En pays sénoufo, l'homme, en plus de ses origines biologiques, appartient en grande partie à une dimension religieuse. Sa vie nécessite une harmonie parfaite avec son environnement social, visible ou invisible. Il est doté d'un certain nombre de privilèges au sein de la communauté. Ce privilège lui confère un statut plus élevé et reçoit un plus grand respect que la femme. Un participant relate ceci :

« L'homme est au-dessus de la femme, l'homme reçoit une initiation complète du Poro, l'homme parle le langage des esprits, il peut attraper des sorciers, il a le pouvoir de la guérison, il est fort mentalement et physiquement que la femme » (S. A., notre enquête, mars 2024).

Au vu de cet aspect social, la situation sociale de la femme serait caractérisée par les enquêtés comme plus difficile et complexe que celle de l'homme en pays senoufo :

« Chez les Sénoufos, les femmes sont cultivatrices en général, mais quand arrive la saison sèche, elles deviennent commerçantes. Elles sont obligées de parcourir des kilomètres souvent à vélo pour vendre leurs produits, d'autres ont des enfants au dos, elles vont chercher à manger, apporter de l'eau sur leur tête » (N. Z., notre enquête, 05 mars 2024).

Ces inégalités de genre prennent leur source à l'intérieur des coutumes traditionnelles communiquées durant l'enfance par les parents. Les propos qui suivent permettent de corroborer cette affirmation :

« C'est notre culture, c'est comme cela que nous avons été éduqués par nos parents qui ont reçu cette même éducation de nos ancêtres » (Y. N., notre enquête, 07 mars 2024).

« Au nord de la Côte d'Ivoire, la femme est appelée à la soumission depuis le bas âge. Quand on était petit, les garçons jouaient au ballon alors que la petite fille apprend à faire les travaux de la femme de ménage, cela pour la succession de la soumission que les femmes observent dans les ménages » (Y. K. N., notre enquête, 05 mars 2024).

2.2 Comportement sexuel des hommes et des femmes

Les participants ont été interrogés sur la représentation qu'ils se font de la sexualité de façon générale et sur la manière dont se vit cette sexualité en tant qu'homme et en tant que femme à Korhogo.

2.2.1 Représentation sociale de la sexualité

Les enquêtés donnent une définition circonstancielle à la sexualité en fonction de leur vécu se rapportant à la majorité au rapport sexuel entre un homme et une femme. À titre d'illustration, monsieur D. A. étudiant s'explique en ces termes :

« il s'agit de l'ensemble des comportements relatifs à la satisfaction de l'appétit sexuel entre un homme et une femme » (D. A., notre enquête, mars 2024). Un autre participant affirme ceci : *« c'est quand un homme et une femme ont des rapports sexuels, c'est ça la sexualité »* (S. A., notre enquête, 07 mars 2024) ;

ou encore *« un ensemble des phénomènes sexuels liés au sexe, qu'on peut voir entre l'homme et la femme » (Y. N., notre enquête, 05 mars 2024).*

Parlant de la sexualité, un enquêté affirme que :

« le sexe c'est quelque chose de très important dans la vie d'un homme et d'une femme, ils ont besoin de ça pour bien réfléchir, pour oublier les problèmes » (G. Z., notre enquête, 03 mars 2024).

En faisant référence au rapport sexuel, un participant précise que les hommes le feraient dans le but d'avoir des enfants ou encore par simple plaisir : *« au fait, certaines personnes font les rapports sexuels avec la femme pour un simple plaisir, pour faire passer un stress, un problème, en revanche certaines le font parce qu'ils ont envie d'avoir un enfant, mais y'a des gens qui font des rapports parce qu'ils veulent voir si c'est doux ou pas »* (O. N., notre enquête, 03 mars 2024). Ces deux finalités ne sembleraient pas toujours être réunies : *« dans les foyers, sincèrement, c'est à cause des enfants, dans les foyers c'est à cause des enfants, si par exemple j'ai envie de plaisir, on se lève, on se satisfait et puis on s'assoit »* (T. M., notre enquête, 05 mars 2024). La sexualité signifie aussi pour interviewés, un échange d'amour : *« c'est l'amour entre un homme et une femme »* (C. N., notre enquête, 05 mars 2024), ou encore : *« c'est aimer et être aimé »* (S. A., notre enquête, 09 mars 2024). Dans le couple, la sexualité permettrait de consolider l'union des partenaires : *« c'est ça qui rend fort un peu plus la relation entre l'homme et la femme s'il n'y a pas de sexualité il n'y a pas de mariage »* (C. Z. N., notre enquête, 03 mars 2024).

Enfin, la sexualité est un sujet tabou, peu discuté avec les jeunes et dans les couples ce qui, selon certains participants, pourront être la cause d'une sexualité à risque. Un homme s'exprime ainsi :

« Les parents sont mal à l'aise de parler de sexe avec les jeunes, qui leur semble effrayant ou trop pour eux. Les parents se disent qu'il faut protéger l'enfant contre les activités sexuelles prématurées qui le blesseraient physiquement. Toutefois, on ne peut pas rester silencieux et envoyer balader un enfant qui questionne sur la sexualité. Ils associent le sexe avec honte et faute. Ce comportement induit les jeunes à entamer une sexualité à risque, d'où la fréquentation des travailleuses de sexe » (A. N., notre enquête, 07 mars 2024).

2.2.2 Sexualité des hommes et des femmes : besoin, désir, contrôle et responsabilité

La sexualité commence avec une évidence apparente, comme beaucoup d'êtres vivants, les êtres humains sont sexués. Il y a les hommes et les femmes. L'analyse du discours a mis en évidence les spécificités de la sexualité masculine et féminine des jeunes de la ville restreinte de Korhogo.

Le discours des interviewés met en lumière des similitudes et des différences entre la sexualité des hommes et celle des femmes. Le discours dominant met en avant les différences. De nombreux participants affirment que les hommes issus de Korhogo auraient plus de besoins sexuels que les femmes. Ils seraient plus vifs et actifs sexuellement qu'elles. Ils auraient également plus de pouvoir sur elles :

« Un homme sénoufo a un désir sexuel généralement plus important que la femme. Et ça, c'est grâce à la virilité de cet homme. Aussi, ils sont beaucoup plus demandeurs que les femmes qui vont avoir un désir important en début de relation et qui va chuter au fur à mesure des années. Je parle de désir, pas de plaisir » (S. Z., notre enquête, 05 mars 2024)

La femme a généralement du mal à exprimer ouvertement son désir sexuel en pays sénoufo. La sexualité des femmes sénoufo, pour certains participants n'est pas impérativement une question prioritaire pour ces dernières : *« Généralement la femme en pays sénoufo, est beaucoup préoccupée par comment gagner de l'argent, comment venir en aide à mon mari, comment nourrir mes enfants... En fait, elle est tout le temps en mouvement. Elles n'ont pas une vie de sexualité en tant que telle. Elles se contentent de l'amour et la protection que lui accorde son mari »* (C. Z., notre enquête, 07 mars 2024).

Toutefois, selon quelques participants, certaines femmes, au vu de la dynamique sociale, prennent elles-mêmes l'initiative d'aborder la question de la sexualité auprès de leur homme ou un autre partenaire sexuel. À ce propos, un participant affirme ceci : *« une femme peut voir un homme, et si cet homme correspond à ses critères de choix lui demander de coucher avec elle. C'est ce qu'on appelle coup de foudre. Moi, par exemple, la semaine passée après mon sport, une femme m'a arrêté en me disant que j'ai une belle posture physique, je lui plais et elle aimerait passer un moment intime avec moi, car elle a envie de faire l'amour »* (O. R., notre enquête, 10 mars 2024).

S'inscrivant dans la même logique que le précédent, un participant soutient ceci : *« Hum, maintenant les femmes, surtout celles de maintenant sont devenues des poupées passe-partout. Elles n'ont aucune dignité, elles pratiquent la prostitution privée, parce qu'elles ne s'affichent pas publiquement. Le fait d'avoir déjà 02 ou 04, 05 hommes, tu es une prostituée »* (Y. N., notre enquête, 03 mars 2023)

Les hommes auraient plus de difficultés à maîtriser leurs désirs sexuels que les femmes selon quelques participants : *« l'homme est différent de la femme parce qu'une fois qu'il a envie, il faut qu'il arrive à satisfaire son truc. En revanche, la femme se contrôle mieux que l'homme »* (S. A., notre enquête, 05 mars 2024). Un client ajoute ceci : *« nous les hommes, une fois que tu dis que tu vas faire l'amour, le sexe avec une femme quand ça te prend, il faut coûte que coûte que tu fasses »* (G. Z., notre enquête, 07 mars 2024). Dans cette optique, l'homme ne penserait pas toujours aux conséquences qui peuvent survenir après le rapport : *« quand l'appétit sexuel de l'homme augmente, quand il souhaite faire coûte que coûte, il ne pense pas aux conséquences avant de poser l'acte, en revanche d'autres pensent aux conséquences avant de faire les rapports. Mais une chose en commun, c'est qu'ils doivent faire l'amour pour passer l'excitation »* (O. N., notre enquête, 03 mars 2024).

De plus, il semblerait que lorsqu'ils ont très envie d'avoir un rapport sexuel, certains hommes supporteraient mal le refus de leur partenaire : *« mais y'a des gens, quand ils sont assis seulement, leur problème c'est de faire les rapports. S'il a une copine comme ça, s'il demande qu'il veuille faire les rapports et puis la fille refuse seulement, peut-être ce jour-là, ah ! C'est fini »* (S. L., notre enquête, 10 mars 2024).

Pour expliquer ce comportement, l'homme n'arrive pas à comprendre qu'il soit privé sexuellement de ce qui lui appartient. La femme est sa possession privée qu'il doit maîtriser comme il le veut.

2.2.3 Multi-partenariat sexuel

Près de trois personnes sur cinq ont affirmé avoir plus d'un partenaire sexuel. Dans le cadre de nos investigations, les hommes interrogés soutiennent que le multi partenariat sexuel est un comportement assez répandu particulièrement chez les hommes et les femmes qui ne sont pas mariés : *« pour être honnête, dans la vie d'aujourd'hui là, il n'y a pas un seul garçon qui peut dire qu'il a une seule femme, aussi, il n'y a pas une seule fille qui peut affirmer qu'elle a un seul homme »* (C. N., notre enquête, 05 mars 2024). Un participant soutient ceci : *« les hommes n'ont pas l'occasion de se prostituer comme les femmes sinon ils sont pires que les femmes »* (C. Z., notre enquête, 07 mars 2024).

Selon les us et coutumes du peuple sénoufo, le multi partenariat sexuel est plus acceptable pour un homme que pour une femme. En effet, si une femme a de nombreux partenaires, elle est généralement considérée comme une prostituée selon les hommes interrogés : *« Hum, aujourd'hui, on voit beaucoup de choses oh ! Un seul homme ne suffit plus aux filles, elles ont plus de 02 hommes souvent. Ah, donc une telle fille, elle peut être considérée comme une prostituée »* (Y. N., notre enquête, 10 mars 2024), ou encore : *« une femme qui gère mouvement avec deux ou plusieurs personnes, elle est déjà une prostituée dans le domaine privé »* (D. A., notre enquête, 05 mars 2024).

De plus, le fait qu'une femme entretienne des rapports extraconjugaux avec un homme alors qu'elle est mariée ne serait pas toléré. En revanche, l'homme s'en sortirait pratiquement toujours noble : *« les femmes ne sont pas libres de faire ce qu'elles veulent dans le domaine de la sexualité sans le consentement de l'homme même dans son propre foyer. Ici, lorsqu'un homme s'aperçoit de la trahison de sa femme avec un autre homme, on met ses bagages dehors, ehh ouais, on met ses bagages dehors parce qu'on dit qu'elle n'est pas sérieuse. On la traite de tout ce qui est mauvais. L'homme n'est jamais infidèle même s'il amène une copine chez lui, il n'est pas infidèle »* (G.Z., notre enquête, 07 mars 2024). Dans le cas où l'homme aurait une ou plusieurs autres partenaires sexuelles, la femme n'aurait que peu de pouvoir envers lui : *« souvent certaines femmes sont informées que leurs maris entretiennent une ou deux relations en dehors d'elles, mais elles ne peuvent pas réagir. Elles ne peuvent pas se plaindre, car personne ne va les écouter. Il y a donc, une véritable suprématie de l'homme sur la femme en pays sénoufo »* (O. S., notre enquête, 03 mars 2024).

En outre, les facteurs mis en avant pour expliquer la recherche de plusieurs partenaires sexuels chez la femme sont principalement centrés sur le besoin financier. Un participant défend ceci : *« les femmes de nos jours sont dans plusieurs relations pas pour l'amour au sens propre du terme, la majorité parmi ces filles est attirée par l'argent de l'homme. Elles sont capables de coucher avec deux ou trois hommes le même pour gagner de l'argent, sachant qu'elle a son titulaire 3»* (G. Z., notre enquête, mars 2024).

2.3 Phénomène de la prostitution

Nous allons présenter successivement dans cette partie les représentations que les clients et les partenaires sexuels des travailleuses du sexe se font du phénomène de la prostitution, de ses causes, des acteurs du milieu et des motifs qui incitent les hommes à fréquenter ces femmes. Nous allons aborder également la question de la dynamique des rapports entre les travailleuses du sexe, leurs clients et leurs partenaires sexuels non payants.

2.3.1 Représentation du phénomène et des causes de la prostitution

Les données de terrain ont principalement été recueillies respectivement dans les quartiers de *Kassirimé* et de *Soba*, auprès des partenaires sexuels, des clients et les partenaires sexuels non payant. Il ressort majoritairement de notre collecte de données, l'association de la prostitution à un acte d'échange

[3] En général, être « titulaire » dans une relation amoureuse fait référence à une position sécurisée et établie au sein du couple, par opposition à être un remplaçant ou quelqu'un de temporaire.

des rapports sexuels contre de l'argent. Un participant soutient ceci : *« la prostitution, c'est le fait de livrer son corps à plusieurs hommes pour de l'argent »* (S. D., notre enquête, 05 mars 2024) ou encore *« la femme en quête d'argent se livre, met son corps en vente pour gagner un peu d'argent et non le plaisir sexuel »* (C. Z., notre enquête, 07 mars 2024). S'inscrivant dans ce canevas un interviewé affirme que : *« il s'agit d'un acte posé par les filles en quête de besoins financiers, elles exposent leurs corps aux hommes pour générer de l'argent. Maintenant, elles souscrivent en ligne via des plateformes pour attirer la clientèle et se déplacent même au domicile du client »* (O. R., notre enquête, 10 mars 2024).

Certains participants à l'étude mettent en avant l'historicité de cette pratique. Elle fait partie de l'un des vieux métiers de l'existence humaine. Cela est traduit par ce verbatim : *« La prostitution a existé avant, surtout elle est exercée de nos jours. Elle est décrite comme intégrée de longue date dans la vie locale. Sa présence précède l'arrivée des riverains rencontrés »* (S. A., notre enquête, mars 2024).

Le phénomène de la prostitution est lié à un facteur clé, celui de la pauvreté, des conditions de vie de la population. Cette vie sociale amène plusieurs filles à s'adonner à la prostitution, comme principal moyen de recours pour générer de l'argent. En effet, *« il n'y a pas d'amour-là. Elle veut l'argent, elle veut le matériel, donc moi je vois que c'est le matériel, l'envie du matériel c'est ça qui fait qu'il y a la prostitution »* (C. Z., notre enquête, mars 2024), ou encore : *« les femmes d'aujourd'hui, pour moi, toutes les femmes qui sont prostituées aujourd'hui c'est la pauvreté, c'est le manque d'argent »* (Y. N., notre enquête, mars 2024). Un autre participant soutient ce point de vue : *« c'est un moyen de revenu chez les filles et non un appétit sexuel, elles ne viennent pas pour le plaisir sexuel »* (S. G., notre enquête, mars 2024). Cette dernière citation soulève les difficultés d'ordre social qui pourraient placer certaines femmes dans une situation de précarité socioéconomique et, par le fait même, les conduire à faire de la prostitution.

Toutefois, le travail du sexe s'observe également chez les hommes. Au sujet des hommes, les motifs de cette pratique sexuelle humaine diffèrent de ceux des femmes. Les hommes qui fréquentent plusieurs femmes auraient une longévité supérieure comparativement aux hommes monogames. En fréquentant plusieurs femmes à la fois, les hommes seraient en meilleure forme physique et psychologique. La sexualité masculine met en avant l'appétit sexuel, ils sont voués à la recherche du plaisir sexuel chez différentes femmes contrairement à la sexualité féminine axée sur le besoin financier. L'analyse du discours de certains participants explique l'existence de la prostitution par la forte demande des hommes à sortir avec plusieurs femmes. Cela se traduit par cette affirmation suivante : *« les hommes au cours de leur jeunesse cherchent à avoir un grand nombre de conquêtes. C'est bien perçu d'être considéré comme un Don Juan. Quelque part, on peut dire que les hommes sont encouragés à séduire et cette séduction en-*

gendre la possibilité aux femmes d'offrir leurs corps aux hommes en échange d'argent » (Y. T. F., notre enquête, 10 mars 2024).

2.3.2 La prostitution : plusieurs catégories sociales d'hommes comme client

Les clients et autres partenaires sexuels des travailleuses du sexe que nous avons interviewés proviennent tous de la ville de Korhogo. L'analyse du discours de ces participants met en scène plusieurs catégories sociales d'hommes issus de différents groupes d'âge qui fréquenteraient les travailleuses de sexe. À titre d'illustration, un participant dit ceci : *« nous sommes nombreux, il y a toute sorte de personnes qui fréquentent les travailleuses de sexe »* (S. I., notre enquête, mars 2023). Un autre affirme ceci : *« dans ce milieu, il y a des jeunes, des personnes de l'administration, des médecins, des professeurs de lycée, même universitaires, il y a aussi des bandits. Il s'agit d'un mélange d'hommes. Tard dans la nuit, tout se passe, on ne sait pas qui est qui ohh »* (S. N., notre enquête, 07 mars 2024). Plusieurs participants soutiendraient même que tous les hommes seraient potentiellement des clients : *« tout le monde sont des clients potentiels, tout le monde, même si un ministre a l'occasion il va chicoter dedans4 »* (C. N., notre enquête, 05 mars 2024). Bref, toutes sortes de catégories d'hommes auraient recours aux services des travailleuses du sexe puisque, comme le dit un participant, le milieu prostitutionnel serait *« un lieu public à caractère commercial »* (O. R., notre enquête, 05 mars 2024).

À la suite de cette panoplie des clients issus de différentes couches sociales et de différents groupes d'âge qui fréquentent le milieu prostitutionnel, nous nous sommes interrogés sur les déterminants sociaux qui occasionnent cette pratique sexuelle. Les participants questionnés sur les facteurs de leur fréquentation des travailleuses de sexe donnent différents motifs. La fréquentation des travailleuses du sexe prend différentes formes, y compris dans le récit même qu'en fait un participant. Les premières visites s'expliquent par un comportement de groupe, entre hommes, nettement stimulé par le fantasme de la travailleuse de sexe et par la compétition masculine. Ces hommes ont l'habitude de traîner avec des amis et de boire de l'alcool. Certains d'entre eux, plus expérimentés, ont proposé d'aller voir les filles et la tournée des bars s'est terminée chez les travailleuses de sexe. Un client s'exprime en ces termes :

« Pour moi, la première fois, c'est à cause des moqueries de mes amis... Ils disaient : "Alors, tu n'as pas le courage de le faire ? C'est un rite très commun de passage à l'âge adulte pour les hommes, vous savez. Je ne peux pas m'imaginer qu'une première visite se fasse seule. Après ça, on sait les choses et elles deviennent plus faciles. Rien de terrible en fait » (G. Z., notre enquête, 10 mars 2024).

---

[4] « Il va chicoter », est une expression familière qui signifie généralement s'engager.

Abondant dans le même sens, un client affirme ceci : *« j'ai été guidé par mes camarades garçons, qui avaient dans le temps déjà eu de rapports sexuels avec les travailleuses du sexe. Je l'ai fait pour leur montrer que, moi aussi je suis garçon, et sans préservatif ce jour-là »* (S. L., notre enquête, 05 mars 2024).

Quand certains clients parlent de leurs relations avec les travailleuses du sexe, ils donnent de l'importance à leurs désirs sexuels. Quelques participants que j'ai interviewés dans le cadre de cette étude n'ont pas hésité à dire qu'ils avaient une vie sexuelle lamentable quand ils pratiquaient les travailleuses du sexe au cours de leurs jeunes âges et qu'ils n'avaient pas de partenaire ou alors parce que leur femme ou leur petite amie ne satisfaisaient pas leurs besoins ou leurs envies. En général, la consommation sexuelle tarifée se justifie par les besoins sexuels des clients, pourtant la fréquentation des travailleuses de sexe n'est évidemment pas la seule solution au problème que poseraient les pulsions sexuelles masculines. Mais la masturbation, disent-ils, n'est pas toujours une bonne réponse. À titre d'illustration, *« très souvent tu as des envies sexuelles fréquentes, que ta chérie ou ta petite amie refuse d'accomplir. Elle refuse souvent de te faire des trucs que la travailleuse de sexe te fait correctement et avec plaisir »* (S. A., notre enquête, 05 mars 2024), ou encore *« quand tu as de l'expérience avec les filles, la masturbation ne te dit plus rien. Tu veux à tout prix sortir avec une fille et si tu n'as pas de petite amie, tu préfères acheter une travailleuse de sexe pour ton désir sexuel »* (C. Z., notre enquête, 07 mars 2024).

2.4 Comportement sexuel : le recours au préservatif

Le préservatif est un moyen de protection contre les maladies transmissibles sexuellement ou les grossesses non désirées et non un objet qui permet d'augmenter le plaisir sexuel. En effet, la majorité des clients que nous avons interrogés ont affirmé toujours utiliser le préservatif au cours de leurs rapports sexuels avec les travailleuses du sexe. Toutefois, certains résultats ont mis en avant deux catégories d'hommes. Nous avons d'une part, les clients qui rémunèrent la travailleuse du sexe en échange d'un rapport sexuel et qui semblent recourir davantage à l'utilisation du préservatif ; et ceux qui n'offrent pas d'argent comme c'est le cas pour les petits amis et les autres partenaires sexuels réguliers.

Dans le premier contexte, l'analyse du discours des participants montre que la travailleuse du sexe exige impérativement l'utilisation du préservatif et qu'elle a pour la majorité des filles des préservatifs à leurs dispositions. Un participant affirme ceci : *« en tout cas, les "prostituées" que j'ai déjà visitées obligent les hommes à se protéger, elles-mêmes ont déjà des préservatifs dans leurs sacs »* (C. N., notre enquête, 05 mars 2024), ou encore *« il n'y a pas un seul homme qui peut dire qu'il a couché avec une prostituée sans se protéger, c'est quasi-impossible »* (S. A., notre enquête, 07 mars

2024). Il serait très difficile de faire l'amour avec une prostituée sans porter de préservatif, quel que soit le montant que tu as soldé sans son consentement. Un client relate ceci : *« y'a pas de prostituée là qu'on peut « baiser » sans capote même si tu donnes dix mille, même si tu donnes vingt mille »* (G. Z., notre enquête, 10 mars 2024).

De plus, selon quelques participants, certaines travailleuses du sexe auraient des projets d'avenir et tiendraient à leur vie : *« les prostituées elles-mêmes ne vont pas te laisser faire sans porter capote. Elles veulent l'argent, mais elles connaissent leur vie aussi, il y en a qui veulent laisser ce travail pour aller bien vivre dans un foyer »* (C. N., notre enquête, 05 mars 2024).

Certains clients des travailleuses du sexe affirment qu'elles ont des préservatifs en quantité à leur portée. Un client s'exprime ainsi : *« les prostituées exercent généralement leur métier dans un endroit assez privé, un endroit clos. À l'intérieur il y a soit le propriétaire du site qui vend les paquets de préservatifs et autres produits existants ; elles viennent en acheter plusieurs paquets de capotes pour garder sur elles. Quand elles ont des clients, elles-mêmes lui donnent le préservatif afin qu'il porte avant le début des rapports sexuels »* (O. R., notre enquête, 07 mars 2024). De plus, les travailleuses du sexe fourniraient les condoms à leurs clients : *« elles se protègent parce que quand on va là-bas, c'est elles qui fournissent les préservatifs »* (S. A., notre enquête, 05 mars 2024).

Dans la section précédente, nous avons analysé le discours de la relation des clients avec les travailleuses du sexe en lien avec le port du préservatif. Il est ressorti de ces analyses, le port systématique du préservatif afin d'avoir des rapports sexuels avec une travailleuse du sexe. Toutefois, le discours des clients et autres partenaires sexuels des travailleuses du sexe montre que la confiance envers l'une d'entre elles peut faire en sorte qu'un homme n'utilisera pas le condom. Cet élément serait particulièrement manifeste dans le discours des clients réguliers, des partenaires sexuels non payants et des petits amis. En guise d'illustration, certains participants affirment ceci : *« par moment, quand tu deviens très régulier avec une travailleuse du sexe, si elle arrive à mettre une étiquette sur toi, pour finir toi et elle, on parle plus de préservatif »* (T. K., notre enquête, 10 mars 2024) ; ou encore *« moi, j'ai tissé une amitié particulière avec une travailleuse du sexe, maintenant je paie plus trop les services et je n'utilise plus le préservatif. Elle-même m'appelle souvent pour venir lui faire l'amour et repartir »* (Y. N., notre enquête, 03 mars 2024).

Au-delà de la confiance placée à l'égard des clients réguliers et autres partenaires sexuels non payants, il y a aussi la somme d'argent mise en jeu par les clients. Certains clients s'expriment ainsi : *« très souvent il y a des hommes qui proposent une somme d'argent très élevée afin de coucher avec une travailleuse du sexe ; et généralement cette dernière ne refuse pas, car c'est pour de l'argent qu'elle pratique ce métier »* (S. M., notre enquête, mars 2024). D'autres clients et petits amis soutiennent le même discours et montrent que ce serait avant tout le client qui ne voudrait pas porter de préservatif : *« ici, il y a des femmes qui croisent les clients qui ne veulent pas porter des préservatifs qui proposent à ces femmes une grosse somme, une somme colossale pour pouvoir faire ces rapports sans ces préservatifs, donc, ces genres de garçons, ils ne pensent pas aux conséquences qui vont surgir après »* (K. A., notre enquête, mars 2024) ou encore : *« certains hommes ils peuvent aller seulement et puis ils disent ah, tel prix sans la capote, y'a tel prix c'est avec capote, souvent y'a d'autres personnes qui trouvent beaucoup de plaisir sans porter la capote »* (A. K., notre enquête, 03 mars 2024).

Les résultats de cette étude ont mis en lumière trois éléments clés. Premièrement, l'analyse a révélé que les inégalités de genre sont profondément ancrées dans les rapports sociaux et sexuels entre les hommes et les femmes dans la ville restreinte de Korhogo. Ces inégalités perpétuent une dynamique de pouvoir où les femmes et plus particulièrement les travailleuses du sexe, occupent une position subordonnée. Ces inégalités trouvent leurs racines dans les normes culturelles traditionnelles du peuple sénoufo, qui assignent des rôles distincts aux hommes et aux femmes, valorisant la soumission féminine et la domination masculine.

Deuxièmement, les conditions de précarité socioéconomique sont omniprésentes, notamment dans les quartiers étudiés, et constituent un facteur majeur de vulnérabilité pour les travailleuses du sexe et leurs partenaires. La pauvreté et le besoin de subsistance poussent nombre de jeunes femmes à s'engager dans le travail sexuel, souvent sans possibilité de négocier des pratiques sexuelles protégées. Cette précarité renforce la dépendance économique des femmes envers leurs partenaires masculins, compromettant leur capacité à gérer leur santé sexuelle.

Enfin, il ressort des résultats que cette combinaison des inégalités de genre et des conditions économiques précaires crée un contexte propice aux comportements sexuels à risque, augmentant la vulnérabilité de cette population aux IST et au VIH/SIDA. Ce phénomène est exacerbé par la réticence de certains clients à utiliser le préservatif et par le manque de contrôle des travailleuses du sexe sur la régulation de leur activité sexuelle.

Ce bilan met en exergue des défis multidimensionnels liés aux comportements sexuels à risque dans la ville restreinte de Korhogo, influencés par les facteurs socioculturels et économiques spécifiques. La section de discussion permettra d'approfondir ces résultats en les confrontant aux travaux théoriques et empiriques existants, et en examinant leurs implications pour des stratégies de santé publique adaptées au contexte local.

Discussion

L'analyse du discours des participants a été regroupée en trois thématiques que nous avons présentées dans les résultats : les rapports entre les hommes et les femmes, la sexualité et l'usage du préservatif et le phénomène de la prostitution. De ces résultats ressortent les points suivants :

- ✓ les inégalités de genre au cœur de la sexualité et du phénomène de la prostitution ;
- ✓ les conditions de précarité socioéconomiques qui représentent un élément essentiel dans la compréhension des rapports de genre, de la sexualité et du phénomène de la prostitution ;
- ✓ la combinaison des inégalités de genre et des conditions de précarité socioéconomique créent un contexte de vulnérabilité au VIH/sida pour les hommes qui fréquentent les travailleuses du sexe et pour toutes les femmes, dont les travailleuses du sexe à Korhogo.

Les inégalités de genre sont au cœur de la sexualité et du phénomène de la prostitution. En effet, l'analyse du discours des participants met en lumière la persistance d'une inégalité de genre en faveur des hommes. La représentation sociale de ce qu'est un homme ou une femme dans la localité de Korhogo sont les résultats des rôles sociaux de genre produits par la culture du peuple senoufo. Ils résultent des inégalités imposées par les déterminants sociaux qui accentuent la vulnérabilité des femmes en pays sénoufo. L'identité masculine conduit les hommes à prouver tôt leur virilité. L'accès limité de certaines filles à l'éducation et le déni d'opportunités pour les biens et services les maintiennent dans des positions de dépendances qui ne leur facilitent pas la prise de décision pour une vie sexuelle sécurisée. La ségrégation sexuée des rôles sociaux traditionnels de genre est un levier de construction des rôles de sexe, mais aussi un instrument puissant de leur hiérarchisation au sein de la société sénoufo. Ces résultats corroborent ceux de Bédard (2001), obtenus au Burkina Faso. Ces inégalités ont par ailleurs été décriées par de nombreux auteurs soutenant le discours féministe et sont à l'origine d'inégalités en matière d'accès aux ressources telles que l'éducation et les services de santé où les besoins des hommes sont pris en compte avant ceux des femmes (Bereni et *al*, 1993).

Les résultats montrent clairement que cette inégalité de genre se répercute dans la sexualité et constituerait non seulement l'un des fondements des comportements sexuels des hommes interrogés et des femmes qu'ils fréquentent, mais aussi de la pratique et du recours à la prostitution. À l'instar de Bédard (2001), nous observons ici que les inégalités de genre se reproduisent dans la sexualité des hommes et des femmes. À cet égard, Pezeril (2017), montre dans une discussion de l'ouvrage de Garcia (2016), un caractère extraordinaire autant par ce que les partenaires en font que par le poids moral qui y reste associé. Dans cette configuration des faits, les femmes hétérosexuelles sont de grandes perdantes d'autant qu'elles sont majoritairement dans la position de « maîtresses ». Elles se retrouvent en attente des désirs et de la responsabilité de l'autre, mais elles endossent elles-mêmes le rôle de la femme soumise, dévouée, patiente et discrète.

Les inégalités de genre observées dans le discours des participants fournissent également une explication au phénomène de la prostitution ainsi qu'aux motifs qui incitent les hommes interrogés à recourir aux services des travailleuses du sexe. En effet, la soumission et la dépendance économique des femmes envers les hommes, signes majeurs des inégalités de genre, ont été clairement exprimées par les participants de notre étude. Ces deux points constituent selon Green (1988), des éléments explicatifs du phénomène de la prostitution. Ces points sont en corrélation avec ceux de l'Observatoire national des violences faites aux femmes en France (2015). Au-delà, de ces motifs, une étude conduite par Bambara (2012) au Burkina Faso a révélé que les raisons qui ont conduit les jeunes filles à la situation de prostitution sont : la survenue des relations sexuelles précoces, la précarité économique, la négligence et la maltraitance parentales. Mais, la prostitution féminine est aussi la manifestation de la combinaison des rapports de genre inégaux et de la sexualité féminine et masculine où la femme est non seulement dépendante de l'homme économiquement, mais est aussi à son service sur le plan sexuel (Pheterson, 2001 ; Tabet, 1998).

La vulnérabilité féminine au VIH/sida établie par le discours des clients et partenaires sexuels des travailleuses du sexe de Korhogo, se comprendrait par la position inférieure des femmes dans la société qui leur attribuerait moins de reconnaissance sociale et de pouvoir de décision envers les hommes. De plus, leur dépendance économique envers eux et particulièrement le lien économico-sexuel qui caractérise leurs rapports serait un autre élément qui ferait en sorte que des femmes multiplieraient les partenaires sexuels.

Ainsi combiné aux conditions de pauvreté, cet élément de vulnérabilité favoriserait chez les femmes la recherche de partenaires sexuels dans l'espoir d'y trouver un revenu comme le soutient Agustoni et *al* (2008). Dans ce cadre, entre le simple rapport sexuel en échange de cadeau et la prostitution, il n'y aurait qu'un pas.

Enfin, la sexualité des femmes ne serait pas reconnue tant en ce qui a trait à leurs besoins, à leurs désirs qu'à leurs droits. De plus, tout serait orchestré afin de réprimer leur sexualité existante soit par des normes contraignantes. Or, une femme qui n'a pas ou peu de connaissances sur sa propre sexualité peut difficilement avoir un contrôle sur cette sexualité. De plus, le fait que la sexualité soit un sujet tabou entre les partenaires sexuels et entre les parents et les enfants ajoute un autre élément contraignant. Ces éléments de vulnérabilité au VIH/sida rejoignent ceux présentés par Gupta (2000) dont les recherches ont été menées dans différents pays et continents.

Conclusion

La présente étude analyse les rapports de genre et de sexualité qui influencent les comportements à risque au VIH/SIDA parmi les clients et partenaires des travailleuses du sexe à Korhogo. Les inégalités de genre, exacerbées par la précarité socioéconomique, créent un environnement où les femmes particulièrement les travailleuses du sexe sont vulnérables à des pratiques sexuelles à risque. La rigidité des rôles de genre et la dépendance économique qui en découlent réduisent les possibilités de négociation des rapports protégés, ce qui accroît la propagation des IST et VIH dans ce milieu.

L'importance des normes sociales et des valeurs culturelles sur la sexualité montre que les politiques de santé publique devraient tenir compte de ces dynamiques pour réduire les risques sanitaires auxquels sont confrontés les acteurs du secteur. Une compréhension approfondie des enjeux de genre dans ce contexte est cruciale pour élaborer des interventions adaptées, qui ciblent à la fois la protection des travailleuses du sexe et la sensibilisation de leurs partenaires.

En guise de recommandations, il faut renforcer la sensibilisation communautaire. Il s'agit de mettre en œuvre des campagnes de sensibilisation centrées sur l'égalité de genre et la responsabilité partagée en matière de santé sexuelle. Ces initiatives pourraient inclure la formation de leaders communautaires pour soutenir la promotion des pratiques sexuelles sécurisées et la lutte contre les stigmatisations à l'égard des travailleuses du sexe. Puis l'amélioration de l'accès aux moyens de protections. Il est question de faciliter l'accès aux préservatifs et à des services de santé sexuelle adaptés pour les travailleuses du sexe et leurs partenaires. Ce renforcement des ressources permettrait aux acteurs de ce secteur de se protéger efficacement contre les IST et le VIH. Aussi, la mise en place de programmes d'autonomisation économiques pour les femmes. En outre, il faut développer des programmes visant à diversifier les opportunités économiques pour les femmes de Korhogo afin de réduire leur dépendance au travail sexuel. Ces programmes pourraient inclure des formations professionnelles et un soutien microentrepreneuriat pour les femmes vulnérables.

Références bibliographiques

Bambara, Y. C. (2012). Les facteurs de risque de la prostitution des jeunes filles mineures à Bobo-Dioulasso au Burkina Faso. Volume 58 (1), ISSN 1708-1734 (digital).

Dagnogo, F., et al. (2021). Influence des rapports de genre sur la sexualité des travailleuses du sexe en Afrique de l'Ouest. Revue Genre et Santé, 29 (1), 89-102.

Garcia, M.-C. (2017). Amours clandestines : Sociologie de l'extra-conjugalité durable.
Green, E. C. (1988). AIDS in Africa: An Agenda for Behavioral Scientists. In N. Miller & F. Rockwell (Eds.), AIDS in Africa: The Social and Policy Impact (pp. 175-196). New York: Mellen Press.
Gupta, G. R. (2000, July 12). Gender, Sexuality, and HIV/AIDS: The What, the Why, and the How. XIIIth International AIDS Conference, Durban, South Africa.
Kouadio, A., et al. (2020). L
es normes sociales et de la sexualité dans le nord de la Côte d'Ivoire. Journal Africain de Sociologie, 45(3), 123-135.
Kouassi, J., & Traoré, T. (2023). Autonomisation et santé sexuelle en milieu vulnérable : une analyse de Korhogo. Journal de Santé publique en Afrique de l'Ouest, 48 (1), 15-30.
Meystre-Agustoni, G., et al. (2008). Comportements par rapport au VIH/SIDA et aux autres infections sexuellement transmissibles dans l'univers de la prostitution féminine. Institut universitaire de médecine sociale et préventive (IUMSP). »
Ouattara, M. (2019). Vulnérabilités des travailleuses du sexe face aux IST en Côte d'Ivoire. African Health Review, 22 (4), 211-224.
Ouattara, M., et al. (2019). Genre, sexualité et prévention du VIH au Burkina Faso. Revue de Santé et Société, 32 (2), 145-159.
Pezeril, C. (2017). De l'inégalité de genre dans l'amour et la sexualité : Discussion de l'ouvrage de Marie-Carmen Garcia, Amours clandestines : Sociologie de l'extra-conjugalité durable. Lyon : PUL.
Pheterson, G. (2001). Le prisme de la prostitution. Paris : L'Harmattan.
RGHP (2021). Résultats globaux.
Tabet, P. (1998). La construction sociale de l'inégalité des sexes : des outils et des corps. Paris: L'Harmattan.
UNAIDS. (2021). Global AIDS Update. United Nations Programme on HIV/AIDS.
Zahui, B. (2022). Comportements sexuels à risque en milieu urbain en Côte d'Ivoire. Revue Santé et Société, 38 (2), 56-68.

D.

Conscience sanitaire et comportements à risque des femmes d'Abidjan face au VIH/sida : que retenir ?

N'DRI Aya Aristide épouse ESSOUA[1]

Résumé

Cet article présente les grandes lignes d'une étude portant sur la conscience sanitaire et les comportements à risque chez les femmes des zones pauvres urbaines de la ville d'Abidjan de 1991 à 2011. Elle a permis de ventiler les différentes étapes de la lutte contre le VIH/sida en Côte d'Ivoire, à travers les actions de l'État et du secteur privé depuis l'apparition des premiers cas de VIH déclarés en Côte d'Ivoire en 1985. Mais, elle a surtout permis de montrer la persistance des comportements sexuels à risque chez les femmes malgré les actions de sensibilisation.

Réalisée dans quatre zones d'Abidjan à savoir Port-Bouët, Yopougon, Abobo et Marcory, cette étude fait ressortir la résistance au changement social des femmes face au VIH. À travers l'approche du risque combinée à l'approche de la vulnérabilité, par l'application de la méthode hypothético-déductive, les atouts « assets_Moser » dont disposent les femmes pour créer les capacités et générer le potentiel requis face aux contraintes sociales et à l'infection à VIH ont été révélés. À la lumière des résultats de l'enquête, il a été mis en exergue les contraintes sociales des femmes, l'adoption de comportements sexuels à risque du fait de ces contraintes et la perception du risque lié à l'infection VIH.

Mots-clés : Conscience sanitaire, Comportements sexuels à risque, femmes, vulnérabilité, sida.

Abstract

This article presents the main points of a study on health awareness and risky behavior among women in poor urban areas of the city of Abidjan from 1991 to 2011. It made it possible to break down the different stages of the fight against HIV/AIDS in Côte d'Ivoire, through the actions of the State and the private sector since the appearance of the first cases of HIV declared in Côte d'Ivoire in 1985. But, above all, it has made it possible to show the persistence risky sexual behavior among women despite awareness-raising actions.

Carried out in four areas of Abidjan, namely Port-Bouët, Yopougon, Abobo and Marcory, this study highlights the resistance to social change of

[1] Département de Sociologie, Université Félix Houphouët Boigny (Abidjan – Côte d'Ivoire)

women in the face of HIV. Through the risk approach combined with the vulnerability approach, by the application of the hypothetico-deductive method, the "assets_Moser" assets that women must create the capacities and generate the required potential in the face of social constraints and to HIV infection have been revealed. Considering the results of the survey, the social constraints of women, the adoption of risky sexual behaviors due to these constraints and the perception of the risk linked to HIV infection were highlighted.

Keywords: Health Awareness, Risky sexual behavior, women, vulnerability, AIDS.

Introduction

Cette étude s'intéresse à la résistance au changement social des femmes en état de vulnérabilité dû aux exigences liées aux pratiques sexuelles et aux attitudes recommandées par les institutions à charge de lutte contre le VIH/sida. Ce sont notamment des femmes communément perçues et désignées comme telles parmi lesquelles les professionnelles du sexe (PS). Ces femmes pour lesquelles divers modes de sensibilisations ont été mis en place et des appels à un Changement de Comportement (CCC) souhaité chez ces dernières.

De qui parle l'étude exactement et comment les identifier ? L'étude parle des femmes des zones périurbaines considérées « zones pauvres ». Il s'agit notamment des femmes âgées de 15 à 45ans pratiquant ou non une activité (formelle à faible revenu ou informelle) et des femmes exerçant dans le domaine de la prostitution. Cette dernière catégorie de femme apparaît d'ailleurs comme la cible principale. Celle-ci dérive de la première catégorie.

À propos de l'identification de la professionnelle du sexe, deux registres sont à l'œuvre : il y a celles qui sont affichées et celles qui ne le sont pas. En ce qui concerne les dernières citées, le Comité régional de Lutte contre le Sida (CRSL) de la région des Lagunes souligne d'ailleurs que, les PS non affichées sont en général des femmes au foyer, jeunes, adultes, célibataires ou mariées, élèves ou étudiantes des serveuses, des coiffeuses ou encore des vendeuses (CRSL, 2004). Point de vue confirmé par les socioanthropologues ivoiriens tels que M. Koné et K. N'Guessan (2005 : 193-199) et D. Kautcha (2012)[2].

Car, en dépit des campagnes de sensibilisation et de Communication pour un Changement de Comportement (CCC), selon les différents rapports nationaux et internationaux, la féminisation de l'infection à VIH perdure dans

[2] Donatien Kautcha, "Ces GPP vendeuses la journée, prostituées la nuit à Adjamé Bracodi", www.koaci.com consulté le 13 décembre 2014.

la population ivoirienne. Le taux élevé de la prévalence VIH chez les femmes enceintes à Abidjan en 2004 qui oscillait entre 7,7% et 15,5% (MLS, 2006) le démontrait. En 2009, bien que ce taux soit passé à 4,4%, cette baisse n'a empêché ni les nouvelles infections : environ 26 000 (ECAP, 2011) ; ni le nombre de personnes vivant avec le VIH : 450 000 avec environ 300 000 adultes parmi lesquelles 220 000[3] femmes âgées de 15 ans et plus (ONUSIDA, 2012).

En effet, la crise postélectorale de 2010 a, dans la suite logique des choses, amplifié le phénomène de la prostitution en l'étendant davantage aux femmes non PS à savoir les femmes au foyer, étudiantes, occupées ou au chômage dont 4% n'hésitent désormais pas à avoir des rapports sexuels payants (ECAP, 2011). Hormis cela, la situation de crise depuis plus d'une décennie a favorisé une forte migration des populations de l'intérieur vers ces communes d'Abidjan rendant la précocité sexuelle plus actuelle que jamais.

Par ailleurs, la non-utilisation régulière du préservatif avec tous les partenaires sexuels comme le révèle la présente étude (1/3 des femmes PS, 1 femme non PS sur 10). Une non-utilisation qualifiée de « négligence » (S. Dédy & *al*, 1999). Pour ce faire, comment expliquer la persistance des comportements sexuels à risque chez les femmes des zones pauvres urbaines ? Plus de vingt années de luttes après, que retenir du niveau de conscience sanitaire de ces femmes face au VIH/sida ?

Ainsi dit, cette étude tente de porter des réflexions sur la question de la conscience sanitaire et des comportements sexuels à risque chez les femmes des zones pauvres urbaines d'Abidjan. Aussi cet article a-t-il pour objectif de définir la conscience sanitaire des femmes des zones pauvres urbaines en termes de prises de risque et perceptions de 1991 à 2011.

1- Champ de référence conceptuelle

1.1 Conscience sanitaire

Le terme 'Conscience' et l'adjectif 'sanitaire' ont toujours été utilisés séparément, et dans des domaines différents ; l'un dans le domaine de la philosophie, l'autre dans le domaine de la santé. De ce fait, le sens commun pourrait regarder cette expression 'conscience sanitaire' comme une expression dépourvue de sens pire comme une erreur. C'est pourquoi, la clarification de cette expression est importante selon l'opinion commune, mais aussi selon le contexte sociologique du thème traité.

Selon l'opinion commune, le terme sanitaire *est relatif à la santé publique et à l'hygiène.* Quant à la conscience, *elle renvoie à la faculté qu'a un être humain de connaître sa propre réalité et de la juger.*

[3] Un chiffre qui est resté inchangé de 2010 à 2012.

Dans sa déclaration finale, point V, alinéa 8, la Conférence Internationale de l'OMS sur les SSP (Ouagadougou, 2008) a demandé instamment aux États-membres de l'Organisation Mondiale de la Santé (OMS) de :

"*Promouvoir la conscience sanitaire des populations, et notamment des adolescents et des jeunes, et renforcer les capacités des communautés à changer de comportements et à adopter des modes de vie plus sains, à prendre en main leur propre santé et à participer davantage aux activités liées à la santé, et créer un environnement permettant de doter les communautés des moyens pour participer à la gouvernance des services de soins de santé, conformément à l'approche des Soins de Santé primaires*".

Partant de cette déclaration, par "conscience sanitaire"[4], il faut entendre une estime de soi qui se manifeste dans le rapport de l'être humain à sa santé : ensemble de savoirs ou de connaissances construit à partir du savoir populaire lié à la santé et du savoir médical traduit autrement par le savoir populaire lié à la maladie. Ce dernier fait généralement référence au savoir scientifique dit professionnel et régit par une culture savante (R. Massé, 2008).

Produit à la fois de la culture de référence de l'individu et du conflit des traditions de guérison en présence dans un milieu donné, et à un moment de l'histoire, la conscience sanitaire est perçue comme une variable étiologique (S. Dédy, 2009).

La conscience sanitaire est de ce fait d'abord individuelle. En d'autres termes, chacun doit pouvoir avoir conscience de prendre soin de sa santé. Ensuite, elle est collective quand il s'agit d'un groupe ou d'une collectivité. Cela pour dire que la conscience sanitaire a un volet relationnel et idéologique qui évolue en fonction des rapports sociaux. Elle n'est pas seulement composée de connaissances et de croyances, mais de l'ensemble des significations rattachées aux objets du savoir (maladies, causes perçues, thérapie ou traitement).

C'est ce qui conforte Dédy Séri, sociologue ivoirien, dans ses écrits lorsqu'il dit que la conscience sanitaire est un phénomène social total, mesurable dans le temps et dans l'espace, pour autant qu'elle se manifeste à travers des comportements ou conduites tangibles (S. Dédy, 2018 : 18).

Ainsi, la conscience sanitaire pourrait se définir comme étant la connaissance immédiate de sa propre santé par rapport au savoir général (médical et populaire). En référence au présent thème, parler de la conscience sanitaire des femmes des zones pauvres urbaines , qu'elles soient une professionnelle du sexe (PS) ou non, c'est mesurer par des indicateurs bien définis le degré

---

[4] Ce concept a été utilisé pour la première fois par le Professeur Sociologue Dédy Séri Faustin de l'Université Félix Houphouët Boigny, sise à Abidjan (Côte d'Ivoire) dans le cadre du Processus de Planification stratégique du PNLS/Côte d'Ivoire, Analyse de la Réponse ONUSIDA, sous la direction de Dédy Séri, PP. 100-101. Pour la deuxième fois à Brazzaville/Afro et à Douala, lors des travaux préparatoires de la Conférence de Ouagadougou (28-30 avril 2008). Le concept s'est imposé à cette conférence qui l'a adopté.

qu'elles ont de leur état de femme (plus à risque que l'homme) ou exerçant, pour les PS, un métier à risque ; en relation avec la volonté de maintenir une bonne santé quoiqu'il en coûte.

1.2 Comportements sexuels à risque

Définir le comportement sexuel, c'est d'abord définir ce qu'est la sexualité. La définition de la sexualité est abordée sous diverses approches à savoir biologique, phylogénétique, psychologique, anthropologique, médical et les concepts psychanalytiques et psychopathologiques.

À l'analyse de toutes ces approches et en se référant à ce travail, la sexualité humaine est une activité consciente et intime en opposition à la sexualité des animaux qui elle, est instinctive et spontanée.

En dépit de son caractère intime et privé, la sexualité humaine joue surtout un rôle communautaire, d'où sa connotation sociologique. En d'autres termes, elle unit deux personnes de sexes différents5 issus de deux familles différentes pour former une famille, selon les croyances et les normes de la communauté, au sein de laquelle le style éducationnel est inculqué. Partant de ce fait, il est clair que la sexualité revêt des codes symboliques et des valeurs qui participent à lui donner une évolution historique et culturelle. À ce niveau, le mariage se révèle être une régulation sociale de la sexualité humaine.

Par ailleurs, Claude Lévi-Strauss parle de la sexualité comme d'une monnaie d'échange.

Cette connotation de la sexualité met en exergue l'existence d'un « marché du sexe » (C. Lévi-Strauss,1947) dans lequel s'exprime le pouvoir de l'argent exercé par les personnes qui demandent le service du sexe sur les personnes qui l'offrent.

La sexualité est à la fois une donnée psycho-socio-affective individuelle, voire personnelle, intime ou privée et en même temps interpersonnelle et collective. Elle est un facteur de socialisation important.

Les termes sexualité et social, de même que les termes sexualité et culture sont indissociables (R. Courtois, 1998).

Par conséquent, la sexualité engage la question de la filiation centrale dans la loi symbolique qui gère les comportements sexuels.

Par ailleurs, Alain Birou définit le comportement comme une disposition actuelle à agir extérieurement, d'une certaine façon (A. Birou, 1956 : 7). Dans cette étude, il s'agit de comportement lié au sexe et de l'usage qu'une personne en fait.

Cet usage peut être conforme ou en contradiction aux habitudes sociales ou aux normes sociales promues par les institutions. D'où le terme de risque.

---

[5] Dans la conception africaine, la sexualité ne revêt de sens qu'entre un homme et une femme. Cette réalité est également révélée dans les écritures saintes des religions dites révélées (Bible et Coran).

Ici, le risque peut être appréhendé par rapport aux conditions matérielles d'existence ou encore par rapport à la représentation que l'on a d'une situation ou d'une maladie.

Comme cela est le cas dans cette étude, l'infection à VIH est jugée liée à l'infidélité voire au vagabondage sexuel. Ce qui n'est pas toujours vrai quand on sait que certains enfants aujourd'hui adultes ont été infectés par leur mère. Dans tous les cas, à ce stade, une vigilance accrue est adoptée.

Cette vigilance est généralement développée par la population en relation avec le risque de sorte que l'infection à VIH n'est possible chez elle que, lorsqu'on a commis « un péché » : *« J'ai un seul homme/femme donc je ne peux pas attraper le VIH ».*

Parler des comportements sexuels à risque des femmes, c'est analyser ces comportements sous deux angles à savoir l'observable qui relève de la dimension structurale et le symbolique qui réfère au sens, à la signification du comportement.

Autrement dit, C'est faire ressortir le comportement qu'on devrait adopter (minimiser le risque d'infection à VIH par exemple) et le comportement qu'on adopte au quotidien (Non-utilisation systématique des préservatifs avec certains clients ou partenaires sexuels, qu'ils soient occasionnels ou réguliers).

1.3 Femmes

Les femmes, objet de ce travail, se répartissent en deux catégories : il s'agit des deux catégories de femmes présentes dans la capitale économique : les femmes dites PS, pour désigner les Professionnelles du sexe, et les femmes dites non PS pour parler des femmes qui ne sont pas appelées PS.

Femmes dites PS (Professionnelles du sexe)

Femmes dites Professionnelles du sexe dont le langage social ivoirien désigne par *toutou, djantra, djandjou, lanceuses de foulard, filles de joie*, etc., les professionnelles du sexe sont des femmes qui ont décidé de faire du sexe leur profession. En d'autres termes, il s'agit des femmes engagées dans le domaine de la prostitution. Du latin *prostitutio*, la prostitution est définie comme une forme ponctuelle d'échange économico-sexuel, explicite et préalablement négociée. Bien que pratiquée par les deux sexes, en Côte d'Ivoire, elle est majoritairement exercée par les femmes auprès d'hommes. Soulignons que ce domaine ayant longtemps été l'apanage des Ghanéennes (prostitution fixe), s'est diversifié en 1993 avec l'entrée d'autres nationalités dont les Nigérianes et les Ivoiriennes, avènement de l'abordage et du racolage introduisant les notions de PS affichées6 et de PS non affichées.

---

[6] PS dont la résidence fait généralement office de lieu de travail, est reconnue par les ONG nationales et internationales et dispose d'une carte de suivi et de prise en charge médicale.

Selon la politique nationale de lutte contre le VIH, la prostitution est définie comme « le fait pour une personne d'avoir des relations sexuelles contre rémunération avec des partenaires multiples et de vivre ainsi du commerce de son corps » (MLS, 2011).

Dans le cadre du présent article, l'intérêt est porté sur les femmes dites professionnelles du sexe qu'elles soient fixes, ambulantes affichées ou non affichées.

À ce niveau, il est intéressant de préciser que seules les femmes PS pour qui la décision de choisir le métier de la prostitution est personnelle7 ont été prises en compte.

Femmes *dites* non PS :

Définir les femmes non PS astreint à prendre comme repère les femmes dans leur ensemble, au sein de la population ivoirienne, du fait de leur caractère multidimensionnel. Sont considérées comme femmes non PS dans ce travail, les femmes qui ne pratiquent pas, de manière affichée la prostitution et qui déclarent ne pas s'inscrire dans le registre des PS non affichées.

Il s'agit donc de toutes les femmes exerçant toute autre forme d'activités, qu'elle soit du secteur primaire, secondaire ou tertiaire, à l'exception du métier de la prostitution. Ainsi, des fonctionnaires du public, des enseignantes, des coiffeuses, des serveuses, des élèves et étudiantes ont été interviewées.

1.4 Vulnérabilité

Les sociologues de la santé ont mobilisé le concept de vulnérabilité par exemple concernant le risque de contraction du VIH/SIDA. Dans un contexte de banalisation du virus et de baisse de la vigilance et de la prévention, l'enjeu n'est plus d'éradiquer le risque, mais plutôt de le réduire en identifiant et en agissant sur la vulnérabilité de certaines populations (Delor et Hubert, 2000). Dans la construction sociale du risque de contracter le virus, ce type d'étude est relativement récent.

C'est d'ailleurs l'une des raisons pour laquelle, le concept de la vulnérabilité ne peut être départi de ce travail. Aussi, l'approche de la vulnérabilité de C. Moser (1998) a aidé à comprendre la capacité et la potentialité des acteurs sociaux tels que l'État et les organisations autres que l'État dans la construction des atouts de la cible de cette étude.

En clair, une femme qui n'a pas de ressources, qui n'a ni opportunité ni possibilité d'apporter une réponse à sa situation de « femmes sans recours » est vulnérable : elle est plus encline à marchander ses atouts naturels selon les conditions de la personne qui disposent de ses ressources, et donc plus exposée au risque d'infection au VIH.

---

[7] A l'opposé du choix contraignant qui fait intervenir les proxénètes, le choix personnel est délibéré, dépourvu de toute intervention de personnes extérieures.

2 - Méthodologie

La démarche hypothético-déductive est la démarche utilisée pour mener à bien cette étude, c'est la démarche classique de la science moderne. C'est un mode de pensée qui part du général au particulier. Dans ce travail, la vérité émane de constructions logiques et de schémas conceptuels. Le raisonnement déductif permet de tirer des conclusions précises à partir d'un ensemble de propositions (hypothèses), de prémisses ou d'un cadre théorique : les conclusions résultent formellement de ces prémisses ou de cette théorie. La raison qui sous-tend ce choix réside dans l'existence de données empiriques et de statistiques sur les comportements sexuels à risque. Ces données ont servi à élaborer le cadre théorique de ce travail.

2.1 Échantillonnage

La population à l'étude est constituée des femmes des zones pauvres de la ville d'Abidjan. Abidjan a été le lieu choisi parce qu'elle est une ville cosmopolite du fait de la représentation des différentes populations des 19 régions de la Côte d'Ivoire.

Les populations objet de cette étude, se trouvent dans les périphéries de la ville particulièrement dans les quartiers comme Abobo, Yopougon, Port-Bouët. Toutefois, les lieux de fonction de la cible à l'étude sont les quartiers huppés tels que Cocody et Marcory ainsi que les points chauds comme la rue princesse à Yopougon. Aussi, Marcory a été ajouté aux trois premières communes citées pour les besoins de l'enquête de vérification.

À cet effet, trois cents (300) PS ont été interviewées pour une vérification quantitative dans 3 des 4 zones d'étude : Yopougon, Marcory et Port-Bouët à raison de 100 PS par zone d'enquête. Pour la vérification qualitative, les interviews se sont déroulés avec 14 personnes des structures publiques composées du Ministère de la Lutte contre le Sida et les centres de santé communautaires, 6 représentants des structures privées (ONG et structures de prise en charge des PVVIH et/ou PS). Ce qui donne 20 personnes de structures spécialisées interviewées pour la phase qualitative. En ajout à cela, 6 discussions de groupes ou *focus groups* de 1 heure 30 chacun ont été réalisés avec les femmes non PS à Yopougon, Port-Bouët et Abobo en raison de 2 focus par zone d'enquête. Le nombre de personnes par groupe varie de 6 à 12 personnes pour assurer l'objectivité des discussions.

2.2 Méthode d'analyse des données

Pour l'analyse qualitative des données, l'analyse de contenu a été combinée à l'analyse enracinée. Le choix de cette combinaison a pour objectif de circonscrire les discours tenus par les personnes entretenues en se basant sur les données du terrain ; cette analyse s'est faite par rapport aux objectifs fixés.

Elle a contribué à expliquer les comportements révélés ainsi que les représentations que se font les femmes de la population pauvre urbaine sur le risque et sur la maladie VIH/sida.

La phase qualitative a donc été décrite ici comme la phase explicative de cette étude.

En ce qui concernant l'analyse quantitative, elle s'est faite suivant les grands thèmes du questionnaire élaboré en fonction des objectifs spécifiques définis.

2.3 Difficultés de recueil de données

Pendant la réalisation de cette étude, plusieurs difficultés ont été rencontrées : d'abord, soulignons que du fait de la crise, les femmes dans leur ensemble (PS ou non PS) étaient réticentes face aux interviews. Les femmes non PS avaient du mal à sortir de leurs maisons pour participer aux réunions de groupe. Quant aux PS, elles ont développé une stratégie de défense souvent visible par la présence de « gardes du corps » rendant difficile les échanges.

Par ailleurs, à la faveur des crises successives, des documents importants de recherche ont été perdus et/ou brûlés empêchant ainsi l'accès à des données récentes ou actualisées.

3 - Présentation et discussion des résultats

3.1 Évolution du VIH/sida en Côte d'Ivoire

Depuis les premiers cas de VIH signalés en 1985, le VIH a connu une évolution vertigineuse : ce qui nous donne une courbe ascendante de 1985 à 1993 avec un pic en 1993 puis une descendante de l'an 2001 à 2009.

Figure 1 : Évolution de la séroprévalence en Côte d'Ivoire de 1985 à 2011.

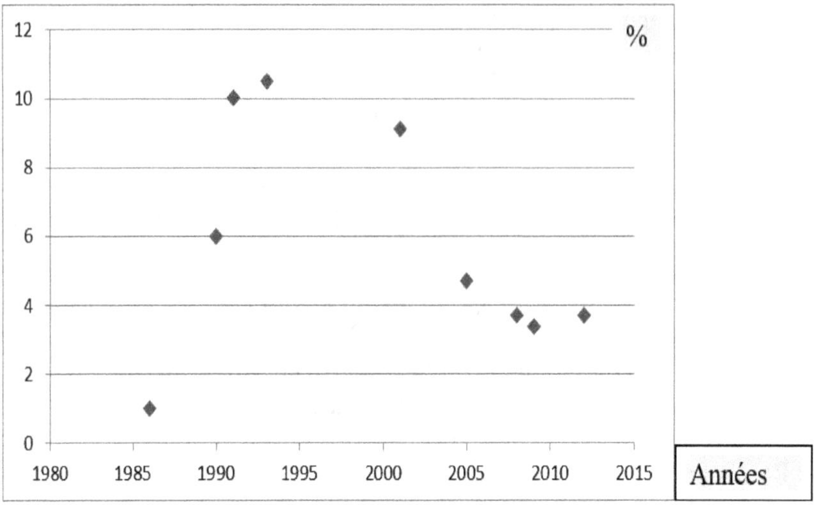

Source : Données issues de la revue documentaire.

En effet, de 2 cas déclarés en 1985, l'estimation de la séroprévalence du VIH/sida est passée de 1% en 1986 à 10,5% en 1993 (voir figure ci-dessus). C'est d'ailleurs cette estimation qui a été maintenue jusqu'en 2000 par l'ONUSIDA et les ONG intervenant dans le domaine du VIH en Côte-d'Ivoire. Cependant, nous remarquons que dès 2001, le taux de séroprévalence au VIH/sida amorce une descente. Ainsi, de 9,7% annoncé en 2001, nous arrivons à 3,4% de séroprévalence à VIH en 2009 pour remonter en 2011 à 3,7%.

Par ailleurs, comme constaté dans différents documents consultés et selon différentes sources, des estimations ont été faites de part et d'autre aussi bien pour la population de 15-49 ans que pour les femmes enceintes. Aussi, il ressort que l'infection à VIH au niveau de la population générale, et ce, quelle que soit la source de collecte, a connu une période de montée et une période de descente. Cependant, l'infection à VIH/Sida chez les femmes enceintes évolue en dent de scie pour la quasi-totalité des tranches d'âge. Ce qui relève l'importance des sensibilisations sur le VIH/Sida.

De nos jours, il est de plus en plus question de prévalence du VIH et facteurs associés. Ainsi, à la suite d'une enquête démographique réalisée en Côte d'Ivoire de 2011 à 2012, il ressort les principaux résultats ci-dessous :

Parmi les personnes éligibles, 79 % ont été interviewées et prélevées pour le test du VIH : 82 % des femmes de 15-49 ans et 77 % des hommes de 15-59 ans. La prévalence du VIH dans la population générale de 15-49 ans est de 3,7 %. Elle est plus élevée chez les femmes (4,6 %) que chez les hommes (2,9 %). Elle était de 4,7 % en 2005 : 6,4 % chez les femmes et 2,9 % chez les hommes. La prévalence augmente avec l'âge aussi bien chez les femmes que les hommes. Faible chez les 15-19 ans (moins de 1 %), elle atteint 8 % chez les 45-49 ans.

La prévalence du VIH est plus élevée en milieu urbain (4,3 %) qu'en milieu rural (3,1 %). La ville d'Abidjan (5,1 %), le Centre-Nord (4,4 %), le Sud-Ouest (4,3 %), le Centre-Est (4,0 %) ont les prévalences les plus élevées.

La prévalence est très élevée parmi les veuves (17,3 %) et les séparées/divorcées (8,0 %). Parmi les personnes infectées, 58% de femmes et 60% d'hommes ne connaissent pas leur statut de séropositivité. Dans 1,9 % des couples, les deux conjoints sont séropositifs et, dans 5,4% des couples, un seul des conjoints est séropositif, soit la femme (2,6%), soit l'homme (2,8%). À ce niveau, il convient de savoir ce qui a été mené comme actions depuis les premiers cas déclarés en 1985. Rechercher les actions menées revient à décrire les types de sensibilisations menées aussi bien par l'État que par les ONG et à dire comment elles ont été menées.

3.2 Prévention et sensibilisation en Côte d'Ivoire

Afin de lutter contre ce phénomène, l'État de Côte d'Ivoire a d'abord mis en place un Programme national de Lutte contre le VIH (PNLS) en 1993 avec pour tutelle, le Ministère de la Santé et des Affaires sociales. Ce programme a été dissout en 1999. En remplacement, le Ministère Délégué auprès du Premier Ministre Chargé de la Lutte contre le Sida a été créé. Mais dès 2001, la question de la lutte contre le VIH a été rattachée au Ministère de la santé intitulé Ministère de la Santé et de la Lutte contre le VIH/sida. Dans le dernier trimestre de l'an 2002, après le coup d'État armé de septembre 2002, la question du VIH a été dissociée du Ministère de la santé et de l'hygiène publique pour le Ministère de la lutte contre le VIH/Sida. C'est d'ailleurs dans ce contexte que le Conseil National de Lutte contre le Sida (CNLS) a été créé (2004)8.

Les actions de l'État dans le domaine de la prévention et de la sensibilisation, ont débuté en 1987,et ont été marquées dans un premier temps par l'élaboration de plans nationaux et stratégiques (de 1992 à 2010) et de réalisation d'enquêtes dans un deuxième temps (2002 à 2009). Quant aux actions des organisations autres que l'État, elles ont ciblé les populations hautement vulnérables parmi lesquelles sont enregistrées les professionnelles du sexe (PS).

C'est ici le lieu de préciser que les interventions à l'endroit des PS sont menées majoritairement par les organisations de la société civile (81% des cas) : le gouvernement américain, à travers le PEPFAR est de loin le plus

[8] Au moment de l'édition de la présente thèse (2013), le Ministre en charge du VIH/sida a été rattaché à nouveau au Ministère de la Santé. Il redevient donc le Ministère de la santé et de la Lutte contre le VIH/Sida.

grand soutien des efforts de VIH/SIDA avec une contribution à hauteur de 70% à tous les fonds dédiés à la lutte contre le VIH/SIDA en Côte d'Ivoire.

L'ensemble des structures ayant des interventions à l'endroit des PS sont situées à Abidjan, notamment à Abobo, Yopougon et Marcory, nos zones d'enquêtes.

À l'analyse des données recueillies à travers la recherche documentaire, il ressort que dès les premiers cas de VIH déclarés, une sensibilisation de masse a été initiée par l'État de Côte d'Ivoire (figure 4) à l'aide des images de sidéens en phase terminale.

Il s'est avéré que ces images ont davantage contribué à effrayer la population plutôt qu'à la sensibiliser (F. Deniaud, 1991 ; A. N'Dri, 2003 : 138).

Comme conséquence directe de cette sensibilisation, il y a eu l'avènement de la stigmatisation : Une personne maigre était, *in facto*, estampillée « sidéen ». C'est alors que des stratégies d'Informations, d'Éducation et de Conseils (IEC) ont été développées. Ces informations étaient généralement données par des sages-femmes formées à cet effet.

À côté de cette sensibilisation de masse, une sensibilisation communautaire a été organisée avec comme stratégie, la Communication pour le Changement de Comportement (CCC) et comme outil privilégié, la formation en termes de préventions et de sensibilisations des pairs éducateurs appelés plus tard Éducateurs de Pairs (EP).

Les acteurs généralement impliqués étaient : (i) les structures étatiques chargées de la question du VIH (Programme et/ou Ministère de la Lutte contre le Sida) ; (ii) les ONG nationales et internationales ; (iii) les clubs des lycées et collèges ; (iv) les collectivités ou associations.

En sus, mandat a été donné à chaque ministère pour la création d'un comité multisectoriel de réponses précises relative au VIH/Sida.

3.3 Conjugaison des efforts ETAT-ONG dans la lutte contre le Sida

Dans le même temps, par ses actions, l'État a également contribué, en collaboration avec les organisations non gouvernementales à la mobilisation civile et communautaire pour un changement des comportements sociaux (Parker, 1996) et sexuels de la cible.

Figure 5 : Organigramme des actions conjuguées ETAT et ONG dans la lutte contre le Sida de 1991 à 2011

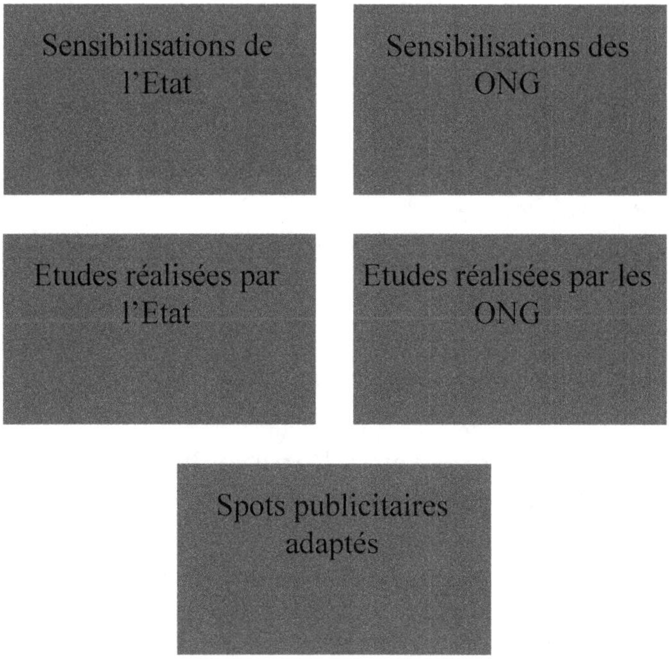

Ces données ont révélé que les ONG mènent des activités dans le domaine du VIH à travers les axes de la Prévention ; la Prise en charge (PEC); la Transmission Mère-enfant (PTME) ; la Communication pour le Changement de Comportement (CCC) et la distribution de préservatifs, les soins et traitements.

Comme conséquence à l'implication des ONG et, en réponse aux différents plans stratégiques, aux enquêtes menées aussi bien par l'État que par les ONG nationales et internationales, de nouvelles stratégies de communication ont été mises en place. Ces stratégies ont été élaborées grâce à l'unité en action de certaines ONG comme JHU, CCP, AIMAS, PSI, CARE avec l'État de Côte d'Ivoire à travers le Ministère de la Santé et de la Lutte contre le VIH9.

Pendant que certaines organisations s'attelaient à sensibiliser dans les villes, d'autres, aidées par des bailleurs financiers élaboraient des spots publicitaires audiovisuels pour les populations vulnérables que sont les femmes, les jeunes, les femmes enceintes, les personnes vivant avec le VIH, etc.

---

[9] Selon l'année académique et le gouvernement en exercice, la dénomination du ministère en charge des questions du VIH/Sida varie (réf. PP 35-36). Ainsi certains spots ont été réalisés avec le ministère de la santé et de la lutte contre le VIH, d'autres l'ont été avec le Ministère de la Lutte contre le Sida, d'autres encore avec le ministère de la Santé et de l'hygiène publique ou avec le Ministère de la lutte contre le Sida et le ministère de la Santé et de l'hygiène publique.

Les structures privées et/ou personnes physiques ont également participé à la réalisation de téléfilms ivoiriens sur le VIH/Sida selon les réalités socio-culturelles du pays dans le but de faire passer les messages de sensibilisation et promouvoir la fidélité, la prudence, l'utilisation du préservatif, les CDV, la tolérance, le pardon, l'assistance, la solidarité, l'abstinence, etc.

Exemple de vidéos publicitaires : « *T'es yêrê, t'es cool* » et « *causer avec eux, c'est les protéger* ».

Exemple de productions cinématographiques : « *Les fiancés* », « *Sida dans la cité I, II, et III* », « *Adams le Routier* », *etc.*

Ainsi, les actions conjuguées des ONG et de l'État ont permis d'obtenir des sensibilisations adaptées selon la population cible visée (figure 5).

4 - Atouts des femmes selon l'approche du risque combinée à la pauvreté

À l'application du cadre de la vulnérabilité de Moser (1998), emprunté comme cadre de référence théorique pour ce travail, l'État a contribué à améliorer les connaissances des femmes PS et non PS.

Mais, il a également renforcé leurs atouts « *assets* » ainsi que ceux des structures

« *empowerment* » avec pour objectif de véhiculer des informations de masse à toute la population, en particulier à la population féminine.

La connaissance est un atout reconnu par nos enquêtées pour être informées, mais également pour s'armer des outils nécessaires utiles afin de faire face à la maladie. Ainsi, elles ont une pleine connaissance des modes de transmission et des moyens de préventions de la maladie. Elles ont de ce fait capitalisé la disponibilité des antirétroviraux (ARV) et avouent avoir une certaine assurance parce que *« on peut vivre longtemps du sida maintenant avec les médicaments. »*

Cependant, elles entretiennent le laxisme à l'information. C'est-à dire qu'elles ne vont généralement pas à la recherche de l'information, indépendamment de leur niveau d'étude.

Par ailleurs, même si elles sont nombreuses à affirmer que le virus du sida ne peut pas se transmettre en partageant les repas d'une personne infectée, une minorité (une femme sur 50) continue d'attribuer le sida à la mauvaise foi des ''blancs pour décourager les amoureux''

Il ressort que les jeunes filles de 16 à 20 ans, dans la majorité, recherchent toujours un homme plus âgé comme compagnon. Les raisons qui sous-tendent ce choix sont essentiellement pour être guidée et assistée : sur le plan social, sexuel, éducatif et financier.

« Il est important d'avoir un homme plus âgé pour petit-ami : Un petit ami qui a le même âge que moi ne peut rien m'apporter parce qu'on a les mêmes mentalités. » Abobo, 16-20ans

« Un petit ami, c'est important pour t'aider financièrement. » Port-Bouët, 16-20ans

Ajouté à cela, les résultats de l'étude stipulent que la plupart des enquêtées PS sont vulnérables parce qu'ayant vécues des situations difficiles. Ce sont généralement des personnes répudiées, orphelines ou délaissées par des familles recomposées ou des parents divorcés, etc.

Face à ces réalités sociales, culturelles et économiques, la réduction des comportements à risque devient utopique et l'adoption d'une conscience sanitaire irréalisable.

5 - Comportements sexuels et représentation du risque

5.1 Comportements sexuels

5.1.1 Nombre de partenaires sexuels par jour

Selon les données quantitatives recueillies, les PS reçoivent en général entre 1 et 5 partenaires sexuels par jour : 160 PS sur 300, soit 53,3% du total interrogé.

Les PS recevant 6 à 10 partenaires sexuels par jour suivent de près avec un pourcentage de 43%. Ce qui revient à dire que le nombre de clients reçus en moyenne par les PS enquêtées est à environ 40 par semaine. Et, la commune de Yopougon est celle qui abrite le plus de PS qui reçoivent entre 6 à 10 partenaires par jour avec 64% de l'effectif interrogé.

Les données qualitatives recueillies avec les femmes non PS révèlent quant à elles l'existence d'une gestion multiple ou cogestion de partenaires sexuels. Le nombre de partenaires sexuels varie ainsi d'un partenaire à deux partenaires sexuels (1 à 2), voire quatre (4) selon les besoins ou les contraintes sociales de ces femmes non PS. Généralement, la gestion des partenaires multiples se fait indépendamment du fait qu'elles aient des enfants ou pas.

À l'instar des femmes non PS, certaines PS ont des enfants.

5.1.2 La cogestion de deux partenaires sexuels ou la pratique du nouveau type de multi partenariat

Répondre à l'invitation d'un deuxième homme en dehors de son homme est monnaie courante selon les dires des participantes.

« Oui, il m'est arrivé de gérer 2 garçons à la fois (dans la même période). Un pour l'argent et un pour l'amour »

Port-Bouët, 16-20 ans

Toutefois, avoir des rapports sexuels avec un deuxième homme alors qu'il y a un premier partenaire sexuel répond à des besoins spécifiques dont, pour la quasi-totalité, le besoin d'argent ou l'entretien financier.

« Oui, je suis déjà sortie avec 2 hommes à la fois, souvent 4 personnes à la fois, lorsque je suis en galère ». (*Quand il n'y a pas d'argent).*

Yopougon, 21-35 ans

« Je n'aime pas quand garçon se fout de moi. Le premier se foutait de moi, je l'ai géré, le temps d'avoir confiance au 2e avant de le laisser tomber ».

Abobo, 16-20 ans

« Je l'ai une fois fait. C'est juste pour de l'argent »

Port-Bouët, 21-35 ans

Pour celles qui n'ont jamais eu recours à ces pratiques, elles l'envisagent à titre préventif :

« Non, je ne l'ai jamais fait, mais si l'occasion se présente, je suis partante »

Yopougon, 20-31ans

En réalité, plus de la moitié des participantes (1 non PS sur 2) semble favorable à cette pratique même si elles ne la pratiquent pas forcément.

Partant, gérer plusieurs partenaires sexuels revient à faire face à plusieurs obligations parmi lesquelles des obligations sexuelles.

« Il y a parfois où je suis obligée de faire l'amour avec tous mes gars (3) le même jour, un rendez-vous après l'autre pour ne pas créer de soupçons ».

Yopougon, 20-35ans

Ainsi, le comportement sexuel des femmes enquêtées, indépendamment de la zone d'enquête, de l'âge et de la catégorie socioprofessionnelle, est fortement déterminé par les besoins financiers auxquels les femmes des zones pauvres urbaines d'Abidjan sont confrontées la plupart du temps. À côté de cela viennent les critères de respect, d'attention et d'affection.

« On dit souvent, il faut avoir un gars et demi. Quand l'un ne répond pas bien (respect/argent/attention/affection), on part avec l'autre »

Abobo, 20-31 ans.

Cet aspect des choses revêt, dans l'ensemble, un caractère dangereux pour la santé de la femme en tant qu'individu, mais aussi en tant que base de la collectivité. Or, les femmes ne semblent pas ou ne veulent pas en avoir connaissance. Ce qui pourrait relever d'un manque d'estimation de soi et/ou de valorisation de leur personne (femme) en tant que personne incontournable dans le développement d'une société.

Notons ainsi que la conscience sanitaire telle que définie dans la présente étude est quasi inexistante au profit des questions de survie et de la recherche d'une certaine aisance, mais aussi au profit des contraintes socioculturelles.

À l'analyse des comportements des enquêtées, il ressort que l'écart en termes de conscience sanitaire entre les femmes non PS et les PS n'est pas aussi grand qu'on pouvait le penser. Car, le multi partenariat pratiqué par les femmes non PS avec une présence ou non de titulaire/partenaire fixe, est le même que les PS pratiquent au quotidien du fait de leur métier. Cela pour dire que, aussi bien les PS que les femmes au foyer ou les étudiantes, la conscience sanitaire laisse à désirer.

5.1.3 Négociation autour du préservatif

Un tiers des PS (70%) affirme utiliser le préservatif avec leurs partenaires sexuels. Notons à ce niveau que les relations orales avec les clients sont moins protégées alors que pratiquées par plus d'un tiers des enquêtées.

À la question de savoir avec quels types de partenaires sexuels elles n'utilisent pas de préservatif, 46 PS sur 300 ont déclaré ne pas l'utiliser avec leurs partenaires réguliers ou leur mari.

Les raisons principales de cette non-utilisation sont la légitimation de la relation (32,6%) :

« C'est mon copain/petit-ami »

« C'est mon mari, mon homme... »

La durée de la relation est également évoquée à 26,1% ;

« On se connaît depuis des années. »

Sans oublier le désir d'avoir des enfants avec ce dernier (plus les femmes âgées de 30ans et plus).

« Les années passent, l'âge avance, si tu utilises préservatif, comment tu vas faire des enfants ? »

Ces mêmes raisons sont également évoquées par les femmes non PS (1 femme sur 3). Parmi la cible interrogée, 34,8% des femmes PS déclarent que le fait de ne pas utiliser le préservatif avec le partenaire fixe relève du consensuel. En revanche, la plupart de ces partenaires ne sont pas informés du métier nocturne de leurs femmes. L'absence de communication par rapport à ses activités quotidiennes de PS révèle un état de conscience sanitaire défaillant de la cible. Et, l'utilisation discontinue du préservatif expose la cible et son partenaire fixe aux infections sexuellement transmissibles parmi lesquelles le VIH.

5.2 Représentation sociale du risque

Les différences d'attitude face à un risque ne découlent pas seulement de différences de perception. Elles tiennent aussi aux manières propres à chaque individu ou groupe humain de l'interpréter, de le conjurer ou de l'intégrer dans la construction de son identité.

5.2.1 Représentation au risque d'exposition au VIH

L'exposition au VIH/Sida est diversement appréciée par la population étudiée. Certaines femmes pensent avoir été exposées au VIH quoique utilisant régulièrement le préservatif. Tandis que d'autres affirment ne pas avoir été exposées au VIH alors que l'utilisation du préservatif est conditionnée. Cette attitude nous renvoie à la rationalité axiologique du modèle cognitiviste de Raymond Boudon fondée sur le sens qu'accorde l'individu à son action ou aux raisons qui le conduisent à adopter tel ou tel comportement (R. Boudon, 1995, 286). Seulement dans le cas présent ni les PS ni les participantes pratiquant le multi partenariat n'ont le choix quant à l'utilisation du préservatif pendant les rapports sexuels en ce sens que cette utilisation s'impose à elle. Seulement, la conscience sanitaire est insuffisamment adoptée et pratiquée vis-à-vis des questions de survie et/ou de l'appât du gain facile.

5.2.2 Représentation des moyens de prévention contre le VIH

Les moyens de prévention sont perçus comme un ensemble formalisé, mais de moins en moins contraignant comme c'est le cas du préservatif. Il est plus perçu comme un instrument de vie plutôt qu'un instrument contraignant ou un corps étranger dans la relation. L'on serait tenté de dire que désormais, c'est le préservatif qui régit les rapports sexuels. Cette déclaration est perçue dans les discours tels que :

« Je ne veux pas tomber malade. »

« Dans notre métier, il y a trop de risques, utiliser le préservatif permet d'éviter les maladies comme le sida »

Par conséquent, en dehors de certaines sceptiques 1 sur 50, le préservatif est efficace pour lutter contre les maladies sexuellement transmissibles (IST-VIH) et les grossesses non désirées. Cette opinion acquiert l'unanimité des femmes enquêtées indifféremment du niveau d'étude et de la fréquence d'utilisation du préservatif avec le dernier partenaire sexuel.

À ce niveau, il est à rappeler que le niveau d'étude élevé ne signifie pas automatiquement l'utilisation systématique du préservatif. C'est cela qui détermine la conscience sanitaire de notre cible vis-à-vis des comportements sexuels à risque.

Par ailleurs, l'enquête a montré que le préservatif exprime de moins en moins une offense pour le partenaire sexuel.

5.2.3 Représentation de la maladie

Les termes « maladie grave », « maladie mortelle » pour ne citer que ceux-ci accompagnent le VIH/sida. Toutefois, le comportement idoine pour affronter et/ ou lutter contre cette maladie est mitigé aussi bien dans la catégorie des femmes PS que des femmes non PS. Cette mitigation se transforme en incapacité lorsqu'il y a manifestation d'une forme d'échange. Il s'agit de l'échange du sexe au profit de l'aisance matérielle et financière.

Comme illustration, certaines femmes non PS ont recours à des partenaires occasionnels pour subvenir aux besoins du couple quelquefois au su du partenaire officiel. Certaines études ont corroboré ces faits chez les étudiantes (A. N'DRI ; 2006). Or parmi notre cible, nous avons des élèves et étudiantes, des commerçantes... qui, à l'instar des étudiantes ayant fait l'objet d'étude en 2006 adoptent deux ou trois partenaires sexuels selon le niveau des besoins à combler. Par ces faits, il est clair que l'adoption de comportements tels que le multi partenariat avec une utilisation séquencée du préservatif et le changement de partenaires, sans réalisation préalable de test de dépistage conduit inéluctablement à la propagation du virus au sein de la population féminine et par ricochet, au sein de la société ivoirienne. Ce qui met en exergue une conscience sanitaire défaillante des femmes dans la gestion de l'infection à VIH.

Par conséquent, la représentation de la maladie par les femmes PS et non PS comme un échange du sexe au profit de l'aisance matérielle et ou financière apparaît comme un obstacle à l'atteinte de l'objectif national de lutte contre le VIH prôné depuis 2010 : « Zéro infection à VIH ».

5.3 Perception du risque

Selon les résultats de l'enquête menée, le VIH/sida apparaît comme une infection à risque.

Ce risque est perçu et conçu dans le discours des femmes.

5.3.1 Les risques perçus

Pour la cible interrogée (PS et non PS), le sida est une maladie à la fois mortelle, transmissible et marginalisante.

Ainsi les risques perçus sont divers :

- Le risque à l'infection à VIH dans l'exercice de leur métier.
- Le risque d'ordre social à travers la marginalisation de l'infectée
- Le risque d'ordre immunitaire : l'absence de vaccin et de traitement en termes de guérison, *le virus présent dans le sang* conduit inéluctablement à la mort avec au passage une possibilité de la dégradation de la santé qui

pourrait, sur le long terme, être un obstacle à l'initiative de toute activité économique et d'une incapacité à faire face aux coûts des soins de santé[10].

Or l'absence de travail est vécue comme une source d'invisibilité sociale. En d'autres termes, l'absence de travail apparaît comme un réel supplice pour les femmes (PS et non PS), qui n'aspirent qu'à être autonomes financièrement.

De ce risque découle étroitement le risque d'une vie dépourvue de la moindre trace : une vie qui ne peut faire œuvre et ainsi contribuer à une vie de l'humanité plus grande que la sienne[11].

Parmi tous les risques perçus, le risque d'ordre social est le risque le plus redouté par nos enquêtées. C'est un risque auquel elles avouent unanimement être exposées si elles étaient éventuellement déclarées positives au VIH : La répudiation par le partenaire fixe ou du concubin ou encore du fiancé ou du mari ainsi que le rejet de la famille et de l'entourage sont davantage plus redoutés que la honte qu'elles éprouveraient face à leur séropositivité.

5.3.2 Les risques réels

Pour la plupart des femmes enquêtées (PS et non PS), le risque réel encouru demeure la marginalisation des proches : parents, frères et sœurs, amis, mari...

Désormais informé de l'existence des ARV et de la possibilité de vivre avec la maladie, les femmes non PS n'associent pas dans leur majorité l'infection à VIH à la pratique d'une « mauvaise vie ». Ce qui n'était pas possible il y a une décennie pendant laquelle sida rimait avec perversions sexuelles, partenaires multiples (Kablan et *al.* 2006).

Aussi, même si l'impact des premières images de personnes infectées du sida est encore présent dans les esprits de certaines, la découverte d'autres modes de contamination et l'exposition aux nombreuses campagnes médiatisées de sensibilisation ont entraîné chez certaines personnes une représentation plus positive de la vie avec le VIH/sida.

5.3.3 La peur du rejet

Eu égard aux résultats de l'enquête, notamment ceux des femmes non PS, la peur d'être rejetée, c'est-à-dire de ne plus être acceptée dans la famille, de se voir chassée, reniée par la famille ou répudiée par le conjoint est spontanément la première évoquée. En clair, il s'agit de la peur d'une rupture des

[10] Cléopâtre Kablan, Brigit Obrist, Guéladio Cissé, Kaspar Wyss, Ismaïla Touré et Marcel Tanner, « VIH/SIDA, genre et vulnérabilité », VertigO - la revue électronique en sciences de l'environnement, Hors-série 3 | décembre 2006, [En ligne], mis en ligne le 20 décembre 2006. URL : http://vertigo.revues.org/1844. Consulté le 18 juillet 2010.

[11] Guillaume Le Blanc, (2009). *L'invisibilité sociale,* Pratiques théoriques Paris, PUF, p.26

liens familiaux ou/et conjugaux (C. Kablan et al : 2006). Or, pour citer Jodelet (2011), l'objet de la peur renvoie au risque qui en est la source.

La deuxième raison qui conduit les femmes à taire leur séropositivité, est le risque de divulgation de l'information par l'entourage, c'est-à-dire l'impossibilité pour l'entourage de garder secrète cette information. Mais la peur que l'information ne soit divulguée ramène à celle de la rupture des liens sociaux, car à l'analyse, c'est bien pour éviter d'être blâmées par l'entourage, de se voir rejetées, que les femmes préfèrent entretenir l'ignorance quant à leur sérologie.

Malheureusement, cette peur apparaît également comme un frein à l'adoption d'une conscience sanitaire suffisante.

6 - Facteurs explicatifs de la persistance des comportements sexuels à risque

6.1 Contraintes sociales des femmes et adoption de comportements à risque

Les femmes (PS et non PS) représentent en effet une catégorie sociale particulièrement vulnérable à cause des contraintes socio-économiques et culturelles qui pèsent sur elles. En effet, les femmes sont d'autant plus exposées que leur situation socio-économique reste faible et leur dépendance à l'égard du conjoint plus importante. Elles ont un accès limité aux soins de santé, et sont le plus souvent en position de victimes dans les conflits de rapport de genre, car ce sont elles qui font les frais de divorces, de répudiations, etc. Le cas des professionnelles du sexe est d'autant plus alarmant que la compensation financière de leur service est généralement déterminée par leur capacité à adhérer aux désirs des clients.

Car le rapport de pouvoir exercé est disproportionné en raison de la difficulté de notre cible à être autonome financièrement.

6.2 Persistance de la précocité sexuelle

La précocité sexuelle des Ivoiriens a premièrement été constatée par l'étude de base de S. Dédy et G. Tapé en 1989. Deux décennies plus tard (2009), cette précocité sexuelle a été constatée à l'occasion d'une étude focalisée sur le milieu scolaire ivoirien (N = 471) dans laquelle les élèves ont déclaré avoir été sexuellement initiés à 15 ans (54,55% des garçons et 45,45% des filles) dans près de la moitié des cas sans préservatif. Autrement dit, en dépit des moyens de prévention déployés au cours des deux dernières décennies, la précocité sexuelle perdure avec une persistance de la non-utilisation du préservatif. On peut même dire que la situation s'est aggravée pour autant que, d'après l'étude susmentionnée, les enseignants ont avoué, dans 47,6% des cas, avoir eu des rapports sexuels avec leurs élèves. Ce qui explique le nombre croissant de grossesses en milieu scolaire.

L'intervalle de 10 à 13 ans a été évoqué comme l'âge actuel des premiers rapports sexuels chez les jeunes. Or, comme le fait remarquer l'enquête démographique et de santé et à Indicateurs Multiples (EDS-MICS 2011-2012) l'âge des premiers rapports des jeunes filles scolarisées est retardé d'au moins 2 ans. Partant, l'intervalle d'âge donné par nos enquêtées est à considérer dans le cadre des jeunes filles déscolarisées et sans instruction que constituent près de 75% de notre échantillon. De part et d'autre, il est clair que la précocité sexuelle est persistante en Côte-d'Ivoire.

6.3 Persistance des pratiques à risque

En 1989, le niveau de connaissance de la transmission sexuelle du SIDA était relativement élevé, (91% chez les 15-19 ans et 55% chez les 50 ans et plus). Lorsqu'il a été demandé à ceux qui étaient conscients du mode de transmission sexuelle du SIDA s'ils avaient changé leurs comportements, 70% avaient répondu par l'affirmative ou avoir l'intention de le faire, 40% ont rapporté des modifications au niveau du comportement sexuel (1). Toutefois, le mode de prévention le plus efficace, à savoir l'utilisation de préservatif, n'a été mentionné que par 4% du collectif en question.

Actuellement, le préservatif a acquis une certaine notoriété auprès des populations et en particulier les femmes. Pourtant, l'on note une persistance des comportements à risque chez les jeunes de 15-24 ans. Parmi ces jeunes, 20% de femmes et 14% des hommes ont eu des rapports sexuels avant l'âge exact de 15 ans (EDSCI-III, 2011). Ces chiffres étaient respectivement de 21% chez les filles contre 15% chez les garçons en 2005 (EIS, 2005).

Et, comme le souligne l'analyse des données, les contraintes sociales (maintenir ou améliorer son rang social) et familiales (subvenir à ses besoins et/ou à ceux de ses enfants, de ses parents ou de ses frères et sœurs) jouent un rôle important dans la négligence de la protection de sa santé, donc exposent davantage les femmes au risque, en plus de leur vulnérabilité physiologique, indifféremment du fait qu'elles soient PS ou non PS.

Partant, au niveau des professionnelles du sexe, les pratiques à risque sont plus élevées du fait de : forte mobilité : qui n'offre pas suffisamment de temps pour (i) s'informer au sujet de l'organisation du système sanitaire et (ii) permettre leurs prises en charge par les agents spécialisées du VIH ; jeune âge de certaines PS qui ne peuvent pas faire appel à leurs connaissances ou à leurs expériences pour s'orienter dans le dispositif ; connaissances linguistiques insuffisantes qui réduisent leur capacité à se documenter sur le dispositif existant majoritairement déscolarisées; ressources économiques insuffisantes pour faire face à des dépenses non couvertes par un système de prise en charge public ou mutuel, d'où la préférence pour la médecine traditionnelle; horaires de travail et de repos ne permettant pas de se libérer durant les heures d'ouverture des services médicaux.

Par ailleurs, les femmes vivant avec le VIH ne partagent généralement pas leur séropositivité avec leurs conjoints/familles[12]. Or, les femmes en général n'ont pas toujours la capacité de négocier ou d'insister sur l'utilisation du préservatif et/ou la fidélité de leur conjoint[13]. Et l'infection à VIH amplifie leur vulnérabilité, leur fragilité socio-économique. À côté de ce fait, la peur de l'opprobre et la pression de procréation les conduisent inévitablement à taire leur séropositivité et donc à accroître le risque d'infecter ce dernier ''C. Kablan et *al.* (2006) ; A. Desclaux et A. Desgrées du Loû (2006)''. La maternité reste donc une priorité même quand on est infectée.

Hormis ce fait, un autre constat est que les tests de dépistage sont insuffisamment pratiqués, voire rares dans la population féminine des zones pauvres urbaines malgré une accessibilité plus aisée par rapport aux hommes du fait des consultations prénatales.

Enfin, elles ont une connaissance mitigée de la transmission mère-enfant (PTME) : connue par 4 femmes sur 10 et une connaissance limitée des centres de dépistage et de prises en charge (PEC).

Du fait de la persistance des pratiques à risque et d'une connaissance limitée, la conscience sanitaire reste défaillante en dépit d'une représentation réaliste de la maladie.

Conclusion

Au terme de cet article, nous retenons que depuis l'apparition des premiers cas de VIH en Côte d'Ivoire en 1985 jusqu'en 2011, de nombreuses actions ont été initiées. Il y a eu l'élaboration des stratégies d'approche dès 1992 pour appréhender de manière efficace et efficiente la lutte contre le VIH. Ces stratégies ont été développées par l'État de Côte d'Ivoire et le secteur privé, partenaires techniques et financiers et ONG appuyées par des sensibilisations médiatiques pour aider les femmes surtout celles des zones pauvres en milieu urbain à avoir accès à l'information sur le VIH/sida avec pour objectif de contribuer à les doter d'une conscience sanitaire suffisante. Toutefois, cette étude révèle que la conscience sanitaire est généralement modelée par les acquis et le savoir, influencée par les représentations, les cultures et les traditions. Cette conscience sanitaire est surtout insuffisamment adoptée face aux problèmes de survie, d'aisance financière et aux contraintes socioculturelles. D'où la résistance au changement social prôné.

[12] Préoccupation de PVVIH pendant les partages d'expérience dans les cercles d'échanges de PVVIH organisés par l'ONG Hope WorldWide Côte d'Ivoire (2005-2006).

[13] Alice Desclaux et Annabel Desgrées du Loû (2006). *Les femmes africaines face à l'épidémie du sida*, N°428 de Populations et Sociétés in Bulletin mensuel de l'Institut National d'études démographiques.

Ainsi nous concluons que la persistance des comportements sexuels à risque des femmes des zones pauvres en milieu urbain ne peut s'expliquer que par la culture et le déficit de conscience sanitaire de ces dernières. Car le niveau du savoir général (médical et populaire) reste pauvre et difficilement mis à jour. Par conséquent, les phénomènes de la précocité sexuelle, des pratiques à risque, d'une perception symbolique latente ainsi que la connaissance limitée sur le VIH (transmission PTME et centres PEC) demeurent persistants.

Nonobstant, des recherches complémentaires sont à envisager afin que des mesures spécifiques soient prises pour éviter (i) la résurgence de nouvelles infections à VIH, (ii) l'entrée de plus en plus croissante de jeunes filles déscolarisées au métier de PS au mépris des efforts de préventions déployés.

Références

DEDY Séri et TAPE Gozé, (1989). *Étude sur les comportements sexuels*

DEDY Séri et TAPE Gozé, (1990). *Comportements et sida en Côte d'Ivoire*, rapport d'étude, Génève, OMS.

DEDY Séri et TAPE Gozé, (1994). *Jeunesse, sexualité et Sida en Côte d'Ivoire : Le cas d'Abidjan,* Édition n°3167, Abidjan, ENS, 145pages.

DOZON J.P. et VIDAL L, (1993). *Les sciences sociales face au Sida : cas africain autour de l'exemple ivoirien* GIDIS-CI, Abidjan, ORSTOM, 391pages.

DSRP, (2007). *Stratégie de relance du développement et de réduction de la pauvreté*, RCI-Abidjan, 198 pages.

ECAP, (2011). Enquête Connaissances, *Attitudes et pratiques sur les IST et le VIH/sida dans les régions des lagunes, des montagnes, des savanes et du Sud Comoé*, rapport définitif, INS/MLS/PUMLS/Banque Mondiale, 155 pages.

ENSEA, FHI, PNLS (1998). *Enquête de surveillance de comportements relatifs aux MST/SIDA en Côte d'Ivoire, Synthèse des principaux résultats, A*bidjan.

Espoir-ci, CIPS (10/2002-09/2003). *Bilan annuel avec FHI,* Abidjan.

Institut National de la Statistique (Nov. 2011). *Enquête Connaissances, Attitudes et pratiques sur les IST et le VIH/Sida dans les régions des lagunes, des montagnes, des savanes et du Sud Comoé*, PUMLS, 155 Pages.

INS et ICF International, (2012). *Enquête Démographique et de Santé et à Indicateurs Multiples de Côte d'Ivoire 2011-2012*. Calverton, Maryland, USA : INS et ICF International.

KONE Mariatou et KOUAME N'Guessan (2005). *Socio-anthropologie de la famille en Afrique : évolution des modèles en Côte d'Ivoire*, CERAP, 277 pages.

LE BLANC G., (2009). *L'invisibilité sociale*, Paris, PUF, Pratiques théoriques, 197 pages.
Ministère de la Santé Publique-ONUSIDA (2009). *Modes de transmission du VIH en Côte d'Ivoire : analyse de la distribution des nouvelles infections par le VIH et recommandations pour la prévention.*
Ministère de la Santé publique (2009). *Rapport annuel VIH/sida du secteur santé en Côte d'Ivoire 2007-2008*, DIPE/PN PEC, Abidjan, 37 pages.
MLS & UNFPA, (2008). Rapport de l'étude sur la *cartographie des sites prostitutionnels et des interventions de lutte contre les IST /VIH/Sida en direction des professionnel(le)s du sexe en Côte d'Ivoire,* Abidjan.
MLS, (2002). *Plan national de lutte contre le VIH/sida 2002-2004*, Abidjan.
MOSER C., (2007). Reducing Global Poverty: The Case for Asset Accumulation" (Réduire la pauvreté mondiale : arguments en faveur de l'accumulation d'actifs)
MOSER C., (2004) and Cathy MCILWAINE. *Encounters with Violence in Latin America : Urban Poor Perceptions (*Rencontres avec la violence en Amérique latine : perceptions des pauvres urbains de Colombie et du
N'DA Paul, (2002). *Méthodologie de la recherche. De la problématique à la discussion des résultats, comment réaliser un mémoire, une thèse en sciences sociales et en éducation,* 2e édition, EDUCI, Abidjan, 144 pages.
ONUSIDA, (2011). *Atteindre l'objectif zéro : Une riposte plus rapide, plus intelligente, plus efficace,* Genève, 52 pages.
ONUSIDA, (2010). *Rapport sur l'épidémie mondiale de VIH/SIDA,* 364pages.
ONUSIDA, (2003). *Rapport de la situation sur la riposte mondiale à l'épidémie de VIH/SIDA,* Genève, 19 pages.
VIDAL Laurent, (1992). "*SIDA et représentations de la maladie. Eléments de réflexion sur la séropositivité et sa prise en charge".* In Cahiers des sciences humaines, ORSTOM, vol 28(1), 83-98.

E.
Connaissances, attitudes et pratiques de la sexualité des personnes âgées dans le district autonome de Yamoussoukro, Côte d'Ivoire

DROH Antoine[1], SYLLA Moustapha[2]

Résumé

Cet article traite de la sexualité des personnes âgées en Côte d'Ivoire, un sujet rarement abordé dans le contexte social et culturel du pays. L'objectif de l'étude est d'analyser les attitudes, comportements et perceptions des personnes âgées vis-à-vis de leur vie sexuelle, en tenant compte des changements observés avec l'âge et des défis qu'ils rencontrent.

La recherche adopte une approche qualitative, avec des entretiens semi-directifs réalisés auprès de 30 personnes âgées, choisies par un échantillonnage en réseau. Ce cadre méthodologique a permis de recueillir des discours sur les pratiques sexuelles des personnes âgées et les facteurs influençant leur désir et leurs comportements. Les participants sont répartis en différentes tranches d'âge pour mieux comprendre les variations de la sexualité au cours du vieillissement.

Les résultats indiquent que le désir sexuel perdure au fil des années. Bien que les pratiques sexuelles évoluent avec l'âge, elles demeurent importantes pour le bien-être des personnes âgées. L'étude met en évidence la nécessité de revoir les perceptions de la sexualité des personnes âgées, en intégrant un respect plus large de leurs droits à une vie sexuelle épanouie. Cette recherche souligne également les implications sociales et pratiques, suggérant que les politiques de santé publique devraient davantage tenir compte de la sexualité des personnes âgées afin d'améliorer leur qualité de vie.

Mots clés : *attitude, Yamoussoukro, Côte d'Ivoire, personnes âgées, sexualité.*

Abstract

This article deals with the sexuality of older people in Côte d'Ivoire, a subject rarely discussed in the social and cultural context of the country. The objective of the study is to analyze the attitudes, behaviors, and perceptions

[1] Institut National de la Jeunesse et des Sports (INJS) Abidjan, Côte d'Ivoire, mail : *antoinedroh@yahoo.fr*

[2] Institut National de la Jeunesse et des Sports (INJS) Abidjan, Côte d'Ivoire, mail : *syllamoustapha@yahoo.fr*

of older people regarding their sexual life, considering the changes observed with age and the challenges they encounter.

The research adopts a qualitative approach, with semi-structured interviews conducted with 30 elderly people, chosen by network sampling. This methodological framework made it possible to collect discourses on the sexual practices of elderly people and the factors influencing their desire and their behavior. Participants are divided into different age groups to better understand variations in sexuality during aging.

The results indicate that sexual desire persists over the years. Although sexual practices change with age, they remain important for the well-being of older people. The study highlights the need to review perceptions of the sexuality of older people, incorporating broader respect for their rights to a fulfilling sexual life. This research also highlights social and practical implications, suggesting that public health policies should take greater account of older people's sexuality to improve their quality of life.

Keywords *: attitude, Yamoussoukro, Côté d'Ivoire, elderly people, sexuality.*

Introduction

Du point de vue démographique, le monde connaît aujourd'hui un allongement de l'espérance de vie accompagné d'une augmentation significative de sa population âgée (S. M. Roach ; 2004 : 79). Selon l'Organisation des Nations Unies, le taux d'adultes âgés de plus de 65 ans a augmenté de 5% en 1960 à 9,3% en 2020 et ce pourcentage devrait croître à 16% d'ici 2050 (ONU, 2020). Si cet accroissement de la durée de vie est un phénomène perçu de manière positive, le vieillissement démographique, quant à lui, serait vécu comme un problème social et une source de difficultés (J. C. Henrard, 2006 : 13-15).

En effet, quand les individus vivent longtemps, la satisfaction de leurs besoins devient une question centrale (K. Kinsella, 2009 : 30). Or, la sexualité est l'un des besoins humains qui a été longtemps balisée par les discours religieux et réduite, pour être socialement acceptable, à sa dimension reproductive. Aujourd'hui, la sexualité est considérée comme un facteur fondamental de bien-être et d'épanouissement personnel. Elle est conçue, dans les sociétés occidentales contemporaines, comme une composante essentielle de la « qualité de vie » (M. M. l. Bauer et al., 2007 : 68). Pourtant, la pratique sexuelle des personnes âgées a été et demeure encore un sujet tabou en vertu des convenances sociales ou morales des populations (I. Bereder, 2023). Elle est largement occultée, niée, mal acceptée. Même dans la communauté scientifique, c'est un sujet très peu étudié (V. Chloé, 2014 : 142). Cependant, la vieillesse, comme la sexualité, relèvent du domaine de la santé et questionnent les catégories du normal et du pathologique. Elles sont toutes deux des notions ambivalentes, qui fascinent autant qu'elles dégoûtent, et qui font l'objet de représentations sociales et de discours positifs ou négatifs, rarement neutres (G. Ribes, 2009).

Pour aborder la question de l'asexualité chez les personnes âgées, il est essentiel de distinguer la réduction de l'activité sexuelle liée au vieillissement de l'asexualité en tant qu'orientation sexuelle. Bien que la diminution de l'activité sexuelle chez les personnes âgées soit souvent attribuée à des changements physiologiques et/ou psychologiques, cela ne signifie pas nécessairement qu'ils sont asexuels. L'asexualité en tant qu'identité implique une absence de désir sexuel, ce qui ne peut être généralisé aux personnes âgées. En effet, les perceptions sociales sur la sexualité des personnes âgées ont évolué au fil des ans. Autrefois considérées comme asexuées, les personnes âgées sont aujourd'hui souvent représentées comme des individus ayant une vie sexuelle active. Cette évolution des mentalités s'accompagne d'une reconnaissance croissante du droit des personnes âgées à vivre leur sexualité sans honte ni tabou, malgré les changements physiques inévitables (S. T. Lindau et al., 2021 ; M. Syme, 2022). Cependant, cette reconnaissance reste confrontée à des stéréotypes et à une tendance à minimiser l'importance de la sexualité chez les personnes âgées, les réduisant parfois à des représentations négatives. Les recherches récentes montrent que, bien que la fréquence et le type d'activité sexuelle puissent varier avec l'âge, cela ne remet pas en cause le désir ou la capacité des personnes âgées à être sexuellement épanouies. La sexualité des personnes âgées doit être comprise comme une partie intégrante de leur bien-être, influencée par des facteurs aussi bien biologiques que sociaux (J. Fisher et al., 2020).

Dans de nombreuses sociétés, la vieillesse et la sexualité sont souvent opposées : la vieillesse est souvent associée à la perte du désir, à une diminution des capacités physiques et à l'absence de toute activité sexuelle. Pourtant, des recherches récentes ont révélé que la sexualité demeure présente chez de nombreuses personnes âgées, bien qu'elle soit modifiée par des facteurs physiologiques et culturels. Des études comme celle de N. Beckman et al. (2008) montrent qu'en dépit d'une réduction de la fréquence des relations sexuelles avec l'âge, de nombreuses personnes âgées continuent d'avoir des comportements sexuels, bien que ceux-ci varient considérablement d'une personne à l'autre et selon les contextes P. Slack et V. M. Aziz (2020) s'intéressent à la sexualité chez les personnes âgées et aux stéréotypes et stigmates associés qui conduisent à sous-estimer ce domaine. Dans ce cadre, M. Sinković et L. Towler (2019) avancent que les stéréotypes négatifs concernant la vie sexuelle des personnes âgées persistent, bien que la sexualité soit un facteur important qui influence la qualité de vie. Leu étude identifié deux grandes catégories thématiques : les aspects psychologiques et relationnels de la sexualité (significations et compréhensions personnelles du sexe, aspects de la vie de couple et aspects socioculturels) et la santé et la sexualité (effets de la maladie et/ou du traitement sur la sexualité et comportements de recherche d'aide).

En Afrique, la question de la sexualité des personnes âgées reste souvent délicate, malgré les transformations socioculturelles observées dans de nombreux autres domaines. Ce sujet demeure encore entouré de tabous, et de nombreux jeunes trouvent difficile d'accepter que leurs parents, à un âge avancé, puissent encore mener une vie sexuelle active. Cette difficulté s'explique souvent par une association entre vieillissement et détachement des plaisirs charnels, une idée renforcée par les normes familiales et les représentations sociales qui entourent les rôles des personnes âgées. Cependant, des recherches comme celles de B. Zongo et al. (2015) et A. A. Diouf et al. (2019) montrent que, dans bien des communautés africaines, la sexualité reste présente chez les personnes âgées, aussi bien chez les hommes que chez les femmes. Les auteurs soulignent que pour pallier les changements qui affectent l'activité sexuelle des personnes âgées, celles-ci ont souvent recours à la tradithérapie et à la pharmacopée africaine, ancrées dans les savoirs locaux pour préserver leur bien-être.

La sexualité et la vieillesse sont deux réalités humaines qui, bien qu'intrinsèquement naturelles, sont également façonnées par des constructions sociales complexes. En effet, alors que la sexualité est généralement perçue comme un élément fondamental de la vie humaine, lié à l'intimité, au plaisir et à la connexion, ce n'est pas nécessairement le cas lorsqu'il s'agit des personnes âgées.

En Côte d'Ivoire, comme dans d'autres sociétés africaines, ces pratiques culturelles et perceptions sociales jouent un rôle déterminant dans la manière dont la sexualité des personnes âgées est vécue et perçue. La famille, en particulier, joue un rôle clé dans l'expression de cette sexualité. Toutefois, comme l'ont montré plusieurs recherches sur le sujet, l'idée de voir des parents âgés mener une vie sexuelle demeure choquante pour beaucoup, principalement à cause de la difficulté à concilier l'image des personnes âgées comme figures d'autorité et de sagesse avec celle de sujets sexuellement actifs. Cette tension culturelle, souvent alimentée par des tabous sociaux, renvoie également à la peur de la vieillesse chez les enfants, qui voient dans la sexualité de leurs parents un rappel du vieillissement inévitable.

L'objectif de cette étude est d'analyser les connaissances, attitudes et pratiques de la sexualité des personnes âgées dans le district autonome de Yamoussoukro, en Côte d'Ivoire.

1 - Matériels et méthodes

1.1 Choix du champ d'études

Le choix de Yamoussoukro pour cette étude repose sur sa richesse historique et symbolique en Côte d'Ivoire, qui va bien au-delà de son statut de capitale politique. D'abord, la présence du Sénat et du Bureau des Rois et Chefs traditionnels en fait un lieu de transmission des normes et valeurs, particulièrement celles liées au respect des personnes âgées. Cette dimension institutionnelle influence les perceptions de la vieillesse, y compris dans des domaines sensibles comme la sexualité. Ensuite, bien que le district de Yamoussoukro ait une population majoritairement jeune (RGPH, 2021), il offre un cadre où tradition et modernité s'entrecroisent, un aspect essentiel pour comprendre comment les interactions entre générations façonnent les représentations de la sexualité des personnes âgées. Enfin, il coexiste une diversité religieuse importante, qui reflète les multiples influences spirituelles présentes à Yamoussoukro. Cette pluralité permet de mieux cerner l'impact des croyances religieuses sur la sexualité des personnes âgées. Ainsi, Yamoussoukro constitue un cadre idéal pour cette étude en raison de sa richesse historique, symbolique, politique et culturel qui permettent de saisir la complexité des attitudes des personnes âgées vis-à-vis de leur sexualité, influencées par des valeurs à la fois traditionnelles et modernes.

1.2 Population à l'étude

Cette étude porte sur l'attitude des personnes âgées (60 ans et plus) face à la sexualité. De ce fait, la population cible est composée essentiellement des personnes âgées résidant dans le district de Yamoussoukro.

1.3 Échantillonnage

Notre étude s'inscrit dans le champ de la gérontologie sociale. Elle a pour cible les personnes âgées de Yamoussoukro, définies ici comme celles de 60 ans et plus, selon l'Organisation mondiale de la santé (OMS, 2002 : 59). Nous avons sélectionné les participants grâce à une approche en réseau, ou « boule de neige », qui nous a permis de travailler avec cinq associations locales de personnes âgées sélectionnées par choix raisonné. Nous n'avons pas recensé toutes les associations de ce type dans le district. Cependant, les cinq associations retenues donnent un aperçu significatif de la population ciblée. Les participants vivent dans des quartiers et villages variés, comme Habitat, Assabou, Dioulakro, Kokrenou et N'Gban-Kouassikro. Ces lieux reflètent des environnements de vie différents dans la région.

Notre échantillon comprend 30 personnes avec 93,3 % d'hommes et seulement 6,7 % de femmes. Leur âge va de 60 à 85 ans, avec une moyenne de 68 ans. Les personnes âgées de 60 à 70 ans forment 60 % de l'échantillon.

Celles de 71 à 80 ans représentent 30 %, et celles de plus de 80 ans, 10 %. En ce qui concerne leur situation matrimoniale, 40 % sont mariés, 50 % sont veufs ou veuves, et 10 % sont célibataires. Nous observons également des différences en matière d'éducation. 40 % ont un niveau secondaire, 20 % un niveau primaire, 26,66 % un niveau supérieur, et 13,33 % sont analphabètes.

Nous avons fixé le nombre de participants à 30 en fonction du « seuil de saturation » des informations. Au-delà de ce nombre, les informations recueillies devenaient répétitives. Les critères d'inclusion retenaient l'âge (60 ans et plus), l'autonomie et l'appartenance à une des associations de personnes âgées du district.

Les entretiens individuels, menés dans un esprit d'écoute et de respect, ont permis à chaque personne de partager librement ses points de vue. Tout au long de cette démarche, nous avons veillé à respecter la confidentialité et à instaurer un climat de confiance propice à des échanges authentiques et enrichissants.

1.4 Outils de collecte

Dans notre étude, nous avons choisi de combiner une recherche documentaire et des entretiens semi-directifs pour recueillir des informations. Chacun de ces outils répond à une logique spécifique dans le cadre de notre sujet. Ce choix méthodologique qui combine la rigueur documentaire et la souplesse des entretiens semi-directifs, nous a aidés à recueillir des informations précises tout en respectant la singularité de chaque parcours de vie. La recherche documentaire nous a permis de parcourir et d'analyser des écrits existants sur le sujet et d'apporter des éléments théoriques pour guider notre réflexion. L'entretien semi-directif s'est imposé comme un outil central pour recueillir les données. Ce type d'entretien, avec une structure souple, nous a permis de poser des questions spécifiques tout en laissant aux participants la liberté d'exprimer leurs points de vue et ressentis. Grâce à cette approche, nous avons pu saisir avec eux leurs représentations de la sexualité, la nature de leurs relations intimes et l'impact de celles-ci sur leur bien-être, tant physique que psychologique.

1.5 Positionnement de l'étude

Notre étude s'appuie sur la théorie de l'influence sociale, proposée par S. Moscovici (1976), qui souligne l'importance des interactions dans la vie en société. Selon cette théorie, l'influence sociale est un processus par lequel les individus et les groupes ajustent, partagent et transforment leurs idées et comportements à travers des échanges, qu'ils soient directs ou symboliques. Cette perspective nous aide à comprendre comment les normes et les valeurs collectives influencent les perceptions et les expériences des personnes âgées vis-à-vis de leur sexualité au sein de leur communauté, notamment par le rôle des familles, des institutions religieuses, et des associations.

1.6 Traitement et analyse des données

Avant d'entamer l'analyse, nous avons d'abord procédé à la retranscription des entretiens et à un dépouillement manuel des données. Cette étape préalable a permis de structurer les informations recueillies. L'analyse thématique de contenu, choisie pour traiter ces données, nous a permis d'examiner les discours des participants et d'identifier les principaux thèmes abordés, ainsi que les éléments récurrents et significatifs.

Grâce à cette approche, nous avons pu dégager les représentations communes et divergentes sur la sexualité des personnes âgées. Les données ont été saisies et traitées sur ordinateur, ce qui nous a permis de faire des liens entre les différentes idées exprimées et de mieux comprendre les perceptions et expériences partagées par les enquêtés.

L'analyse documentaire a été un élément essentiel pour enrichir notre étude. Elle nous a permis de comprendre les connaissances déjà existantes sur la sexualité des personnes âgées à partir des articles, des rapports et des recherches précédentes. Cette étape a non seulement facilité notre compréhension du sujet, mais elle a aussi aidé à mieux situer nos propres résultats dans un contexte plus large. En croisant les informations obtenues des entretiens et des sources documentaires, nous avons pu interpréter les représentations de la sexualité des personnes âgées et dégager des conclusions plus complètes.

2 - Résultats

Les données collectées se regroupent autour des quatre axes essentiels : (1) les caractéristiques sociodémographiques des enquêtés, (2) les représentations qu'ont les personnes âgées de leur sexualité, (3) les connaissances qu'ont les personnes âgées sur le lien entre leur activité sexuelle et leur bien-être physique, mental et (4) les comportements sexuels des personnes âgées.

2.1 Caractéristiques sociodémographiques des enquêtés

Les variables choisies sont le sexe, le niveau d'instruction, la fonction et la religion pratiquée par les personnes âgées.

2.1.1 Sexe

Figure n°1 : Répartition de la population enquêtée selon le sexe

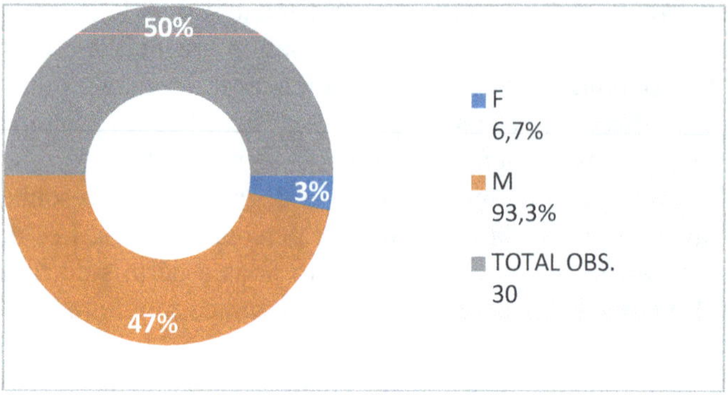

Source : A. Droh et al. (2022)

La Figure 1 illustre une répartition de la population enquêtée majoritairement masculine, avec 93,3 % d'hommes et seulement 6,7 % de femmes. Cette configuration suggère un déséquilibre significatif dans la participation des sexes, ce qui pourrait être dû à plusieurs facteurs. D'abord, un tabou social ou une réticence des femmes à participer à une enquête sur la sexualité, un sujet souvent délicat dans de nombreuses sociétés, particulièrement pour les femmes. Ensuite, les modalités de collecte des données, si elles ont eu lieu dans des lieux fréquentés principalement par des hommes, peuvent avoir influencé cette répartition.

2.1.2 Niveau d'instruction

Figure n°2 : Répartition des enquêtés selon leur niveau d'instruction

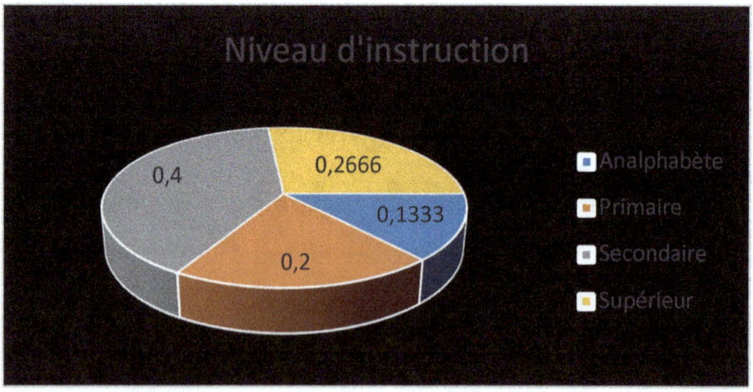

Source : A. Droh et al. (2022)

Le graphique 2 présente les niveaux d'instruction des participants à l'enquête, et les résultats montrent que 40 % ont un niveau secondaire, 20 % un niveau primaire, 26,66 % un niveau supérieur, et 13,33 % sont analphabètes. Les personnes ayant un niveau secondaire ou supérieur sont sans doute plus informées et ouvertes à discuter de la sexualité, ce qui pourrait se refléter dans leurs réponses. En revanche, celles qui ne savent ni lire ni écrire risquent d'avoir un accès limité à l'information, ce qui peut influencer leur perception et leur compréhension de la sexualité. Cette différence de niveau d'instruction souligne la nécessité d'adapter les méthodes de sensibilisation et d'information en fonction du parcours éducatif de chacun, afin d'assurer une meilleure compréhension et une plus grande ouverture à ce sujet.

2.1.3 Profession exercée

Figure n° 3 : Répartition des enquêtés selon les activités professionnelles

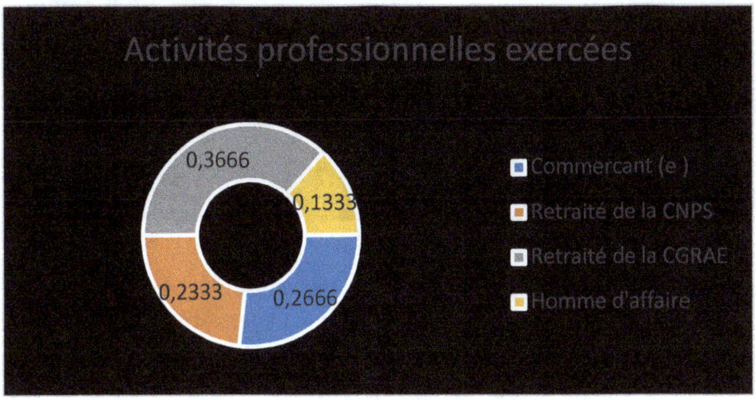

Source : A. Droh et al. (2022)

Le graphique 3 montre que la majorité des enquêtés sont des retraités de la fonction publique (36,66 %) et du secteur privé (23,33 %), tandis que 26,66 % sont commerçants et 13,33 % se considèrent comme hommes d'affaires. Cette répartition professionnelle peut avoir un impact sur leur activité sexuelle. Les personnes travaillant dans des secteurs comme la fonction publique ou le secteur privé bénéficient souvent d'horaires de travail réguliers, ce qui peut leur offrir une certaine stabilité et plus de temps pour leur vie sexuelle. En revanche, les commerçants, avec des horaires plus flexibles et souvent plus de pression, peuvent avoir moins de temps ou d'énergie à consacrer à leurs relations intimes. Les hommes d'affaires, en raison de leurs responsabilités et de leur emploi du temps chargé, peuvent aussi voir leur activité sexuelle influencée par le stress et le manque de temps. Ainsi, l'activité professionnelle pourrait jouer un rôle clé dans l'équilibre entre vie professionnelle et vie intime.

2.1.4 Religion

Figure n°4 : Répartition des enquêtés selon la religion

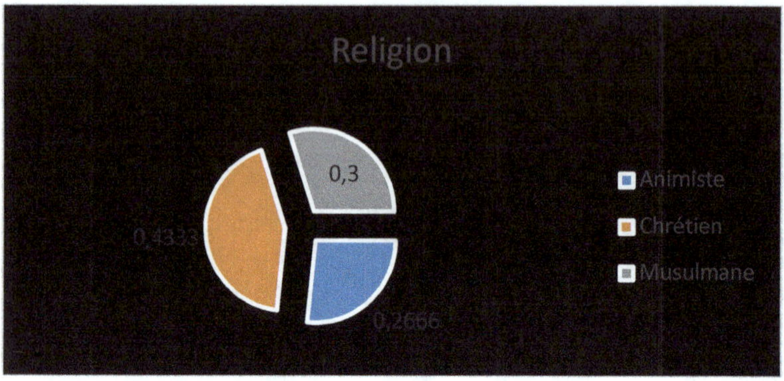

Source : A. Droh et al. (2022)

Le graphique 4 montre que 43,33 % des enquêtés sont chrétiens, 30 % musulmans, et 26,66 % animistes. Ces croyances religieuses influencent certainement leurs attitudes et pratiques en matière de sexualité. Les enseignements chrétiens et musulmans, souvent plus conservateurs sur les questions de sexualité, peuvent encourager des comportements tels que la chasteté avant le mariage ou la fidélité conjugale. Ainsi, les personnes pratiquant ces religions peuvent avoir des perceptions plus traditionnelles de la sexualité. En revanche, les animistes, en fonction de leurs croyances culturelles et spirituelles, peuvent aborder la sexualité différemment, en lien avec des rites et pratiques culturelles spécifiques.

2.2 Attitude des personnes âgées en rapport avec l'acte sexuel et la sexualité

Il s'agit de la disposition interne que les enquêtés ont de leur sexualité et de l'acte sexuel à proprement parlé. L'étude révèle que, pour les personnes âgées, la sexualité reste un aspect positif de la vie, mais doit être abordée de manière responsable à mesure que l'on vieillit. Un participant a exprimé : *« La sexualité est importante, mais elle doit être vécue avec respect et sagesse à notre âge »*. 43,33 % enquêtés (13 personnes) associent leur sexualité à la reproduction et à la performance, parmi eux, 10 ont entre 60 et 70 ans, 3 ont entre 71 et 80 ans, et aucun n'a plus de 80 ans. En revanche, 23 % (9 personnes, dont 2 femmes) estiment que la sexualité n'est plus un sujet pertinent pour eux. Parmi eux, 4 ont entre 60 et 70 ans, 3 ont entre 71 et 80 ans, et 2 ont plus de 80 ans. Enfin, 3,3 % ont préféré ne pas répondre.

Les propos avancés sont divers :

R. T, âgée de 70 ans : « *l'acte sexuel en lui-même n'est pas mauvais. C'est pour avoir des enfants ; mais à notre âge, qui va s'occuper de ces enfants alors que nous avons en charge d'une part, nos enfants qui ne travaillent pas et d'autre part, nos petits-enfants. D'ailleurs, c'est honteux d'avoir des enfants à notre âge. Le corps n'a plus besoin de ça. Il faut le laisser aux jeunes et penser à autre chose* ».

Un autre sexagénaire affirme le contraire en ces termes : « *si tu ne fais pas de sport comme les jeunes, l'acte sexuel au moins est pour toi une activité physique qui renforce ta performance* ».

M. L, un agent de la douane à la retraite âgé de 67 ans **:** « *l'intimité sexuelle est un besoin physiologique d'équilibre et une source de plaisir qui maintient le lien fondamental entre deux personnes de sexes opposés et renforce l'harmonie dans le foyer. Elle peut se faire loin de la génitalité. C'est une relation entre deux humaine de sexes opposés* ».

2.3 Connaissances des enquêtés de l'impact de la pratique sexuelle sur la santé physique et mentale

À propos des connaissances et de l'impact de la pratique sexuelle sur leur bien-être physique et mentale, l'ensemble des enquêtés affirme que la sexualité a un impact sur la santé dans son ensemble.

T. H. (66 ans) : « *Avoir des relations sexuelles maintient l'homme en forme, fortifie le moral et donne la joie. Cela fait plaisir, évite le stress et permet de vivre longtemps. Mais attention ! La sexualité ne se limite pas seulement aux rapports sexuels avec pénétration. Elle est constituée d'échanges affectifs, émotionnels et relationnels, mais aussi d'amour et de tendresse, d'attention et de respect de l'un pour l'autre, de découvertes de sensations corporelles.* »

T. H. aborde la sexualité comme un moyen essentiel de maintenir non seulement sa santé physique, mais aussi son bien-être émotionnel. Il insiste sur l'idée que la sexualité dépasse le simple acte sexuel pour inclure des dimensions affectives et relationnelles. Toutefois, l'opinion de T. H. met en lumière une approche plutôt idéale et optimiste, ce qui peut parfois entrer en contraste avec des réalités plus difficiles vécues par d'autres.

Monsieur K. L. aborde un autre aspect important de la sexualité chez les personnes âgées, celui de l'image de soi et du regard porté sur son corps vieillissant.

Monsieur K. L. (75 ans, sénateur) : « *Le vrai problème, n'est pas les limites physiques, mais le regard des autres et de soi sur son corps. Il s'agit pourtant d'une question qui peut arriver même aux jeunes. Pour se faire, il faut alors renoncer à vouloir être au top de la performance, mais se focaliser sur une éventuelle baisse de désir et de son état de santé.* »

Monsieur K. L. évoque un aspect souvent négligé de la sexualité : l'impact psychologique du vieillissement sur l'image de soi. Pour lui, la véritable difficulté réside dans la perception que les individus ont d'eux-mêmes et des autres concernant leur capacité sexuelle, plutôt que dans les limites physiques réelles.

Après avoir évoqué l'importance de l'acceptation de soi et du regard d'autrui, le verbatim suivant propose une vision plus optimiste de la sexualité chez les personnes âgées, soulignant ses bienfaits pour la santé physique.

B. A. (69 ans, médecin à la retraite) : *« Le sexe est aussi bon pour le fonctionnement du cœur. En effet, faire l'amour permet de maintenir une bonne pression artérielle, de stimuler le système cardiovasculaire et de bien dormir. »*

B. A. offre une perspective rassurante et bénéfique de la sexualité en insistant sur ses effets positifs pour la santé, notamment pour le cœur et le bien-être général. Il rappelle que, même avec l'âge, l'activité sexuelle peut avoir des avantages physiques indéniables. Cette vision rejoint celle de T. H. qui évoquait la sexualité comme un moyen de se maintenir en forme et de renforcer le moral. Toutefois, B. A. ajoute une dimension plus scientifique en expliquant que la sexualité a des effets mesurables sur des fonctions corporelles essentielles.

Ces verbatim illustrent les diverses facettes de la sexualité des personnes âgées.

2.4 Types de rapport privilégié et comportements des personnes âgées

Les personnes âgées pensent que le comportement sexuel est non seulement fonction du type de rapport, mais du statut et parcours de vie de la personne âgée. Ils l'énoncent clairement dans les verbatim suivants :

K. M. (70 ans) : *« Mon attitude vis-à-vis du sexe est liée à un souvenir de jeunesse. Ce sont les conséquences de plusieurs facteurs, à savoir que je n'ai jamais imaginé la sexualité des parents lorsque j'étais plus jeune. Devenue vieille, je préfère les rapports de tendresse avec mon époux. »*

Cette enquêtée fait état d'une évolution significative dans sa perception de la sexualité au fil des années. Elle relie cette transformation à une expérience de jeunesse, où la sexualité des parents, qu'elle n'imaginait pas, a influencé son propre rapport à l'intimité. Aujourd'hui, à 70 ans, elle privilégie les échanges affectueux et tendres avec son mari, plutôt que les rapports sexuels eux-mêmes. Tandis que K. M. met l'accent sur l'importance de la tendresse dans les relations intimes, le discours suivant nous plonge dans une réalité où la sexualité reste un sujet de préoccupation, même à un âge avancé, avec des difficultés liées aux capacités physiques et à la gestion de la vitalité.

R. B. (76 ans, vivant avec une conjointe de 39 ans) : *« J'ai des rapports sexuels, mais je rencontre des difficultés avec ma femme à cause de ça. Je prends des médicaments pour être en forme. »*

Ce participant expose une réalité plus pragmatique de la sexualité chez les personnes âgées. Contrairement à K. M. qui privilégie la tendresse, il semble que pour R. B., la sexualité reste un aspect important de sa vie. Cependant, il mentionne des difficultés physiques liées à son âge, ce qui l'amène à recourir à des médicaments pour maintenir sa vitalité. L'écart d'âge avec sa conjointe pourrait aussi jouer un rôle dans cette dynamique, avec une pression supplémentaire pour répondre aux attentes sexuelles de sa partenaire. Ce discours met en évidence les défis physiques qui peuvent accompagner la sexualité à un âge avancé. Il souligne que, même si le désir reste présent, les capacités physiques peuvent imposer des limites. Le recours aux produits aphrodisiaques devient alors une solution pour surmonter ces obstacles et maintenir l'intimité sexuelle dans le couple.

Le comportement de R. B. contraste avec celui de K. M., mais ouvre la voie à une réflexion sur la façon dont le vieillissement impacte la sexualité, tant sur le plan physique que psychologique. Le retour à une approche plus intime et affectueuse, comme celle de K. M., pourrait offrir une alternative aux difficultés rencontrées par des personnes âgées qui privilégient encore la performance physique. Ces deux propos montrent bien la diversité des perceptions et des expériences liées à la sexualité chez les personnes âgées.

L'ensemble des propos des enquêtés est réparti dans les tableaux ci-après :

Tableau n°1 : types des rapports que les personnes âgées privilégiés

Types de rapports privilégiés	Effectifs	Fréquence
Rapport sexuel avec pénétration	22	73,3%
Rapport de tendresse	6	20%
Sans réponse	2	6,7%
Total	30	100%

Source : A. Droh et al. (2022)

Les réponses représentées dans ce tableau montrent que 50% de personnes âgées privilégient les rapports de tendresses, alors que 22, soit 73,3%, favorisent la pénétration et 6,7% soit 2 personnes âgées qui n'ont pas voulu s'exprimer sur la question.

Tableau n°2 : personnes âgées utilisant des stimulations pour être performantes

Nature de stimulation utilisée	Réponses	Fréquence
Aphrodisiaque	20	66,7%
Masturbation	16	53,3%
Image pornographique	10	33,3%
Autres	2	6,7%

Source : A. Droh et al. (2022)

Les résultats de l'enquête révèlent que, face aux défis liés à l'âge et à la sexualité, de nombreuses personnes âgées ont développé des stratégies pour maintenir une vie érotique et émotionnelle épanouie. Comme le montre le tableau ci-dessus, une grande majorité des participants (66,7 %) se tournent vers les aphrodisiaques pour raviver leur désir. Ces substances semblent jouer un rôle clé en compensant le ralentissement naturel des fonctions corporelles avec l'âge. Elles leur permettent de retrouver une énergie sexuelle qu'ils jugent parfois plus difficile à atteindre sans aide. D'autres (53,3 %) préfèrent la masturbation, un moyen plus intime et personnel pour stimuler leur désir, tandis que 33,3 % utilisent des images pornographiques pour éveiller leur excitation. Ces derniers montrent ainsi que la stimulation visuelle reste une méthode populaire.

« Il m'arrive parfois de regarder des images, car cela m'aide à raviver le désir. Avec l'âge, je dois admettre que le corps ne réagit plus comme avant. Bien que certains puissent trouver cela inapproprié, ces images me permettent de retrouver une forme de plaisir et de désir que j'ai perdu avec le temps. C'est un moyen de stimuler l'esprit, même si le corps vieillit. En fin de compte, c'est dans la tête que le désir demeure. », M. A., 74 ans.

Enfin, quelques participants (6,7 %) mentionnent l'utilisation de gestes tendres comme les caresses et massages. Ils soulignent l'importance de l'affection et de l'intimité émotionnelle dans leur sexualité comme le partage M. S., 72 ans :

« À mon âge, il me faut plus de temps pour être excité. Les aphrodisiaques m'aident, mais il faut aussi de la tendresse, des caresses... Ce n'est pas seulement une question de performance, c'est aussi une question de partage et d'attention. »

Ce verbatim résume bien l'évolution des besoins sexuels avec l'âge : la recherche d'une excitation plus lente et prolongée, qui passe par des stimulations variées et adaptées aux capacités du corps. Il montre aussi que la sexualité chez les personnes âgées n'est pas uniquement centrée sur la performance, mais également sur le partage, la tendresse et la complicité avec l'autre.

Ainsi, cette quête de stimulations variées et l'adaptation des pratiques sexuelles soulignent la résilience et la volonté de maintenir une sexualité vivante et épanouie, malgré les défis liés à l'âge. Les personnes âgées ne cherchent pas simplement à retrouver une jeunesse perdue, mais à redéfinir et enrichir leur vie intime à travers des gestes plus conscients et des pratiques plus affectives.

Pour apprécier la portée de nos résultats, nous allons les confronter à ceux obtenus par d'autres auteurs.

3 - Discussion

3.1 Attitudes des personnes âgées à l'égard de l'acte sexuel et de leur sexualité

Les recherches de M. L Syme et T. J. Cohn (2016) montrent que la santé, la qualité des relations, les expériences vécues et les perceptions liées au vieillissement, ainsi que la satisfaction sexuelle, influencent de manière significative les relations et l'activité sexuelle des individus. Nos résultats confirment cette tendance générale et rejoignent les observations faites par Institut Oui Care. (2023), qui évoque une transformation de la sexualité après 50 ans. Loin de disparaître, celle-ci se modifie et se réoriente souvent vers des formes d'intimité moins centrées sur la sexualité physique et plus sur des gestes de tendresse et des moments partagés.

Cependant, un contraste apparaît lorsqu'on compare nos résultats avec ceux de C. Plaud et B. Sommier (2011) qui ont étudié la sexualité des veuves âgées. Ils rapportent que, chez certaines d'entre elles, le veuvage semble être un tournant qui ravive le désir sexuel et pousse à la recherche de nouveaux partenaires. Notre étude met plutôt l'accent sur les types d'intimité non sexuelles, fondées sur des échanges émotionnels, affectifs, et un partage plus profond avec le partenaire restant.

Ce décalage entre les résultats pourrait s'expliquer par plusieurs facteurs. En premier lieu, les attentes sociales et culturelles liées au vieillissement sexuel varient d'une société à l'autre. Dans certaines cultures, la sexualité des personnes âgées est souvent perçue comme moins légitime ou moins importante, tandis que dans d'autres, elle est valorisée même après l'âge avancé. De plus, l'état de santé joue un rôle clé : certaines personnes âgées peuvent ressentir des limitations physiques qui modifient leur rapport à la sexualité, tandis que d'autres, malgré des difficultés physiques, continuent à entretenir une vie sexuelle active grâce aux traitements médicaux disponibles.

Les progrès en matière de santé, notamment les médicaments pour traiter les dysfonctions sexuelles, comme les traitements pour l'impuissance, sont des éléments à prendre en compte. Bien que notre étude révèle que la sexualité des personnes âgées diminue avec l'âge, il est possible que l'accès aux traitements permette à certains de maintenir une activité sexuelle plus soutenue. Cela soulève également la question de l'inégalité d'accès à ces soins, qui peut être influencée par des facteurs socio-économiques, culturels et religieux. Cette inégalité pourrait expliquer en partie pourquoi certaines personnes âgées se sentent plus libres de maintenir une vie sexuelle épanouie, tandis que d'autres sont contraintes de s'adapter à de nouvelles formes de relations.

Il importe également de se pencher sur les facteurs psychologiques qui influencent les comportements sexuels des personnes âgées. L'image du corps, la manière dont chaque individu perçoit son propre vieillissement, ainsi que la pression sociale concernant la "performance" sexuelle, peuvent avoir un impact significatif sur les attitudes envers la sexualité. Si certaines personnes âgées se voient comme "déconnectées" de leur sexualité en raison de la vieillesse, d'autres au contraire, parviennent à réinventer leur relation à l'intimité, en se concentrant sur l'échange affectif et émotionnel.

Enfin, l'étude, en dépit de certaines ressemblances avec les travaux précédents, met en évidence l'importance de la redéfinition de la sexualité chez les personnes âgées. Les résultats suggèrent que la sexualité à un âge avancé ne se limite pas à une question de fréquence des rapports sexuels, mais qu'elle se décline aussi sous des types variés d'intimité.

3.2 Connaissances des enquêtés de l'impact de la pratique sexuelle sur la santé physique et mentale

Cette étude a permis d'obtenir un aperçu global des connaissances et des attitudes des personnes âgées vis-à-vis de la santé sexuelle. Elle met en relief les spécificités de leurs pratiques et de leurs représentations de la sexualité. Les résultats obtenus ne se contentent pas seulement de confirmer certaines idées préconçues sur la sexualité des personnes âgées, mais ils soulignent aussi les nuances qui peuvent exister dans la manière dont cette sexualité est vécue et perçue. En ce sens, l'étude fait écho à la théorie de l'identité sociale développée par L. Licata (2007), qui postule que notre compréhension de la sexualité est fortement influencée par les normes sociales et les représentations culturelles. Selon cette théorie, la sexualité est souvent perçue comme un domaine tabou, particulièrement dans le vieillissement, où le corps est considéré comme dégradé, et la sexualité, comme étant hors de propos.

Nos résultats montrent qu'effectivement, une partie de la population âgée a intégré ces stéréotypes sociétaux. Beaucoup ont exprimé des sentiments de gêne ou d'isolement concernant leur sexualité, comme si le vieillissement marquait nécessairement la fin de la désirabilité et de l'activité sexuelle. Cette vision est largement partagée dans les sociétés africaines, où les représentations sociales ont tendance à exclure les personnes âgées de la sphère du désir. Cependant, il est important de souligner que certains participants ont également réaffirmé une sexualité réinventée, fondée non pas sur la performance physique, mais sur l'intimité et la tendresse. Cette redéfinition de la sexualité à un âge avancé invite à réfléchir sur la façon dont les individus réajustent leurs attentes et leurs désirs à mesure que leur corps et leurs relations évoluent. De plus, les résultats de notre étude ont révélé que la satisfaction sexuelle joue un rôle primordial dans le bien-être psychologique et émotionnel des personnes âgées.

3.3 Types de rapport privilégié et comportements sexuels des personnes âgées

L'évolution de la sexualité chez les personnes âgées, telle qu'exprimée dans nos résultats, va bien au-delà de la simple continuation des rapports sexuels. Elle s'inscrit dans un cadre où la sexualité devient une expérience plus nuancée, moins centrée sur la performance physique et davantage sur l'intimité, la tendresse et la complicité émotionnelle. En vieillissant, la perception de la sexualité semble se métamorphoser, et le désir se libère des pressions physiques pour s'épanouir dans un espace plus affectif et réfléchi. Nos données montrent que les personnes âgées privilégient désormais des moments de partage basés sur l'écoute, la douceur et la connexion émotionnelle, soulignant une approche plus calme et apaisée de l'intimité.

Ces résultats font écho aux travaux de S. E. Gnonssiekemon (2019) qui a étudié les couples diabétiques à l'hôpital de Dabou, en Côte d'Ivoire. Selon cette étude, les femmes âgées, après la ménopause, témoignent d'une nouvelle liberté dans leur vie sexuelle, affranchie des craintes liées à une grossesse non désirée. Cela leur permet de redécouvrir des aspects souvent négligés de leur sexualité, comme la tendresse, l'écoute mutuelle et une plus grande liberté d'expression de leurs désirs. Cette redéfinition de la sexualité se retrouve également dans la littérature spécialisée sur le vieillissement. Des auteurs comme Rowe et Kahn (1998) ont montré que, bien que l'âge puisse apporter des transformations physiques, la sexualité ne disparaît pas avec le vieillissement. Elle se transforme et, loin d'être un domaine réservé aux jeunes, elle devient une part essentielle du bien-être global des personnes âgées.

Conclusion

Cet article a permis de mieux comprendre la sexualité des personnes âgées à travers leurs perceptions et leurs pratiques. Les résultats montrent que, loin de l'idée reçue selon laquelle la sexualité disparaît avec l'âge, de nombreuses personnes âgées continuent à vivre une sexualité riche, marquée par la tendresse et la complicité. Elles privilégient moins la performance physique que des moments de partage affectif et émotionnel avec leur partenaire.

En comparant ces résultats avec d'autres études, il apparaît que la sexualité évolue avec l'âge. Elle s'adapte aux changements physiques, psychologiques et sociaux. Une sexualité épanouie joue également un rôle important pour le bien-être des personnes âgées.

En somme, cette étude invite à changer le regard sur la sexualité des personnes âgées. La société doit reconnaître et soutenir leurs désirs et leurs besoins sexuels pour améliorer leur qualité de vie et encourager une vision plus ouverte et inclusive de la sexualité à tous les âges.

Remerciements

Nous ne pourrons rédiger cet article sans remercier tous ceux qui ont contribué à sa réalisation. En particulier les personnes âgées qui marquent notre parcours et qui ont accepté de répondre à nos questions.

Conflit d'intérêt : l'auteur déclare n'avoir aucun conflit d'intérêt.

Références bibliographiques

BAUER Michael, MCAULIFFE Linda, et NAY Rhonda (2007). Sexualité, soins de santé et personnes âgées : aperçu de la littérature. *Revue internationale des soins infirmiers pour personnes âgées*, *2* (1), 63-68.

BECKMAN Nils. (2015). Epidemiological studies of sexuality in old age. *Doctor of Philosophy (Medicine)*, University of Gothenburg. Sahlgrenska Academy

BEREDER Isabelle. (2023). Sexuality in the elderly : between taboos and preconceived ideas. *NPG Neurology-Psychiatry-Geriatrics*, *23* (138), 438-441.

CHLOE Vallée. (2014). *Vieillesse et sexualité,* Mémoire de Master, Département d'anthropologie sociale et ethnologie, Aix-Marseille Université, p. 142

DIOUF Abdoul Aziz, DIALLO Djibril, NIANG Papa Youssou, NIASS Aminata, KOULIMAYA-GOMBET Cyr Espérance, DIALLO Moussa, MOREAU Jean Charles et DIOUF Alassane (2019). Sexualité des femmes ménopausées en Afrique sub-saharienne : exemple du Sénégal. *Pan African Medical Journal*, *32*(1).

FISHER John, REZK Andrew, NWEFO Elie, et RAMASAMY Ranjith (2020). Sexual health in the elderly population. *Current sexual health reports*, *12*, 381-388.

GNONSSIEKEMON S. E., (2019). Dysfonctionnement érectile des personnes âgées diabétiques et relation de pouvoir dans le couple : cas des personnes âgées diabétiques de l'unité de diabétologie de l'hôpital général de Dabou, *Mémoire de Master*, INJS, P.52.

HENRARD Jean-Claude. (2006). Vieillissement et vieillesse : idées reçues, idées nouvelles. *Santé, société et solidarité*, *5*(1), 13-15.

Institut National de la Statistique (2021). *Recensement Général de la Population et de l'Habitat (RGPH) 2021.* Résultat globaux définitif, recensement de la population et de l'habitat 2021. Abidjan INS, 37p.

Institut Oui Care. (2023). Sexualité des seniors : la vie sexuelle n'est pas une question d'âge ! Portail national de la Silver économie et du bien-vieillir. Consulté le 17 novembre 2023, sur https : //www. Silvereco .fr

KINSELLA Kevin. (2009). Global perspectives on the demography of aging. In J. Sokolovsky, *The cultural context of aging : Worldwide perspec-*

tives (3rd ed., pp. 13–29). Praeger Publishers/Greenwood Publishing Group.
LICATA Laurent (2007). La théorie de l'identité sociale et la théorie de l'auto-catégorisation : le Soi, le groupe et le changement social. Revue *électronique de psychologie sociale*, 19-33.
LINDAU Stacy, Tessler, SCHUMM L. Philip, LAUMANN Edward, O., LEVINSON Wendy, O'MUIRCHEARTAIGH Colm, A., WAITE Linda J. (2007). A study of sexuality and health among older adults in the United States. *New England Journal of Medicine*, *357*(8), 762-774
MOSCOVICI Serge (1976). *La psychanalyse, son image et son public*. Paris : PUF.
ORGANISATION DES NATIONS UNIES (2020). *Population et structure par âge dans le monde*, https://www.insee.fr/fr/statistiques, consulté le 26 juillet 2022.
ORGANISATION MONDIALE DE LA SANTE (2002). Vieillir en restant actif, *Cadre d'orientation, Genève*, 59 p, http://apps.who.int/iris, consulté le 10 juillet 2022.
PLAUD Cécile et SOMMIER Béatrice (2011). Veuves joyeuses ou honteuses ? Sexualité ou a-sexualité après 60 ans à la suite de la perte du conjoint. *Genre, sexualité & société*, (6).
POPULATION REFERENCE BUREAU (2018). *Rapport sur la population mondiale*, https://www.prb.org/wp-content/uploads/Fiche-de-Donnees-Sur-La-Population-Mondiale.pdf, consulté le 26 juillet 2022.
RIBES Gérard (2009). *Sexualité et vieillissement. Chronique Sociale*, Lyon, France, 144 p.
ROACH, Sally M (2004). Sexual behaviour of nursing home residents : staff perceptions and responses. *Journal of advanced nursing*, *48*(4), 371-379.
SINKOVIĆ Matija et TOWLER (2019). Sexual aging : A systematic review of qualitative research on the sexuality and sexual health of older adults. *Qualitative Health Research*, *29*(9), 1239-1254.
SLACK Philip et AZIZ, Victor M. (2020). Sexualité et dysfonctions sexuelles chez les personnes âgées : un problème oublié. *BJPsych Advances*, *26* (3), 173-182.
SYME Maggie L. et COHN Tracy J. (2016). Examen des attitudes de stigmatisation sexuelle liées au vieillissement chez les adultes selon le sexe, l'âge et le statut générationnel. *Vieillissement et santé mentale*, *20* (1), 36-45.
SYME Maggie, GRAF Allyson COHN Tracy, CORNELISON Laci (2022). Sexuality in Later Life. 10.1016/B978-0-12-818697-8.00017-0.
ZANGO Barnabé, KIRAKOYA Brahima, KABORÉ Fanéwendé, YAMEOGO Clôtaire, et KY Bienvenue (2015). Sexualité de l'homme âgé en milieu africain. *Progrès en Urologie*, *25*(13), 815.

AXE 4
Usages des drogues, Maladies chroniques et stratégies d'adaptation en milieu scolaire et universitaire

A.
Consommation de boisson alcoolisée et de la drogue en milieu scolaire : étude de cas dans les départements de l'Atacora, de la Donga et du Couffo (Bénin)

Nassirou KASSOUMOU HARAROU[1],
Modoukpè Rita Blandine OKRY[2]

Résumé

Pour mieux appréhender l'ampleur de la consommation de l'alcool au Bénin, les ministères en charge de l'enseignement secondaire, de la santé et des affaires sociales ont mené une étude sur les comportements à risques chez les adolescents et jeunes en milieu scolaire et universitaire. Des résultats de cette recherche, il ressort que la consommation de la drogue constatée chez les sujets enquêtés est confirmée par les données de la littérature qui montrent qu'au Bénin, la drogue vient en troisième position après l'alcool et le tabac (Rigo, 2013). Pour mettre fin à cette situation qui jette du discrédit sur l'école béninoise, des mesures ont été prises par l'autorité ministérielle en charge de l'enseignement secondaire. Malgré ces mesures, la consommation de boissons alcoolisées continue chez les apprenants en milieux scolaires dans certains départements du Bénin, notamment dans l'Atacora, la Donga et le Couffo initialement identifiés comme ceux plus touchés par ledit phénomène. Face à ce phénomène de plus en plus grandissant et qui interpelle tous les acteurs à divers niveaux de responsabilité en commençant par les victimes elles-mêmes, il importe de disposer de données factuelles actualisées en vue de mieux comprendre sa recrudescence dans les écoles. La présente recherche étudie les facteurs qui influencent la consommation

[1] Observatoire de la Famille de la Femme et de l'Enfant. Mail : kahanas78@yahoo.fr
[2] Observatoire de la Famille de la Femme et de l'Enfant. Mail : okryrita@yahoo.fr

d'alcool chez les jeunes et adolescents dans les écoles pour une lutte plus efficace. La méthodologie s'est reposée sur la méthode quantitative ainsi que qualitative.

Pour le volet quantitatif, la population cible est l'ensemble des adolescents et jeunes filles et garçons de la classe de sixième en terminale âgés de 10 à 24 ans. Le volet qualitatif a permis d'élargir l'étude aux enseignants, responsables du système éducatif ainsi qu'aux parents et autres acteurs clés qui constituent des personnes-ressources qualifiées à fournir de plus amples informations sur les pratiques, perceptions, manifestations et déterminants de la consommation d'alcool chez les jeunes et adolescents de ces trois départements. Il ressort que la consommation de l'alcool touche les élèves garçons comme filles avec un effectif plus élevé eu niveau des garçons. Elle est déterminée entre autres par la proximité du lieu de vente de l'alcool avec l'école. Ses conséquences se révèlent très néfastes sur la santé des consommateurs avec la baisse des résultats scolaires. Quelques mesures telles que les séances de sensibilisation, les sanctions disciplinaires, l'éloignement des débits de vente d'alcool des lieux de formation, l'implication des directeurs d'école et des parents d'élèves dans la lutte s'imposent.

Mots clés : alcoolisme, drogue.

1 - Introduction

La consommation d'alcool est un phénomène qui touche de plus en plus les jeunes en milieu scolaire. L'éducation considérée comme un moyen de lutte contre la pauvreté s'en trouve hypothéquée. Ce phénomène constitue un frein au développement. En effet, la consommation de l'alcool multiplie les facteurs de risque associé à la majorité des Maladies Non Transmissibles (MNT). Outre les problèmes sociaux et les accidents, l'alcool engendre des maladies spécifiques qui pèsent sur la qualité de vie des consommateurs. Ainsi, au regard de ses effets pervers, l'alcool est classé parmi les premiers facteurs à risques de morbidité et de mortalité dans le monde selon l'OMS.

En Europe, la consommation nocive d'alcool est responsable d'environ 195000 décès chaque année avec un décès sur 4 parmi les jeunes hommes et un sur 10 parmi les jeunes femmes. Toutefois les conséquences de cette addiction sur la santé (morbidité et mortalité) et la vie sociale sont mal estimées dans les pays en développement, notamment en Afrique de l'Ouest. La situation chez les jeunes, au regard du contexte béninois, devenant de plus en plus inquiétant a attiré l'attention des décideurs et ils s'organisent pour la prise de mesures idoines afin de lutter efficacement contre la propagation de ce fléau social. Conscients des dommages causés par l'alcool, de nombreux pays ont entrepris des actions de lutte contre ce fléau, actions allant de la sensibilisation à la répression (interdiction de vente) ou par la taxation (augmentation des prix). Ces dispositions ne sont pas ou peu respectées et les débits de boissons existent encore, même aux abords des établissements scolaires et des lieux d'apprentissage.

C'est donc pour, entre autres, mieux appréhender l'ampleur du phénomène au Bénin en vue de proposer des mesures et stratégies de prévention contre la consommation d'alcool juvénile d'une part, et de mobiliser des acteurs étatiques ou non des trois départements cibles d'autre part, que l'Observatoire de la Famille, de la Femme et de l'Enfant (OFFE) a initié cette étude.

2 - Contexte et justification

L'alcool est un enjeu de santé publique du fait des nombreuses conséquences sanitaires, sociales et économiques que son abus et la dépendance entraînent. En termes de politiques publiques, intervenir dès le plus jeune âge apparaît essentiel. Les premières expérimentations de l'alcool sont souvent prédictives du devenir, et si la majorité des jeunes adopte un mode de consommation qui n'est pas en adéquation avec les normes sanitaires, ils peuvent évoluer vers l'addiction.

Au niveau mondial, l'alcool est considéré comme le troisième facteur de risque de morbidité, après l'hypertension artérielle et le tabac.

Dans son « rapport sur la santé dans le monde », l'OMS alerte une fois de plus les populations sur le fait que la consommation d'alcool fait maintenant partie des dix (10) principaux risques pour la santé. D'après ledit rapport, la consommation d'alcool est à l'origine de 3,2% des cas de décès et de 4% de la charge de morbidité. La consommation de boissons alcoolisées est le premier facteur de risque de santé dans les Pays en Voie de Développement (PVD) et le 3e dans les pays développés et n'épargne aucun continent, aucun pays et aucune couche de la société. De façon générale, les hommes sont les premières victimes d'alcoolisme et des études récentes ont montré que les consommations d'alcool chez les femmes et les jeunes connaissent une grande augmentation.

Pour mieux appréhender l'ampleur du phénomène au Bénin en vue d'actions concertées, les ministères en charge de l'enseignement secondaire, de la santé et des affaires sociales ont mené, en 2014-2015, une étude sur les comportements à risques chez les adolescents et jeunes en milieu scolaire et universitaire (secteur public et privé). Des résultats de cette recherche, il ressort que la consommation de la drogue constatée chez les sujets enquêtés est confirmée par les données de la littérature qui montrent que la drogue vient en troisième position après l'alcool et le tabac (Rigo, 2013).

Malgré les mesures prises, la consommation de boissons alcoolisées continue chez les apprenants aussi bien en milieux scolaires que dans les centres d'apprentissage dans certains départements du Bénin, notamment dans l'Atacora, la Donga et le Couffo. Face à ce phénomène de plus en plus grandissant et qui interpelle d'ores et déjà tous les acteurs à divers niveaux de responsabilité en commençant par les victimes elles-mêmes, il importe de disposer de données factuelles actualisées sur le phénomène en vue d'une lutte efficace. À cet effet, la réalisation d'une étude sur la recrudescence du phénomène de l'éthylisme/alcoolisme dans les écoles et les centres d'apprentissage de l'Atacora, de la Donga et du Couffo a été inscrite par l'Observatoire de la Famille, de la Femme et de l'Enfant dans son plan de travail annuel au titre de l'année 2019. Le présent article est réalisé en vue de mesurer auprès des élèves de trois départements du Bénin, l'ampleur du phénomène de l'éthylisme/alcoolisme et les facteurs y associés.

Concepts clés

- **Alcoolisme :** L'alcoolisme, alcoolodépendance, éthylisme ou TUA (troubles liés à l'usage de l'alcool), est l'addiction à l'éthanol (alcool éthylique) contenu dans les boissons alcoolisées.

L'Organisation mondiale de la santé (OMS) reconnaît depuis 1978 l'alcoolisme comme une maladie et le définit comme des « troubles mentaux et troubles du comportement » liés à l'ingestion fréquente d'alcool éthylique.

Cette perte de contrôle s'accompagne généralement d'une dépendance physique caractérisée par un syndrome de sevrage à l'arrêt de la consommation (pharmacodépendance), une dépendance psychique, ainsi qu'une tolérance (nécessité d'augmenter les doses pour obtenir le même effet).

La progression dans le temps est l'une des caractéristiques majeures de cette addiction. L'usage sans dommage (appelé usage simple) précède l'usage à risque et l'usage nocif (sans dépendance), puis enfin la dépendance. L'alcool est une substance psychoactive à l'origine de cette dépendance, mais elle est également une substance toxique induisant des effets néfastes sur la santé. L'alcoolodépendance est à l'origine de dommages physiques, psychiques et sociaux

- **Drogue :** Une drogue est un composé chimique, biochimique ou naturel, capable d'altérer une ou plusieurs activités neuronales et/ou de perturber les communications neuronales. La consommation de drogues par l'homme – afin de modifier ses fonctions physiologiques ou psychiques, ses réactions physiologiques et ses états de conscience – n'est pas récente. Certaines drogues peuvent engendrer une dépendance physique ou psychologique. L'usage de celles-ci peut avoir pour conséquences des perturbations physiques ou mentales. Pour désigner les substances ayant un effet sur le système nerveux : il est plus généralement question de psychotrope.

Le terme « drogue » recouvre essentiellement deux aspects : la nature des effets biologiques que la drogue induit d'une part et, d'autre part, les rapports que celui qui la consomme entretient avec elle. Il faut qu'un composant chimique donné soit consommé pour qu'il puisse répondre à l'appellation de

« drogue ». Le mode et la fréquence de consommation influe directement sur l'accoutumance_ou la dépendance au produit.

3 - Approche méthodologique

La méthodologie s'est reposée sur la méthode quantitative ainsi que qualitative. Pour le volet quantitatif, la population cible est l'ensemble des adolescents et jeunes filles et garçons de la classe de sixième en terminale âgés de 10 à 24 ans. Le volet qualitatif a permis d'élargir l'étude aux enseignants, responsables du système éducatif ainsi qu'aux parents et autres acteurs clés qui constituent des personnes-ressources qualifiées à fournir de plus amples informations sur les pratiques, perceptions, manifestations et déterminants de la consommation d'alcool chez les jeunes et adolescents de ces trois départements.

3.1 Champ de l'étude

Le champ de l'étude est la zone constituée par les départements de **l'Atacora, de la Donga et du Couffo.**

3.2 Population cible

Les acteurs rencontrés dans le cadre de cette étude sont les élèves de la sixième en terminale des établissements publics âgés de 10 ans au moins et 24 ans au plus dans les départements de l'Atacora, de la Donga et du Couffo. L'étude a été ensuite élargie aux enseignants, responsables du système éducatif ainsi qu'aux parents et autres acteurs clés qui constituent des personnes-ressources qualifiées à fournir de plus amples informations sur les pratiques, perceptions, manifestations et déterminants de la consommation d'alcool chez les jeunes et adolescents de ces trois départements.

3.3 Échantillonnage et taille de l'échantillon

3.3.1 Échantillonnage

Un échantillonnage des communes puis des collèges a été réalisé avec des critères d'inclusion et d'exclusion.

Pour le volet quantitatif, la population cible est l'ensemble des adolescents et jeunes filles et garçons de la classe de sixième en terminale âgés de 10-24 ans des départements de l'Atacora, de la Donga et du Couffo.

Tableau 1 : critères d'inclusion et d'exclusion

Critères d'inclusion	***Critères d'exclusion***
Être adolescents ou jeunes de sexe masculin ou féminin, fré-	1. Êtres adolescents ou jeunes de

quentant un établissement secondaire général ou professionnel de la sixième en terminale des départements de l'Atacora, de la Donga et du Couffo.	sexe masculin ou féminin âgés de moins de 10 ans et de plus de 24 ans 2. Ne pas donner son consentement pour participer à l'enquête.

3.3.2 Taille de l'échantillon

La taille de l'échantillon a été déterminée en prenant en compte plusieurs facteurs dont essentiellement la prévalence présumée du phénomène en étude à savoir l'alcoolisme. Ainsi, il a été utilisé la plus faible prévalence retrouvée dans les enquêtes antérieures ayant étudié le phénomène ou un phénomène proche.

Calcul de la taille de l'échantillon chez les jeunes élèves

- Selon l'enquête STEPS (approche utilisée dans la surveillance des facteurs de risque des maladies non transmissibles) sur les facteurs de risque des maladies chroniques au Bénin de 2015, le pourcentage des adultes de 18 ans et plus qui consomment actuellement de l'alcool (ceux qui ont bu au moins une boisson alcoolisée un jour ou plus au cours des derniers 30 jours) est de 26,5% (23,9-29,1).
- Selon une enquête globale sur la santé des enfants, réalisée par le Ministère de la Santé (MS) en 2009 dans les collèges des départements du Bénin, la prévalence de la consommation chez les élèves (c'est à dire, ceux qui ont bu au moins une boisson alcoolisée un jour ou plus au cours des derniers 30 jours) est de 20,7% (16,5-25,7) sans différence significative entre les filles et garçons.
- Cette dernière prévalence étant la plus faible, elle sera utilisée pour calculer la taille de l'échantillon.
- Le calcul de la taille de l'échantillon sera effectué en utilisant la formule de Schwartz :

z 2 *p*(1 □ *p*)

n □ *e*2

n = taille de l'échantillon

p = prévalence du phénomène à étudier = 20,7% q = (1- p) = (1- 0,207) = 0,793

z = score de la distribution normale standard

α = 5 % d'où $Z\alpha$ = 1, 96

e = 5% (précision désirée) (0,05)

n =1,96 *x* 1,96 *x* 0,207 *x* 0 ,793 / 0,05 *x 0,05* = 252

La taille obtenue est de 252 sujets pour les jeunes en milieu scolaire et sera considérée pour chacun des trois départements. Soit au total 756 jeunes scolaires pour l'ensemble des trois départements.

Considérant que le phénomène de l'alcoolisme ou d'éthylisme concerne beaucoup plus les garçons que les filles, le nombre de **jeunes garçons enquêtés sera le double de celui des filles**. En effet, l'enquête STEPS sur les facteurs de risque des maladies chroniques au Bénin de 2015 a révélé qu'il y a une différence significative entre les taux de consommation de l'alcool entre les hommes (36,2%) et les femmes (16,9%).

En résumé, le nombre de personnes à interroger chez les jeunes élèves sera de 756 dont 504 garçons et 252 filles à répartir entre les 03 départements.

Tableau 2 : Récapitulatif de la répartition de l'échantillon de l'étude selon chaque catégorie

Répartition de l'échantillon par commune et arrondissement

DEPARTEMENT	COMMUNES SELECTIONNEES	ARRONDIS-SEMENTS SELECTION-NEES	COLLEGE SELECTION-NES	Nombre d'eleves
ATACORA	Matéri	Matéri	CEG Yosséri	32
		Nodi	CEG Nodi	32
	Kouandé	Orou kayo	CEG Orou kayo	32
		Kouandé	CEG Kouandé	32
	Natitingou	Natitingou 2	CEG2	32
		Perma	CEG Perma	32
	Kérou	Kérou	CEG Kérou	32
		Brignamaro	CEG Brignamaro	32
COUFFO	Aplahoué	Azovè	CEG 2	42
		Lonkly	CEG Lonkly	42
	Djakotomey	Djakotomey1	CEG1	42
		Kinkinhoué	CEG Kinkinhoué	42
	Klouékanmey	Klouékanmey	CEG 1 Klouékanmey	42
		Aya-Hohoué	CEG Aya-Hohoué	42
DONGA	Djougou	Bariénou	CEG F. B. Bariénou	63
		Djougou 1	CEG1	63
	Bassila	Bassila	CEG Bassila	63
		Alédjo	CEG Alédjo	63

Elèves (Adolescents et jeunes)		
Garçons	***Filles***	***Total***
504	***252***	***756***

4 - Résultats

4.1 Facteurs déterminant la consommation de l'alcool chez les jeunes

4.1.1 Facteur lié au milieu de vie des jeunes élèves

La prise de l'alcool par les élèves est fonction du milieu de vie de ces derniers.

L'enquête a révélé que les jeunes vivant simultanément avec les deux géniteurs (père et mère) sont moins exposés à la prise de l'alcool, car la présence permanente à la maison et dans le milieu influence bien ces élèves. Également, les jeunes qui vivent avec leur géniteur (père uniquement) éprouvent les mêmes difficultés à consommer l'alcool.

Cependant lorsqu'ils sont soit avec leur maman (génitrice), soit avec leur marâtre, soit seuls dans leur chambre, ils sont plus enclins à prendre l'alcool. Le souci permanent de protéger et parfois de surprotéger l'enfant par les génitrices fait que les jeunes tombent plus facilement dans ce travers.

A contrario, les jeunes qui vivent sous l'autorité de parents géniteurs ou tuteurs exerçant la profession de « guérisseurs » ou « féticheurs », ont plus de facilité à consommer de l'alcool, étant donné que la plupart des rituels auxquels ils participent (en tant qu'assistants de leurs tuteurs) impliquent la consommation d'alcool.

Au regard des pratiques culturelles qui sont encore prégnantes dans la plupart des régions du Bénin, les privilèges et autres facilités octroyés aux neveux et nièces du côté maternel font que les jeunes qui vivent sous l'autorité de leurs parents maternels (oncles, tantes) consomment plus facilement l'alcool parce que se croyant plus « chez eux » que lorsqu'ils sont avec les parents paternels (oncles, tante).

Enfin quand les jeunes vivent avec leurs grands-parents (grand-père, grand-mère), ils ont plus de facilité à prendre l'alcool, car soit les grands-parents sont permissifs vis-à-vis des petits enfants, soit ils n'ont plus les ressources physiques nécessaires pour assurer un suivi strict des enfants. Souvent dès qu'une situation surgit à l'école, les grands-parents se font représenter par une tierce personne.

Les enquêtes ont révélé qu'environ 7 jeunes sur 10 (71,1%) élèves vivent avec leur géniteur (père et/ou mère). En revanche 10,1% vivent avec leurs oncles ou tantes et 6,7% avec un tuteur et 5,2% avec les grands-parents. 6,8% des jeunes vivent avec un ami ou un parent éloigné.

4.1.2 Multiplication des occasions de consommation de l'alcool par les jeunes et le rôle néfaste d'un mode de développement incontrôlé

Traditionnellement, l'alcool est présent lors d'événement particuliers : célébration d'une naissance, accueil d'un visiteur, ou encore diverses célébrations précises : fêtes, mariage funérailles. Mais, il est constaté que les gens consomment de plus en plus d'alcool en dehors des fêtes culturelles ou des événements de famille...

En effet les occasions de consommation ont été multipliées et encouragées dans le temps pour des raisons culturelles et économiques, offrant ainsi aux jeunes des opportunités de consommer beaucoup plus facilement et fréquemment de l'alcool. Il a été prouvé aussi que parmi les substances "psycho-actives", le tabac, l'alcool et la drogue sont les premières à être testées par les jeunes (Rigo, 2013). On peut mettre en cause un certain type de développement, la publicité et la non-régulation du marché des spiritueux qui offrent la possibilité aux jeunes d'avoir accès à l'alcool et même d'en abuser.

Cet abus d'alcool dans les milieux des adolescents africains pose un véritable problème de responsabilité à la société et surtout aux différents États du continent africain dont le Bénin. Dans les milieux scolaires, le phénomène prend des proportions inquiétantes au regard des résultats de l'enquête qui montrent que le phénomène est présent aussi bien en milieu urbain qu'en milieu rural.

4.1.3 Proximité du lieu de vente d'alcool des établissements scolaires

L'enquête a permis de noter l'existence et la proximité de maisons ou débits de vente de boisson alcoolisées par rapport aux établissements scolaires, ce qui s'explique par trois raisons fondamentales :

i. Le fait que la production des boissons, en l'occurrence le sodabi et le tchoukoutou est considérée comme une activité commerciale à la portée de toute la population qui peut s'y adonner sans formalités ni autorisations ;

ii. La prise de ces boissons dans les départements du Couffo, de l'Atacora et de la Donga rentre dans le cadre de la vie normale des populations ;

iii. L'inexistence de textes coercitifs obligeant au respect d'une distance donnée entre les établissements scolaires et les lieux de vente d'alcool.

L'enquête a révélé que près de 3 enquêtés sur 5 (58,1%) ont reconnu l'existence d'un lieu de distribution de boisson alcoolisée à proximité de leur lieu de formation et 27,2% n'en savent rien. Dans le département du Couffo, le plus grand nombre de jeunes confirme la proximité des collèges avec les lieux de cession de l'alcool.

Dans tous les départements objet de l'étude, les élèves mettent moins de 10 minutes pour atteindre une maison où on vend de la boisson alcoolisée. La proximité d'un débit de boissons par rapport à l'école ou le centre de formation est plus prononcé dans les départements de l'Atacora et de la Donga.

4.1.4 Rythme de consommation de l'alcool par les jeunes

Au niveau des trois départements, 46,16 % des élèves enquêtés ont reconnu consommer de l'alcool avec une prévalence plus forte chez les garçons que chez les filles ; ce qui s'explique en partie par les stéréotypes de genre, étant donné que dans les localités concernées, ce sont les hommes qui vont dans les débits de vente de boissons et autres cabarets sans être inquiétés, même si la vente de l'alcool est majoritairement assurée par les femmes. Le département du Couffo (47,85%) vient en tête suivi de l'Atacora (28,37) et enfin de la Donga (23,78).

4.2 Caractéristiques des jeunes consommant de l'alcool selon leurs profils sociodémographiques

a. sujets enquêtés selon l'âge

Il faut noter que l'âge de la première consommation d'alcool se situe en majorité entre 10-14 ans (51,4 %). Ce pourcentage est de 59,3 % chez les garçons. Les garçons consomment plus l'alcool par plaisir tandis que les filles le font par effet de mode.

L'âge moyen des jeunes enquêtés est de 16, 9 ans environ. Dans cette tranche d'âge, les élèves dépassent majoritairement le 1er cycle. Les élèves du second cycle sont considérés comme des « personne mûres » donc responsables. Ce qui leur donne une certaine confiance à aller dans les débits de boissons et cabarets, même si certains évoquent également les raisons d'étude pour pouvoir sortir librement de leurs maisons.

b. selon le milieu de résidence

La plupart des élèves ne résident pas à proximité des établissements scolaires. Ils se déplacent sur une distance de cinq cents mètres avant de s'y rendre. Cette distance influence bien la décision de se rendre ou non dans un débit de boisson ou dans un cabaret.

c. selon la religion

. Les jeunes enquêtés sont majoritairement de trois religions à savoir :

- Le christianisme
- L'islam
- L'animisme

En dehors des jeunes musulmans qui évoquent l'interdiction de la prise de boisson surtout alcoolisées, les autres parlent de la quantité à prendre pour ne pas être ivre ou la période de la journée à cause des études.

d. élèves selon le niveau d'étude

Le niveau d'étude des jeunes n'influence pas trop la prise de l'alcool par ceux-ci. Seulement, les élèves du second cycle estiment que l'alcool est un stimulant et un excitant.

La fréquence de la consommation de l'alcool par les jeunes élèves

Globalement 10,7% des élèves prennent une fois par semaine de l'alcool et 8,8% plus d'une fois par semaine. Ce chiffre parait important au regard de la problématique. Cette situation s'explique en partie par la participation des jeunes aux nombreuses cérémonies, surtout les week-ends, qui obligent les jeunes de 20 à 24 ans à consommer de l'alcool fréquemment.

La majorité des élèves consomme de l'alcool dans les bars et les maquis (65,8 %) avec des amis (84,2%). Parmi les élèves qui consomment de l'alcool, 37,7% ont déclaré une ivresse et plus de la moitié (56,1 %) des cas d'ivresse sont ignorés des parents.

70% des élèves qui ont déclaré une ivresse sont de sexe masculin.

4.2.1 Initiative de prise d'alcool par les jeunes

La décision de prendre l'alcool émane des jeunes eux-mêmes dans 40,5% des cas. Mais l'initiative de boire de l'alcool émane dans la majorité des cas des amis ou parents (52,8%).

Les données qualitatives aussi ont prouvé qu'un des facteurs d'influence de la prise de l'alcool est la mauvaise fréquentation. Parmi les initiatives que prennent certains jeunes pour abandonner la consommation de l'alcool, figure en bonne place, le fait d'éviter la fréquentation de certains amis ou de certains endroits où ils sont susceptibles de rencontrer la mauvaise fréquentation.

4.2.2 Les raisons de la consommation de l'alcool par les jeunes

Les causes de la consommation peuvent être résumées en deux catégories. Il y a celles qui dépendent de l'enfant lui-même et celles qui dépendent beaucoup plus de son environnement.

Les principales causes de consommation chez les jeunes sont respectivement : l'ennui (33%), la curiosité (22,5%), l'initiation en famille (25,6%) et l'initiation par les amis/amies (15,3%).

En effet, les jeunes veulent souvent découvrir ce qu'autant de buveurs (amis, parents, et d'autres proches...) trouvent dans l'alcool, puisque sa consommation se fait parfois au su et au vu de tout le monde (cérémonies, fête, bar, etc.). En plus, les alcooliques (parents, amis, amies...) sont très prosélytes lorsqu'il s'agit d'initier un apprenant à l'alcool. Par ailleurs, d'autres jeunes ont débuté dans la boisson à l'occasion des fêtes avec les amis ou en famille, en prenant des médicaments sous forme de tisane, ou voulant se rebeller.

Des entretiens réalisés avec les différents groupes cibles, il ressort que la consommation d'alcool est influencée plusieurs facteurs qui ne dépendent pas forcément de l'unique volonté de l'individu. Ainsi, les motivations de la consommation ne sont pas à chercher seulement chez le jeune lui-même. L'alcool en soi et le contexte, par exemple la place de l'alcool dans notre société ou les conditions structurelles telles que les dispositions légales exercent aussi une influence.

En ce qui concerne l'individu lui-même, il y a généralement, le niveau d'information, son état de santé, sa personnalité, ses dispositions génétiques et autres expériences de vie qui constituent des déterminants potentiels.

Par exemple, une bonne estime de soi, une faible propension à prendre des risques ou l'aptitude à aborder activement les problèmes protègent contre un usage problématique de l'alcool.

Une méconnaissance des risques, une faible aptitude à gérer les conflits, un besoin marqué de vivre des choses intenses (sensation seeking) sont des exemples de risques d'usage problématique de l'alcool sont tout aussi des causes incitant à l'alcoolisme chez les apprenants.

En effet, une personne ayant conscience des causes pouvant contribuer à la consommation d'alcool a davantage de chances de réfléchir de manière critique à une décision de consommer. Il est de plus important d'être attentif au fait que les motifs de consommer de l'alcool comportent des risques différents qui peuvent mener à une consommation plus ou moins forte.

Donc, il sera question de renforcer la connaissance des enfants sur les méfaits de l'alcool, à travers des posters, des flyers, des visuels (pour messages dans les réseaux sociaux), etc.

Le second déterminant qui est cité avec insistance est l'effet que la première prise de la consommation produit sur l'enfant. L'effet produit par l'alcool, son accessibilité (type d'accès, prix), son goût, le volume ingéré, etc., ont été également cités comme facteurs qui peuvent maintenir l'enfant dans le lien d'une consommation graduellement constante.

Ce qui veut dire que la première prise de l'alcool est une cause très importante sur laquelle il sera question de travailler. C'est-à-dire que les actions à mener doivent concourir à repousser le plus loin possible l'accès et la possibilité de l'enfant à la première prise de l'alcool.

La proximité/accessibilité géographique et économique de l'alcool par l'enfant est donc une cause majeure sur laquelle il faudra travailler.

Enfin, il y a l'environnement communautaire. Les boissons alcoolisées sont très présentes dans l'environnement social de l'enfant dès son bas âge. En effet, la plupart des cérémonies (naissance, mariage, anniversaire, funérailles, fêtes identitaires, réjouissance populaire, récoltes, lancement de campagne agricole, etc.) qui rythment la vie sociale sont marquées par un usage non moins négligeable de l'alcool. Ces pratiques culturelles finissent par créer une certaine familiarité entre les enfants/jeunes et l'alcool pour, si on y prend garde, renforcer la consommation chez l'enfant.

Il ne s'agira pas d'envisager supprimer l'usage de l'alcool dans les cérémonies culturelles, mais surtout d'accompagner les enfants d'une éducation qui puisse retarder leur première consommation et qui les maintient distants de l'alcool.

Les résultats de l'enquête quantitative démontrent à suffisance l'influence de l'environnement de l'enfant sur sa consommation. En effet, ce sont près de 41% des enfants qui indiquent avoir bu du fait de l'environnement (les amis et la famille).

Ces éléments renseignent sur le fait que pour lutter contre phénomène de l'alcoolisme en milieu scolaire et d'apprentissage, il ne s'agira pas de cibler seulement les enfants, mais plutôt des interventions de type holistique qui tiennent compte de l'environnement de vie des enfants (famille, école, fréquentations diverses).

Tableau 1 : Synthèse des causes

Sources	Causes	
Intérieurs à la personne	**Motifs de renforcement** Ils sont en rapport avec l'état intérieur de la personne et sont censés provoquer des sentiments positifs. **Exemples :** J'ai bu de l'alcool ... Parce que j'aime les sensations que cela procure ; ... Pour me soûler ; ... Simplement parce que cela m'amuse ; etc.	**Motifs de « coping » (manière de faire face à des sentiments et des émotions négatives)** Ils sont en rapport avec les conditions internes à la personne et sont censés atténuer les sentiments négatifs. **Exemples :** J'ai bu de l'alcool ... parce que cela m'aide lorsque je suis déprimée ou nerveuse ; ... Pour me réconforter quand je suis de mauvaise humeur ; ... Pour oublier mes problèmes ; etc.
Extérieurs à la personne	**Motifs sociaux** Ils sont en rapport avec la situation et sont également censés provoquer des sentiments positifs, par exemple, boire pour faire la fête avec ses ami-e-s. **Exemples :** J'ai bu de l'alcool ... pour mieux apprécier une fête ; ... Parce que c'est plus drôle lorsque je suis avec les autres ; ... pour que les fêtes soient plus réussies; etc.	**Motifs de conformité** Ils sont en rapport avec des conditions externes et sont censés permettre d'éviter les sentiments négatifs, par exemple, boire pour ne pas être rejeté par un groupe social donné. **Exemples :** J'ai bu de l'alcool ... parce que j'aimerais faire partie d'un certain groupe; ... pour être apprécié(e) par les autres; ... pour ne pas me sentir exclu(e) ; etc.

FREQUENCE DE CONSOMMATION PAR ENQUÊTE

Consommation de l'alcool par les enquêtés (rural/urbain)

Globalement à quelle fréquence consommez-vous de l'alcool ?	A l'occasion	Moins d'une fois par semaine	Ne prend pas ou ne prends plus depuis longtemps	Plusieurs fois par semaine	Tous les jours	Une fois par semaine	Total général
Rural	39,66	60,87	38,70	59,09	81,82	60,00	40,92
Urbain	60,34	39,13	61,30	40,91	18,18	40,00	59,08
Total général	100,00	100,00	100,00	100,00	100,00	100,00	100,00

Consommation de l'alcool par département

Globalement cà quelle fréquence consommez-vous de l'alcool ?	A l'occasion	Moins d'une fois par semaine	Ne prend pas ou ne prends plus depuis longtemps	Plusieurs fois par semaine	Tous les jours	Une fois par semaine	Total général
ATACORA	28,90	69,57	33,79	40,91	90,91	35,56	33,87
COUFFO	49,29	8,70	26,99	52,27	9,09	53,33	33,66
DONGA	21,81	21,74	39,23	6,82	0,00	11,11	32,47
Total général	100,00	100,00	100,00	100,00	100,00	100,00	100,00

4.3 Consommation de drogue

La consommation de cette substance a gagné même le milieu considéré jusqu'à un passé récent comme peu touché, l'école. Les résultats des différentes enquêtes, menées par aussi bien la gendarmerie, que les ONG, confirment cette réalité. La drogue se vend et se consomme dans nos écoles.

L'ampleur du phénomène diffère selon l'emplacement de l'établissement et la catégorie sociale à laquelle appartient l'élève. Les causes invoquées pour justifier la consommation de cette substance sont diverses selon les milieux.

Parmi les 756 jeunes enquêtés, 56 ont déclaré avoir essayé au moins une fois la drogue soit une fréquence de 7,0%.

Parmi les 56 jeunes ayant répondu avoir pris une fois la drogue 19 soit 33,9% ont déclaré en prendre au moins une fois par semaine. Cinq garçons, soit 8,9% des consommateurs ont déclaré en prendre tous les jours.

Le phénomène de consommation de la drogue est présent dans certaines communes du Couffo où les jeunes déscolarisés se cotisent de l'argent pour consommer de l'alcool et une forme de drogue qu'ils ont surnommé « paracétamol ».

4.3.1 Effet de la consommation sur les rendements scolaires

La majorité des enquêtés ont une bonne conscience de l'effet négatif et pervers de l'alcool sur les rendements scolaires.

En effet, ils sont 91% d'élèves à le reconnaître. Cette tendance est déjà encourageante, pour faire reculer la consommation de l'alcool dans ces milieux. Ainsi, il s'agira de mettre le focus des actions sur les causes qui conduisent à la consommation de l'alcool malgré cette bonne connaissance des effets

Recommandations

Au terme de ce travail, nous pouvons dire que l'alcool est une drogue dont la nocivité n'est plus à mettre en doute. D'après l'OMS, l'alcool fait partie des premiers risques de morbidité et de mortalité dans le monde. La revue de la littérature montre que les théories économiques expliquent parfaitement la corrélation qui existe entre les problèmes de santé et d'éducation. De plus, pour lutter contre la consommation d'alcool, les économistes de la santé proposent aux pouvoirs publics d'interdire la commercialisation ou de taxer fortement les boissons alcoolisées. Les victimes de l'alcool doivent être prises en charge rapidement, car l'alcool à un fort effet de dépendance. En dépit des nombreuses mesures de prévention contre l'alcoolisme, initiées par certains agents économiques, le marché des boissons alcoolisées se porte très bien.

Au vu de ce qui précède, nous suggérons que :

- Les autorités compétentes renforcent le mécanisme juridique et réglementaire tel que l'interdiction de vente des boissons alcoolisées aux alentours des établissements et l'augmentation des prix des alcools ;
- Les parents soient davantage impliqués dans la prévention et la prise en charge des jeunes enclins à l'alcool ;
- Les enseignants soient outillés davantage pour mieux faire prendre conscience aux jeunes à travers les circula de formation, les sketchs et autres ;

- Les médias puissent être davantage impliqués à travers des débats radio télévisés

Conclusion

Il existe une relation étroite entre éducation et santé, car il faut avoir la santé pour être éduqué et vice-versa. L'éducation au Bénin connaît des difficultés liées à l'émergence de certains phénomènes sociaux comme l'alcoolisme. L'alcoolisme est devenu un phénomène qui frappe de plein fouet les jeunes des établissements scolaires et centres de formation des futurs artisans. Il prend de l'ampleur au point qu'il est indispensable de considérer sa lutte comme une priorité sanitaire pour prévenir ou limiter la morbidité et la mortalité (directes et indirectes) en rapport avec l'usage nocif d'alcool. Si l'ensemble des populations sont concernées par les différentes politiques de lutte préventive, les jeunes et surtout les jeunes scolarisés constituent une cible essentielle de l'action à mener. Les dirigeants à divers niveaux (local et national) doivent prendre les mesures réglementaires nécessaires pour réduire le phénomène. Les campagnes de sensibilisation doivent être intensifiées au niveau des Organisations de la Société Civile intervenant sur la thématique ou dans le domaine de la santé. Le développement de notre pays passe par la prise en compte des préoccupations majeures de la jeunesse.

Références bibliographiques

Florence D (2015). Repères et références statistiques sur les enseignements, la formation et la recherche. 2013 Available from : http://cache. media.education.gouv.fr/file/2013/49/9/DEPP-RERS-2013_266499.pdf (Cited 20 Jun 2015).

Gutton P. et Del Volgo J.-P., (2004), Besoin de cannabis à l'adolescence ? in Huerre P. et Marty F. (dirs.), (2004), Cannabis et adolescence : les liaisons dangereuses, pp. 55-65, Paris, Éditions Albin Michel, 362 p.

Hotton, Tina et HAANS, Dave (2004) « Consommation d'alcool et de drogues au début de l'adolescence », Rapports sur la santé, vol. 15, n°3, p. 9-21.

Manoudi F, Boutabia S, Asri F, Tazi I. Approche épidémiologique de la toxicomanie en milieu universitaire à Marrakech (Maroc). Ann Med Psychol. 2010 ; 168(9) : 698-701.

Nurmi, Jari-Erik (2004) « Socialization and Self-Development : Channeling, Selection, Adjustment, and Reflexion », dans

Lerner, Richard M. et STEINBERG, Laurence D. (dir.) Handbook of Adolescent Psychology, Hoboken, John Wiley & Sons, p. 85-124.

B.

Santé mentale des adolescents et jeunes au Burkina Faso : facteurs facilitant et barrières à l'accès à des soins appropriés et de qualité à Koudougou et à Réo

Aline KAGAMBEGA[1], Assita KEITA[2], Yolé Karidjatou YAO[3]

Résumé

Au Burkina Faso, la question de la santé mentale des adolescents et jeunes demeure un problème de santé publique. C'est pourquoi la présente étude menée dans les districts sanitaires de Koudougou et de Réo traite des questions cruciales relatives à la santé mentale des adolescents et jeunes. Ce travail vise à documenter les facilitateurs et les obstacles de la mise en œuvre d'interventions visant à améliorer la santé mentale puis le bien-être des adolescents et jeunes à Koudougou et de Réo.

Pour y arriver, une étude qualitative a été menée dans les districts sanitaires de Koudougou et de Réo, notamment dans les centres de santé et foyers d'adolescents et jeunes en août et septembre 2022. L'étude a concerné les adolescents et jeunes de 13 à 24 ans.

Au total, 21 entretiens individuels approfondis et 13 focus group, puis une observation non participante ont été faits. La technique de la boule de neige a été utilisée. Les enquêtés ont été sélectionnées de façon raisonnée en ciblant les informateurs clés.

Les entretiens réalisés auprès des soignants, agents d'association, chefs coutumiers, responsables d'établissements d'enseignements secondaires, adolescents et jeunes ont été intégralement transcrits et soumis à une analyse de contenu manuelle.

Les résultats de l'étude ont montré que les facteurs facilitant l'accès à des soins appropriés sont liés à l'existence de textes au Burkina Faso relative à la santé mentale. Ces textes à l'image de celui portant consommation des stupéfiants dans les établissements d'enseignement secondaire protègent les adolescents et jeunes.

On note une disponibilité des services en santé mentale (accueils et soins) offerts aux adolescents et jeunes.

Toutefois, malgré l'existence des textes, la santé mentale des adolescents et jeunes reste préoccupante, car très peu prise en compte dans les interven-

[1] Socio-anthropologue de la santé, Centre universitaire de Manga / Université Norbert ZONGO, Burkina Faso, mail : kagambegaaline@gmail.com

[2] Socio-anthropologue de la santé, Burkina Faso, mail : rebkeit@yahoo.fr

[3] Socio-anthropologue de la santé, Burkina Faso. karidjayao@gmail.com

tions en faveur des adolescents et jeunes et cela se répercute sur les activités mises en œuvre.

Mots-clés : adolescents et jeunes, politiques, santé mentale, malades mentaux,
Burkina Faso

Abstract

In Burkina Faso, the mental health of adolescents and young people remains a public health problem. For this reason, this study, conducted in the health districts of Koudougou and Réo, addresses crucial issues relating to the mental health of adolescents and young people. The aim is to document the facilitators and barriers to the implementation of interventions aimed at improving the mental health and well-being of adolescents and young people in Koudougou and Réo.

To achieve this, a qualitative study was carried out in the health districts of Koudougou and Réo, particularly in health centres and homes for adolescents and young people in August and September 2022. The study involved adolescents and young people aged 13 to 24.

A total of 21 in-depth individual interviews, 13 focus groups and one non-participant observation were carried out. The snowball technique was used. Respondents were selected on a reasoned basis, targeting key informants.

Interviews with carers, association workers, traditional chiefs, secondary school heads, adolescents and young people were transcribed in full and subjected to manual content analysis.

The results of the study showed that the factors facilitating access to appropriate care are the existence of laws in Burkina Faso relating to mental health. These laws, like the one on drug use in secondary schools, protect adolescents and young people.

Mental health services (reception and care) are available for adolescents and young people.

However, despite the existence of legislation, the mental health of adolescents and young people remains a cause for concern, as very little attention is paid to the needs of adolescents and young people, and this has repercussions on the activities implemented. There are frequent shortages of medicines, delaying the treatment of the mentally ill, and a lack of financial resources for activities, as well as insufficient human resources and infrastructure.

Improving the well-being of adolescents and young people is a crucial issue in Burkina Faso in general, and in the Koudougou and Réo health districts in particular. Particular attention needs to be paid to the involvement of actors working in the field of adolescent mental health in order to improve this situation.

Key words : adolescents and young people, policies, health, mental, Burkina Faso

Introduction

Les troubles mentaux et autres problèmes de santé mentale contribuent au fardeau mondial des maladies non transmissibles et la dépression seule touche 300 millions de personnes dans le monde puis constitue la principale cause d'incapacité à l'échelle mondiale (Nations Unies, 2018).

Une étude ayant examiné les effets de la résidence en lien avec la santé mentale des enfants dans les quartiers de Chicago a révélé que les pourcentages d'enfants dépassant le seuil clinique étaient respectivement de 21,5 %, 18,3 % et 11,5 % dans les quartiers de statut socio-économique faible, moyen et élevé. Les auteurs avaient tiré la conclusion selon laquelle un grand nombre d'enfants vivant dans des quartiers pauvres ont des problèmes de santé mentale (Y. Xue , T. Leventhal, J. Brooks-Gunn, F. J. Earls, 2005).

Dans une autre étude du Lancet, il est ressorti que les troubles mentaux augmentent considérablement pendant l'adolescence, et que 75 % des troubles mentaux apparaissent avant l'âge de 24 ans, puis représentent la plus grande cause de maladie chez les jeunes (Série du Lancet sur la santé des adolescents, Fiche d'information, n°1, 2014).

Dans les pays de la région subsaharienne, il est estimé qu'entre 76 % et 99 % des personnes souffrant de troubles de santé mentale sévère n'ont pas accès à une prise en charge psychiatrique. Ces troubles mentaux représentent 19 % de la charge de morbidité (É. Pigeon-Gagné, G. Hassan, M. Yaogo, T. Saïas, D. Ouedraogo, 2023).

L'adolescence est essentielle à la réussite de nombreux programmes de santé publique, notamment les objectifs du Millénaire pour le développement visant à réduire la mortalité infantile et maternelle puis le VIH/sida, ainsi que l'accent mis plus récemment sur la santé mentale, les traumatismes et maladies non transmissibles (S. M. Sawyer, R. A. Afifi, L. H. Bearinger, S-J. Blakemore, B. Dick, A. C. Ezeh, G. C. Patton, 2012) dans une autre étude du Lancet.

Au Burkina Faso, une étude épidémiologique réalisée en 2015, a montré que 41% de la population générale âgée de 18 ans et plus a souffert ou souffre d'au moins un trouble mental (Ministère de la santé, 2015). La consommation d'alcool, de drogue et de tabac, substances hautement nuisibles pour la santé notamment mentale, n'épargne pas la frange jeune de la population (Ministère de la santé, op. cit., p. 15).

Malgré l'acceptation d'une approche plus globale de la santé et du bien-être des adolescents et l'inscription de la santé mentale parmi les problèmes prioritaires des adolescents dans la sous-région de la Communauté Économique Des États de l'Afrique de l'Ouest (CEDEAO), il semblerait que l'attention portée à ce problème reste insuffisante.

Pourtant, la santé des adolescents et jeunes peut s'améliorer grâce à l'accès à des services de santé appropriés. Malheureusement, de nombreux adolescents et jeunes n'ont pas accès à ces services.

C'est pourquoi, ce travail se propose de traiter des questions cruciales relatives à la santé mentale des adolescents et jeunes (SMAJ).

L'étude se focalise sur l'analyse des priorités des politiques, la disponibilité des ressources et l'efficacité de la mise en œuvre des interventions en faveur de la santé mentale et du bien-être des adolescents et jeunes dans les districts sanitaires de Koudougou et de Réo.

À notre connaissance, aucune étude ne s'est encore penchée sous un angle qualitatif dans ces deux districts sur cette question.

1- Méthodologie

Koudougou et Réo : caractéristique générale

Les villes de Koudougou et de Réo font partie de la région du Centre-Ouest. Créée par la loi N° 2001-013/AN du 02 juillet 2001 portant création des régions, la région du Centre-Ouest regroupe les provinces du Boulkiemdé, du Sanguié, de la Sissili et du Ziro et leurs chefs-lieux Koudougou, Réo, Léo et Sapouy. Elle compte en plus de ces quatre (04) communes urbaines, trente-quatre (34) communes rurales qui sont constituées de 595 villages. La plus grande province de la région est la Sissili qui couvre 32,9% de la superficie de la région. La plus petite est le Boulkiemdé avec 19,6% de la superficie régionale. Le mooré est la langue principalement parlée par la majorité de la population du Centre-Ouest (60,3%). Cette proportion est suivie par celle des individus qui ont déclaré le gourounsi (30,2%) comme principale langue parlée (Institut national de la statistique et de la démographie (INSD, 2022).

Dans cette méthodologie d'approche du terrain, nous avons décrit successivement l'échantillonnage, la population d'enquête, les outils de collecte des données et techniques d'enquête sans oublier le traitement puis l'analyse des données.

1.1 L'échantillonnage

Conformément aux objectifs de cette étude, notre approche méthodologique est de type qualitatif fondé sur le recueil des discours des acteurs et l'observation non participante en vue d'avoir des données « au plus près du réel ». L'Entretien Individuel Approfondi (EIA) et le Focus Group Discussion (FGD) ont été utilisés comme techniques principales pour recueillir les données de terrain auprès des enquêtés rencontrés. La rigueur méthodologique ne dépend guère du nombre de personnes enquêtées, mais de l'enregistrement du maximum d'informations pertinentes et diversifiées.

De ce fait, pour l'échantillonnage, nous avons mis l'accent sur la diversité des enquêtés dans l'intention d'obtenir les avis de différentes catégories de personnes. Le nombre d'enquêtés a été déterminé à la fin de la recherche par l'observance du principe de la saturation. Ce nombre est de 34 dont 21 Entretiens Individuels Approfondis et 13 Focus Group Discussion.

1.2 Description de la population d'enquête

Les données ont été recueillies selon une démarche socio-anthropologique. Les enquêtés qui ont été concernés par l'étude sont :

- 1 chargé de la vie scolaire (Homme) ;
- 1 conseiller d'éducation (Homme) ;
- 3 agents d'association (tous des Hommes) ;
- 1 Chef coutumier (Homme) ;
- 15 professionnels de la santé (12 Hommes et 03 Femmes) ;
- 3 Focus group avec de jeunes filles scolarisées de 13 à 24 ans ;
- 3 Focus group avec de jeunes garçons scolarisés de 13 à 24 ans ;
- 2 Focus group avec des Comités de gestion (COGES) et Agents de Santé à Base Communautaire (ASBC) ;
- 2 Focus group avec de jeunes garçons non scolarisés ou déscolarisés de 13 à 24 ans ;
- 1 Focus group avec de jeunes filles non scolarisées de 13 à 24 ans ;
- 1 Focus group avec des étudiants : Population Déplacée Interne (PDI) du Centre National des Œuvres Universitaires (CENOU) ;
- 1 Focus group avec les étudiantes PDI du CENOU.

Si le guide d'entretien a motivé notre choix, c'est qu'à la différence du questionnaire standardisé, celui-ci permet un processus itératif. Cela permettra de revoir notre approche du thème et de faire des feed-back au cours de l'entretien.

1.3 Les outils de collecte des données et techniques d'enquête

✓ **Outils de collecte des données**

- Un guide d'entretien thématique et de focus group ont été conçus et adaptés pour les différentes catégories d'informateurs. Les guides d'entretiens individuels et de focus group ont été des conversations avec tous nos enquêtés. Les différents thèmes explorés ont été pris en compte par la suite dans la grille d'analyse de contenu.
- Les activités d'enquête ont commencé par une lecture des écrits en rapport avec le sujet. Les sources écrites ont été constituées de la littérature savante sur les sciences sociales et de la littérature grise.

Des ouvrages méthodologiques et généraux, revues scientifiques, thèses de doctorat et mémoires, rapports de recherche, documents et sites web ont fourni une source additionnelle d'informations permettant de documenter certains centres d'intérêts explorés. La recherche sur l'internet a été la principale source documentaire.

✓ **Techniques d'enquête**

La collecte des données a été faite en deux (2) étapes.

- La première étape a consisté à récolter des données secondaires à travers une revue de littérature relative à la situation des jeunes. Il s'agissait de rechercher des travaux pouvant permettre l'approfondissement de la réflexion sur le sujet.
- La seconde étape a consisté à la collecte des données sur le terrain.

L'entretien semi-directif a été choisi pour mener l'étude.

Deux personnes œuvrant dans des réseaux sociaux et ONG ont facilité la collecte des données en prenant attache avec les responsables des structures dont les activités entrent dans le cadre des centres d'intérêt du projet de recherche. Ce qui leur a permis de fixer des rendez-vous avant le début de la collecte des données. Cette technique a été utilisée conjointement avec celle de la boule de neige.

L'enquête étant purement qualitative, nous avons procédé à la triangulation d'un maximum d'informations. La triangulation des informations fournies par des personnes concernées par l'enquête ainsi que des sources d'information (revue documentaire, etc.) ont permis de confronter les différentes informations collectées afin de repérer d'éventuels décalages.

Ces techniques ont été complétées par le principe de l'itération. Cette technique permet au chercheur de revoir son approche au fur et à mesure qu'il acquiert une meilleure connaissance des phénomènes étudiés. Concrètement dans cette recherche, cela a consisté à réécouter les entretiens au fur et à mesure afin d'ajouter ou de reformuler certaines questions dans le souci d'être conforme aux objectifs de l'étude.

L'enquête s'est achevée par la saturation des informations. Cette technique indique que le chercheur arrête de recueillir les informations lorsqu'il n'apprend plus rien de fondamentalement nouveau. Contrairement à l'enquête par questionnaire, cette méthode n'inclut pas dans son dispositif un signal de « fin ».

L'avis de ces différentes catégories de personnes ont permis de rechercher un ensemble d'informations aussi complètes que possible, mais aussi une diversité de perspectives qui peuvent se renforcer, se compléter ou même se contredire.

Les réponses des enquêtés ont été orales et enregistrées dans la quasi-totalité des cas.

1.4 Le traitement et l'analyse des données

Certains entretiens ont été réalisés en langue locale *Mooré* (langue parlée par les Mossis) et d'autres en français selon les aptitudes des enquêtés. Ceux réalisés en langue locale, précisément en Mooré ont été transcrits en français.

Le traitement des données a été fait manuellement. Concrètement, tous les entretiens formels intégralement enregistrés ont été transcrits. Ces entretiens transcrits ont été analysés à partir d'une classification thématique des extraits de discours.

Nous avons procédé ensuite à une analyse de contenu de façon manuelle les discours des informateurs et une triangulation des données obtenues.

Une synthèse des différents thèmes dégagés en référence aux objectifs de cette phase d'enquête a été utilisée dans la présentation des résultats. En complément de cela, plusieurs extraits de discours significatifs ont été cités pour illustrer et interpréter.

2 - Résultats

Il est ressorti de l'enquête que l'on parle de santé mentale lorsqu'il y a une déviance comportementale. La plupart des cas déplorés est due à la consommation des stupéfiants. Il s'agirait de la prise des médicaments, de boisson et de la drogue.

2.1 Facilitateurs visant à améliorer la santé mentale des adolescents et jeunes

2.1.1 Existence de lois élaborées en faveur des adolescents et jeunes

Des textes et lois sont mis en pratique au Burkina Faso et protègent les adolescents et jeunes. C'est le cas du texte portant consommation des stupéfiants dans les établissements d'enseignement secondaire.

Abordant la question de la protection de la loi, l'Attaché de santé en épidémiologie au niveau du district de Koudougou, précédemment maïeuticien soutient : « *Je pense qu'avec le code de la famille, ces jeunes-là sont libres d'aller se faire soigner. Que ce soit sur le plan reproductif et sur n'importe quel plan, ils sont libres sans même l'avis de leur géniteur* ».

2.1.2 Réalisation d'activités en faveur de la santé mentale

Au niveau urbain, dans les établissements sanitaires, il y a une partie réservée à la psychiatrie où on a une prise en charge de tous les patients qui viennent. À Koudougou, le service est couramment appelé service de psychiatrie du centre hospitalier régional de Koudougou. Les agents dudit service sont chargés de la prise en charge de tout ce qui est troubles mentaux. Ils arrivent généralement à gérer les malades, à les suivre, sauf s'ils ont quelques problèmes spécifiques en plus. Des personnes ayant en plus des complications particulières qu'ils estiment ne pas pouvoir prendre en charge sont référées à Ouagadougou.

Les troubles mentaux qu'ils reçoivent sont notamment les psychoses[4] avec en tête la schizophrénie qui est d'ailleurs la maladie mentale la plus grave selon les dires du chef de service chargé de la prise en charge des troubles mentaux dans le service de psychiatrie du centre hospitalier régional de Koudougou. Les prestataires manifesteraient plusieurs sortes de maladies dont des cas de névroses, d'hystéries, toutes les variétés de dépression ; la manie, la paranoïa des troubles obsessionnels (maladie dans laquelle la personne va se sentir obligée de poser un type de geste ou de rituel).

Le chef de service chargé de la prise en charge des troubles mentaux dans le service de psychiatrie du centre hospitalier régional de Koudougou parle de toutes les variétés de troubles, y compris les troubles liés à l'insécurité an niveau du pays : « *On a les cas de stress, de panique avec l'avènement notamment de l'insécurité que nous connaissons. On reçoit aussi des gens avec le stress post-traumatique. Les gens qui ont vécu des attaques, des événements difficiles, ils développent un type particulier de stress qu'on appelle stress post-traumatique. Voilà, on a toutes les catégories vraiment* ».

2.2 *Obstacles* dans la conception et la mise en œuvre d'interventions visant à améliorer la santé mentale

2.2.1. Indisponibilité des services de santé mentale au niveau des soins de santé primaire

Le service de psychiatrie de Koudougou est excentré bien qu'appartenant entièrement au Centre Hospitalier régional (CHR) de Koudougou. Le chef de service chargé de la prise en charge des troubles mentaux dans ce service de psychiatrie avoue qu'au Burkina Faso, en dehors de Bobo-Dioulasso, de Ouagadougou et de Ouahigouya, ce sont de petits services d'un, de deux agents. Le manque d'espace pour déposer une table où doivent se coucher les patients en vue de se faire examiner en est une preuve palpable dans son service :

« *Normalement, on devait avoir une table d'examen ici, ça devait être un peu plus facile. Une table d'examen où on couche le patient pour palper, pour ausculter parce que comme vous le savez, la psychiatrique, c'est la santé physique plus la santé mentale. Quand on reçoit quelqu'un on doit examiner d'abord sur le plan physique avant de glisser sur le plan mental. On fait le bilan global* ».

---

[4] Le groupe de psychose est le groupe appelé couramment fou. C'est là qu'on trouve les gens qui perdent un peu le contrôle, qui perdent un peu le contact avec la réalité.

Au-delà de l'inadaptation du local qui ne permet pas une prise en charge adéquate des patients, s'ajoute l'insuffisance de personnel : « *Nous sommes deux personnes, nous travaillons 24h sur 24h. On ne se repose pas parce que dès qu'il y a un cas, il faut qu'on intervienne. On a un programme qui nous permet de jongler, si moi je dois gérer la matinée, l'autre va gérer la soirée. Si lui il gère la soirée, moi je gère la matinée* ».

Dans le district de Réo, les informations données et l'observation faite avec une courte visite des lieux guidé par le spécialiste, ont permis de montrer l'exiguïté des locaux et leur inadaptation pour un service qui accueille des personnes atteintes de maladies mentales dont certains ont des troubles de comportement. En dehors des indications sur la situation de ce département assez négligé, le technicien décrit un univers isolé des autres services du Centre Médical avec Antenne chirurgicale (CMA) où il se bat pour maintenir la continuité des prestations malgré des difficultés de tout ordre (ce qu 'avait mentionné l'enquêteur au moment de l'entretien avec l'attaché de santé en santé mentale, responsable du service de psychiatrie au CMA de Réo).

Hormis le problème infrastructurel, il y aurait aussi dans ce district une insuffisance de ressources financières et humaines :

« *Pour le moment je suis seul ici,* attaché *en santé mentale, ça c'est une difficulté. Le jour que je ne suis pas là, ça fait qu'on est obligé de donner rendez-vous par appel. Moi en consultation, j'ai toujours donné le numéro à certains accompagnants. Comme je suis seul, si certains patients éprouvent des difficultés, ils peuvent appeler, on essaie de donner la conduite à tenir le temps qu'il amène le malade pour qu'on puisse voir. Donc, il y a le problème de personnel qui est là. Aussi, il faut dire qu'il y a une question de financement. Souvent quand on fait les sorties, moi je le fais personnellement vraiment avec ma moto (...). Il y a vraiment un problème de financement sur le plan local. Si on est seul, surtout le déplacement au niveau des patients là, imagine si un patient est vers Dydir* (village situé loin du district), *imaginez un malade qu'on a mis sous traitement qui commence les effets secondaires, tout de suite là, si le suivi n'est pas proche, souvent les gens ont des soucis, sinon des inquiétudes. S'ils n'ont pas un numéro pour appeler de suite, ils abandonnent le traitement et ça fait un souci* » (Attaché de santé en santé mentale, responsable du service de psychiatrie au CMA de Réo).

Selon cet Attaché de santé, il y a une insuffisance ou une inadaptation des ressources disponibles en matière de services de santé mentale. Il cite entre autres les ruptures fréquentes de médicaments et l'insuffisance d'infrastructures :

« *Surtout coté prise en charge, il y a souvent la rupture de certains produits. Il faut reconnaître qu'il y a certaines molécules, il y a un bon moment qu'on ne les a pas à notre niveau. On est obligé de faire la prescription (...). Il faut forcément aller à Koudougou. Il y a des moments même qu'il faut faire recours à Ouagadougou pour pouvoir avoir ces produits. Au-delà de tout ça, il y a surtout le local. Souvent, il y a certains malades agités qu'on a, pour ça, il faut trouver des salles de mises en observation pour que ces malades agités puissent séjourner le temps qu'ils se calment, et que les produits prennent. Ici à Réo précisément, on rencontre cette difficulté-là. On est obligé d'utiliser une grande salle qui est là. On est obligé de les garder là-bas, le temps que les produits prennent. Souvent, ça fait du bruit, la porte n'est même pas adaptée, ça fait que souvent ils* (les malades mentaux) *arrivent à briser la porte* ».

2.2.2 La santé mentale : un problème de santé négligé

Presque la totalité des personnes interviewées sur la question de la santé mentale ont déclaré que cette santé mentale est reléguée au second plan dans les politiques et programmes liés au bien-être des adolescents et des jeunes. C'est ce que traduit cette citation :

« *Quand vous prenez les définitions, on va vous dire qu'il y a le côté mental qui est là, mais c'est le côté pauvre qui est généralement très sous exploité. Je veux dire qu'on ne touche pas trop, on n'évalue pas trop, quand bien même dans les définitions on nous dit qu'il faut y penser. On va vous dire que c'est un état complet, le bien-être physique, mental, mais de façon générale le mental, on n'en touche pas trop* » (Responsable Santé de la Reproduction (SR) de Réo).

Force est de savoir que contrairement à la santé sexuelle et reproductive des adolescents et jeunes où souvent des activités sont menées dans les établissements scolaires pour le bien-être de ces derniers, en ce qui concerne la santé mentale, ces activités demeurent rarissimes.

2.2.3. Preuves existantes de l'inefficacité avérée des priorités des politiques et des programmes liés à la santé mentale et au bien-être des adolescents et jeunes / La non mise en application de textes

La quasi-totalité des personnes interrogées ont avoué que plusieurs adolescents ou jeunes s'adonnent à la consommation des stupéfiants.

En la matière, des enquêtés stipulent qu'il y a des textes qui existent, qui n'ont pas été abrogés, mais qui ne sont pas mis en application. Ces interviewés citent comme preuve l'interdiction de la vente des boissons alcoolisées à proximité des établissements. En effet, bien que l'État burkinabè interdise la vente des boissons à proximité des écoles, le constat que l'on fait de façon générale est que ces boissons frelatées sont vendues fréquemment à côté des établissements scolaires. Beaucoup d'enquêtés s'indignent vis-à-vis de la vente desdites boissons à côté des écoles :

« *Vous prenez le problème même qui sévit dans les écoles présentement, c'est inquiétant* (…). *Il y a un Lycée en face, quand vous sortez comme ça à 10 heures et vous partez vous asseoir à côté d'une boutique, puisqu'il y a une boutique en face du Lycée, vous allez voir que tous ceux qui sortent au niveau de la boutique, c'est avec un sachet noir. Il faut chercher à voir ce qui se trouve dans les sachets noirs. Ce sont les boissons frelatées. Vous voyez quand quelqu'un boit ces boissons frelatées, il n'est plus libre, et c'est en étant dans ces états d'ivresse qu'ils commettent d'autres actes qui vont à l'encontre même de la santé en générale et par ricochet la santé reproductive* (s'adonner à des relations sexuelles dans un état d'ivresse) » (Attaché de santé en épidémiologie au niveau du district de Koudougou, précédemment maïeuticien).

La majorité des enquêtés pensent que la consommation des stupéfiants est le phénomène qui affecte le plus la santé mentale des adolescents et des jeunes. Ces enquêtés accusent l'État burkinabè d'être responsable de la consommation de ces stupéfiants. Pour eux, l'État est à la recherche de ressources financières au détriment de la santé des adolescents et jeunes. En témoigne ces discours :

« *Moi je dis souvent que nos dirigeants même sont à la base de tout cela. Les stupéfiants, il y a la cigarette, la drogue et d'autres et j'en passe. Les jeunes-là, moi je consomme quelque chose que je connais et je vois. Si je n'ai pas accès à la chose, je vais faire comment pour avoir ça ? Prenons l'exemple de la cigarette, sur le paquet, on dit abus dangereux pour la santé ; que ce n'est pas bon. On a même montré une image. Ça sert à quoi de produire la chose si ce n'est pas bon ? Pour moi, quand ce n'est pas bon, il ne faut pas produire. C'est parce que le jeune a vu qu'il va commencer. S'il ne voit pas ça, est-ce qu'il va commencer ? J'ai une fois eu à évoquer cette question et on m'a dit qu'on ne peut pas supprimer ça parce que ça fait rentrer des ressources financières dans le pays. Sur ce plan, c'est difficile. Vous allez beau sensibiliser, si la chose est présente, c'est difficile* » (une des participantes au Focus group jeunes filles scolarisées du Lycée municipal de Koudougou).

Cette élève estime que c'est paradoxal pour l'État de permettre la production ou la rentrée de ces stupéfiants au Burkina Faso et en même temps déconseiller leur consommation : « *Quand ce n'est pas bon pour la population et ça met en danger la santé de la population, il ne faut pas produire. Il ne faut pas produire quelque chose qui affecte la santé de la population et après vouloir sensibiliser que 'ce n'est pas bon', sinon c'est deux trucs paradoxaux* » a-t-elle ajouté.

À une autre participante à ce Focus group de soutenir : « (…) *Sur la notice, ils ont mis abus dangereux pour la santé. C'est dangereux pour la santé, et eux ils produisent ? Si eux ils arrêtaient la production, les jeunes allaient arrêter aussi la consommation de ces stupéfiants-là* ».

Les adolescents et jeunes non scolarisés ou déscolarisés du Lycée Wendsongda de Koudougou ne diront pas le contraire : « *Si on dit de laisser la cigarette, les gens vont dire que la cigarette augmente l'économie du pays. Cela est vrai, mais ça détruit nous les jeunes. Que le gouvernement ne re-*

garde pas l'argent au détriment de la santé. Si le gouvernement pouvait interdire aussi (en plus de l'interdiction de la drogue) *la cigarette, cela allait nous sauver »*.

Cette même vision est partagée par le Coordonnateur régional du réseau Ouest africain des enseignants pour l'intégration et la paix, membre de la coordination diocésaine du renouveau charismatique et enseignant de la petite action, œuvrant dans une association dénommée EDUCATEUR :

« Quand nous prenons le cas des excitants, qu'est-ce que l'État prévoit comme mesure pour lutter contre cela ? Aujourd'hui la drogue est un luxe vous savez, mais aujourd'hui qu'est-ce qui détruit la jeunesse selon vous ? Les jeunes, c'est quoi qui détruit la jeunesse ? Ce sont les alcools, l'alcool frelaté, oui ou non ? Les alcools frelatés, ça détruit plus. Il y a combien de jeunes qui meurent chaque jour à cause de cela ? Qu'est-ce qui est fait ? Il y a des unités de production de ces trucs dans nos villes. Qu'est-ce qui est fait ? Moi, je ne vois pas ce qui est fait ».

Discussion

Nos résultats ont mis en évidence l'indisponibilité des services de santé mentale au niveau des soins de santé primaire ainsi que l'insuffisance des ressources humaines. Par ailleurs, il est ressorti des enquêtes réalisées que la santé mentale est un problème négligé. Nos résultats corroborent ceux de S. Kleintjes, C. Lund et A. J. Flisher (2010) qui ont présenté les résultats d'une analyse situationnelle de la politique et des services de santé mentale pour les enfants et les adolescents au Ghana, en Ouganda, en Afrique du Sud et en Zambie. Ces résultats montrent que les ressources humaines allouées à la santé mentale des enfants et des adolescents sont rares. La stigmatisation et la faible priorité accordée à la santé mentale contribuent à la faiblesse des investissements dans ce domaine. Les auteurs concluent en soutenant que le développement des services de santé mentale pour les enfants et adolescents doit s'accompagner d'initiatives de lutte contre la stigmatisation et d'un investissement accru.

En outre, nos résultats sont similaires à ceux de O. Gureje et A. Alem (2000) qui ont mené une étude sur la priorité´ dans les politiques des services de santé. Ils soutiennent que les questions relatives à la santé mentale se voient généralement accorder une très faible priorité´ dans les politiques des services de santé. Selon cette même source, en 1975, un rapport de l'OMS faisait observer qu'il était très difficile de répondre aux besoins dans les pays en développement à cause de l'extrême rareté´ des professionnels de la santé´ mentale. Ces auteurs mentionnaient qu'en l'an 2000, le tableau restait sombre, car dans beaucoup de pays d'Afrique, le nombre de psychiatres par habitant pouvait atteindre la valeur plancher de 1 pour 5 millions alors qu'il était de 1 pour 1000 dans les pays européens.

Conclusion

L'étude sur la santé mentale des adolescents dans les districts sanitaires de Koudougou et de Réo a visé la réalisation de l'état des lieux et des priorités des politiques en santé mentale dans les districts de Koudougou et de Réo. Pour rendre compte de la réalité sociale étudiée, nous avons utilisé une approche qualitative. En fondant nos analyses sur un matériau qualitatif varié, nous pensons avoir atteint l'objectif de l'étude. Après l'analyse des données, il ressort que la santé mentale n'est pas suffisamment prise en compte dans les politiques et financements en matière de santé et cela se répercute sur les activités mises en œuvre.

La majorité des enquêtés est unanime quant à l'inefficacité avérée des priorités des politiques et des programmes liés à la santé mentale et au bien-être des adolescents et jeunes. Plusieurs facteurs expliqueraient cet état de fait, dont l'insuffisance de ressources humaines, infrastructurelles et financières allouées pour la mise en œuvre des politiques de santé mentale.

Afin de permettre un meilleur épanouissement des adolescents et jeunes, il est nécessaire que les politiques, programmes de santé accordent plus d'importance à leur santé mentale .

Références bibliographiques

GUREJE O et ALEM A, 2000, « Dossier thématique : Élaboration des politiques de santé´ mentale en Afrique », *Bulletin de l'Organisation mondiale de la santé, Recueil d'articles, 3, p. 110-116.*

Institut national de la statistique et de la démographie (INSD), 2022, *Monographie de la région du Centre-ouest. Résultats : cinquième recensement général de la population et de l'habitation*, 163 p.

KLEINTJES S, LUND C, FLISHER A J, 2010, « A situational analysis of child and adolescent mental health services in Ghana, Uganda, South Africa and Zambia », *Afr J Psychiatry (Johannesburg)*, 13(2), p. 132-139.

Ministère de la santé, 2015, *Plan stratégique santé des adolescents et des jeunes 2015 – 2020*, Version provisoire, 112 p.

Nations Unies, 2018, *Déclaration politique de la troisième réunion de haut niveau de l'Assemblée générale sur la prévention et la maîtrise des maladies non transmissibles*, 7 p.

PIGEON-GAGNE Émilie, HASSAN Ghayda, YAOGO Maurice, SAÏAS Thomas, OUEDRAOGO Djeneba, 2023, « La maladie mentale et la folie : représentations sociales des troubles de santé mentale à Bobo-Dioulasso (Burkina Faso) », *Sciences sociales et Santé*, 41 (1), p. 41-64.

SAWYER Susan M, AFIFI Rima A, BEARINGER Linda H, BLAKEMORE Sarah-Jayne, DICK Bruce, EZEH Alex C, PATTON George C, 2012, « Adolescence: a foundation for future health », *Series / Adolescent Health*, 379 (9826), p. 1630-1640.

Série du Lancet sur la santé des adolescents, Fiche d'information n°1, 2014, *L'adolescence : une base de santé pour l'avenir,* 2 p.
XUE Yange, LEVENTHAL Tama, BROOKS-GUNN Jeanne, EARLS Felton J, 2005, « Neighborhood residence and mental health problems of 5- to 11-year-olds », *Arch Gen Psychiatry*, 62 (5), p. 554-63.

C.

Expérience de maladies chroniques et parcours de formation négociée entre résilience et adaptation des élèves fonctionnaires de l'ENS d'Abidjan

Yattin Rosine POUAMON[1], Kouamé Pacôme-Noël BROU[2]

Résumé

L'admission au concours professionnel de l'École Normale Supérieure (ENS) des élèves fonctionnaires est le résultat d'un processus de sélection basée sur une compétition intellectuelle et un examen sanitaire qui valide l'aptitude de ces candidats à suivre la formation à l'ENS. Cependant, l'admission dans cette école entraîne une mise en veilleuse du statut de fonctionnaire pour endosser celui d'étudiant avec toutes ses implications sociales. Ces élèves fonctionnaires engagés dans ce système de vie estudiantine font face à de multiples défis sociaux, financiers et surtout sanitaires font face à des maladies chroniques entraînant des recompositions biographiques diverses. Ceux-ci doivent désormais composer avec ces pathologies complexes au quotidien et répondre aux exigences de la formation professionnelle dans cette école. La présente étude analyse l'expérience des maladies chroniques de ces élèves fonctionnaires et leurs stratégies d'adaptation sociales à la formation à l'ENS à travers une approche qualitative qui mobilise 15 récits de vie. Les résultats montrent que les exigences de la formation à l'ENS sont sources de vulnérabilité sociosanitaire pour ces élèves fonctionnaires, qui redéfinissent de nouvelles stratégies de vie. Ils se reconstruisent un style de vie fait de résilience sanitaire et d'adaptation sociale diverses pour se maintenir dans le parcours de formation à l'ENS.

Mots-clés : maladies chroniques, stratégies d'adaptations, résiliences, élèves fonctionnaires, Côte d'Ivoire.

Abstract

The admission of civil servant students to the professional examination of the Ecole Normale Supérieure (ENS) is the result of a selection process based on intellectual competition and a health examination that validates the

[1] Département des sciences de l'éducation, sociologie de l'éducation et de la santé, École Normale Supérieure d'Abidjan (Côte d'Ivoire). Mail : yattinpouamon@gmail.com

[2] Département des sciences de l'éducation, sociologie de la famille et de l'éducation, École Normale Supérieure d'Abidjan (Côte d'Ivoire). Mail : brounavidad2020@gmail.com

aptitude of these candidates to follow the training at the ENS. However, admission to this school leads to a shelving of the status of civil servant to that of student with all its social implications. These student civil servants involved in this system of student life face multiple social, financial and especially health challenges, and face chronic illnesses leading to various biographical recompositions. They must now deal with these complex pathologies on a daily basis and meet the requirements of the professional training in this school. This study analyzes the experience of chronic illnesses of these student civil servants and their social adaptation strategies to ENS training through a qualitative approach that mobilizes 15 life story. The results show that the requirements of the ENS training are a source of sociohealth vulnerability for these student civil servants, who redefine new life strategies. They rebuild a lifestyle made of health resilience and various social adaptations to maintain themselves in the training course at the ENS.

Keywords : chronic diseases, coping strategies, resilience, student civil servants, Ivory Coast.

Introduction

Les maladies chroniques sont un ensemble de pathologies de plus en plus présentes dans le parcours de vie des populations issues de toutes les couches sociales. Vivre avec ce type de maladies peut s'apparenter à une forme de lutte quotidienne au regard de l'intensité des activités sociales. En raison de l'absence de solutions curatives définitives, les maladies chroniques se sont imposées comme la première cause de mortalité prématurée dans le monde, car elles se développent d'une façon progressive et elles ont des causes multiples et complexes. (OMS, 2003 cité par M. Barrimi et *al.*, 2022).

Selon cette même source, les maladies chroniques « peuvent apparaître tout au long de la vie même avec une prévalence plus importante chez le sujet âgé, elles sont susceptibles de compromettre la qualité de la vie, néanmoins elles sont évitables et leur survenue peut être retardée. Elles peuvent être de nature psychiatrique ou organique et elles se réfèrent aux affections à forte prévalence comme le diabète, l'hypertension artérielle, l'asthme, les maladies pulmonaires obstructives chroniques, le cancer, les maladies musculosquelettiques, les maladies transmissibles (Tuberculose et VIH), et les troubles psychiatriques de longue durée comme la dépression ou la schizophrénie ». (OMS, 2003 : 45).

Toutefois, il ressort de l'examen de la littérature que le vécu et les diverses formes d'adaptations sociales des élèves fonctionnaires face aux maladies chroniques restent peu documentés dans le cadre universitaire ivoirien. Quelques travaux locaux qui s'intéressent à la question des maladies ont interrogé de façon générale les aspects liés aux représentations socioculturelles (M. D. Moro, 2023), à la prévention et de la prise en charge médicale (K. Ouattara et A Droh., 2015 ; Y. J. Lathe et al, 2023). Mais la chronicité de ces maladies et les formes de recomposition biographique qu'elles imposent aux victimes appellent à mener régulièrement des réflexions sur les expériences et les réponses sociales des victimes de ces maladies.

Les entretiens exploratoires conduits auprès du service médical de l'École Normale Supérieure (ENS) révèlent qu'un grand nombre d'étudiants est touché par les maladies chroniques. Il s'agit pour la plupart d'étudiants fonctionnaires en situation de formation à l'ENS d'Abidjan. Sans associer directement le taux de mortalité élevé au sein de la population estudiantine de cette école aux victimes des maladies chroniques, l'on note, cependant, qu'au cours de ces dernières années académiques, un nombre important de décès d'étudiants dont plus de quatre-vingt-dix pour cent, sont ceux issus du concours professionnel[3]. Cette frange de la population estudiantine de l'ENS fait face à un défi de reconstruction identitaire dans le cadre de la formation académique.

En effet, ces étudiants ayant vécu pendant un certain nombre d'années dans un système professionnel, se sont accommodés et ont adopté un style de vie où ils ont une meilleure gestion de soi. Mais, l'admission à l'ENS les inscrits dans un autre système de fonctionnement où le parcours de formation leur impose une redéfinition des modes de conduite et des habitudes de vie difficiles pour ces personnes adultes dont la majorité ont un âge compris entre 45 ans et 58 ans[4]. Ceux-ci sont confrontés à des exigences élevées de la formation au sein de cette école (cours en présentiels, travaux dirigés et pratiques en travaux de groupes, individuels, etc. qu'ils doivent combiner avec leurs responsabilités sociales (académiques, familiales, personnelles et professionnelles) présentent souvent du stress, de l'anxiété, de la dépression et qui affectent la qualité de vie. Les niveaux élevés de stress psychologique peuvent conduire à des affections chroniques (M. Barrimi et al, 2022) et s'avérer fatals pour cette catégorie d'étudiants. Or, le but du gouvernement est de disposer d'un personnel ayant achevé le cycle des deux ans de formation et surtout en meilleure santé pour assurer pleinement de manière productive leur responsabilité professionnelle dans le système éducatif ivoirien. Ce qui s'impose comme un défi quotidien pour ces élèves fonctionnaires.

La littérature consultée met l'accent sur le vécu de la maladie chronique et les stratégies adaptations pour vivre avec ce type de maladie. À ce propos, I. Baszanger, (1986) a montré que la maladie chronique marque une rupture qui bouleverse le parcours de vie des malades. Ceux-ci construisent leur vie

---

[3] En l'état actuel de la situation, on dénombre une vingtaine de décès au titre de l'année académique 2023-2024 et plus d'une quinzaine au cours de l'année précédente selon le service de la scolarité de l'école.

[4] Issu du concours professionnel après plusieurs années de service, la majorité des élèves dans les filières d'encadrement (éducateur, conseiller vie scolaire, conseiller cantines, etc.., selon les données de la scolarité de l'école.

en négociant sans cesse dans chaque sphère de la vie sociale les rôles usuels. Quant à D. Lhuilier et *al.*, (2007) et D. Lhuilier et A.-M. Waser, 2019, ils ont présenté les enjeux du rapport au travail des personnes vivant avec des maladies chroniques. Pour se maintenir dans les activités professionnelles, ceux-ci organisent la vie avec la maladie en développant des savoirs, savoir-faire de prudence qui vise à se protéger du risque tout en répondant aux exigences de production. Pour se maintenir dans l'emploi, les malades réorganisent et réorientent la trajectoire professionnelle en prenant des précautions pour vivre avec la maladie. Ils développent un sens du travail et une autre façon d'accomplir le travail, c'est-à-dire recourir aux relations professionnelles et aux normes liées aux maladies pour en tirer profit. Mais en situation de précarité de la maladie, ils masquent la maladie en évitant le rapport à la médecine au risque d'être disqualifié dans l'emploi. Dans cette perspective de stratégies de résilience face à la rupture biographique, C. Couture, (2009) révèle que l'adaptation réussie est la recherche de sens de la maladie. Cependant, L. Monneraud et *al.*, (2016) montrent que l'influence des maladies chroniques conduit les victimes qui l'expérimentent à les nier en masquant les symptômes pour un maintien dans la vie professionnelle. "*Faire comme si*" ces malades n'éprouvaient pas de souffrance. Pour éviter un déclassement social, ils font des ajustements informels en conciliant maladie et emploi, c'est-à-dire ''*faire avec*'' la maladie en accomplissant des tâches professionnelles et des attentes liées au rôle de travailleur malgré le statut de malade. De façon générale, ces travaux ont présenté le bouleversement de la trajectoire de vie des personnes expérimentant des maladies chroniques et des formes de résilience développées pour surmonter l'expérience de la maladie qui se traduit soit par l'acceptation du statut de malade soit par un déni de la maladie. Mais dans la présente étude, les élèves fonctionnaires sont confrontés à une double rupture biographique. Ils doivent concilier le statut d'étudiant et le statut de malade dans le parcours de formation pour répondre aux exigences de l'ENS. Dès lors, comment ces victimes de maladies chroniques négocient-ils leur parcours de formation face à l'intensité de la formation au sein de cette école ? En d'autres termes, comment négocient-ils avec la maladie chronique pour atteindre l'objectif de la formation ? Cet article propose deux axes d'analyse pour répondre à cette question. Il s'agit de (i) décrire le vécu des fonctionnaires-étudiants confrontés aux maladies chroniques et (ii) d'examiner les stratégies de résilience pour s'adapter au statut de malade pour faire face aux exigences de la formation professionnelle à l'ENS.

1 - Approche théorique et méthodologique de l'étude

L'étude s'appuie sur le plan théorique sur l'individualisme méthodologique de R. Boudon (1966) qui s'inscrit dans la sociologie compréhensive à travers le concept de rationalité des acteurs sociaux. À travers cet outil conceptuel, l'auteur défend l'idée de la capacité des individus à agir de manière rationnelle en fonction de leur situation spécifique. Cette perspective sera renforcée par la théorie de l'autodétermination de E. Deci et R. Ryan (1985). Quoique d'obédience psychologique, cette théorie des sciences de l'éducation, à travers les concepts de la régulation introjectée et la régulation identifié offre une « lunette sociologique » (F. De Singly, 2016) intéressante pour cette étude en l'inscrivant du coup dans une perspective interdisciplinaire. Les concepts de régulation introjectée et de régulation identifiée permettent d'opérer une analyse sur les formes diverses de reprise du contrôle de soi face à la maladie et de réinterprétation par ces étudiants de leur situation de vulnérabilité sanitaire à leur avantage en fonction des contextes sociaux. L'École Normale Supérieure d'Abidjan (ENS) est un établissement public d'enseignement supérieur crée en 1964, et placé sous la tutelle du Ministère de l'enseignement supérieur et de la recherche scientifique. Elle est située dans l'enceinte de l'université Félix Houphouët-Boigny à Cocody (Abidjan). Elle a pour vocation la formation professionnelle du personnel enseignant du premier et second cycle de l'enseignement secondaire (professeur de collège et de lycée), les enseignants du CAFOP ainsi que le personnel d'encadrement de l'éducation nationale (inspecteur d'éducation, inspecteur d'orientation, inspecteur des Écoles Primaires, inspecteurs Pédagogiques du 1er cycle, éducateur, conseillers pédagogiques du primaire et du préscolaire, les conseillers à l'extrascolaire (alphabétisation, cantines et coopératives scolaires, COGES).

La population de cette école a constitué la cible de cette étude qui s'inscrit dans une approche essentiellement qualitative. Elle a mobilisé le récit de vie comme méthode de collecte de données. Par le récit de vie, une quinzaine d'élèves fonctionnaires de la 2e année de la promotion 58 de l'ENS issus de concours professionnel de toutes les filières dont l'âge varient entre 42 ans et 54 ans ont été interrogés [5]. Le critère d'éligibilité pour la participation à l'étude était d'être déclaré atteint de maladies chroniques. Certains expérimentaient deux à trois maladies chroniques. Les maladies déclarées sont l'hypertension, diabète, hernie discale, drépanocytose, arthrose, rhumatisme aigu, colopathie fonctionnelle, sinusite. La majorité (10) avait de l'hypertension et du diabète.

Que ce soit par des entretiens semi-directifs (face à face) ou par voie téléphonique, ces élèves fonctionnaires ont été en mesure de relater un pan de

---

[5] 2e année pour le stage pratique pour ceux et celles admis.es et ceux ayant repris l'année pour cause de maladie et n'ayant pas composé.

leur vécu avec la maladie chronique pendant la première année à l'ENS (formation théorique) et la 2e année (formation pratique, stage professionnelle) en vue de connaître la manière dont ils/elles ont géré le parcours de formation et les stratégies de résilience développées face à la maladie dans ce contexte. Par ailleurs, le médecin chef et le chef de la scolarité ont été interrogés dans le cadre de cette étude. Ces personnes-ressources ont été inclues dans l'étude en ce qu'elles ont en charge la gestion de la scolarité et de la santé des étudiants de cette école.

La constitution de l'échantillon des élèves fonctionnaires a été possible par personne interposé et leur différente plateforme. En effet, l'objectif de l'étude a été donné aux délégués de filières. Ceci a permis d'avoir les coordonnées des élèves atteintes de maladies chroniques. Au niveau des plateformes, les élèves concernés ont appelé ou envoyé un message pour la participation à l'étude. Certains ont accepté de participer immédiatement. Pour d'autres un rendez-vous a été fixé. Il faut aussi relever que le statut d'enseignant-chercheur à l'ENS des chercheurs a facilité les échanges. L'échantillon total de cette étude est constitué de dix-sept (17) personnes dont quinze (15) étudiants et deux (2) membres du personnel de l'ENS. L'ensemble des entretiens a été intégralement retranscrits afin de disposer d'un corpus fourni, stable et propice à une analyse de contenu basée sur des données probantes. Le dépouillement s'est fait de façon manuelle.

2 - Résultats

Les élèves fonctionnaires rencontrent une double rupture dans la trajectoire de formation professionnelle. La première, c'est le passage du statut de travailleur au statut d'étudiant et la seconde, l'expérience de la maladie chronique qui s'inscrit dans une continuité du parcours de vie. Ces statuts doivent se concilier avec la formation et répondre aux exigences de la formation à l'ENS. Pour ce faire, une réorganisation personnelle s'impose en termes d'adaptation sociale et de résilience dans la sphère académique, familiale et professionnelle de ceux-ci.

2.1 Vécu et organisation personnelle des fonctionnaires-étudiants de l'ENS face à la maladie

Dans cette section, il est question de décrire l'expérience du vécu des élèves fonctionnaires de l'ENS avec les maladies chroniques et la manière de s'organiser pour y faire face. D'abord, les formes subjectives du vécu de la maladie par l'expérience individuelle, ensuite le déni de la maladie chronique pendant la formation ,ou une santé de façade face au stress de la formation ; et enfin comment gérer sa santé par une réinvention de son style de vie face à la maladie chronique.

2.1.1 Formes subjectives du vécu de la maladie par l'expérience individuelle

Les élèves fonctionnaires en formation à l'ENS expérimentent des maladies chroniques comme l'hypertension, le diabète, la hernie discale, l'arthrose, le rhumatisme. Elles ont été diagnostiquées pour certains avant l'admission et pour d'autres au cours de la formation. Certains facteurs tels que le stress dû à l'emploi du temps et les évaluations des semestres ont contribué à révéler ou intensifier le mal de même que la posture longtemps assise qui n'est pas indiqué pour l'arthrose, la hernie discale, etc. En effet, après l'admission au concours professionnel une rupture biographique s'opère transformant des fonctionnaires en étudiants qui doivent faire face aux exigences de la formation pour réussir les deux années (une théorique et une autre pratique).

La première se révèle génératrice de bouleversement à travers l'expérience des maladies. Le rythme de la formation se présente comme un facteur d'angoisse pour ces étudiants en raison du stress du réveil matinal et du transport pour s'y rendre qui n'était pas inscrit dans leurs habitudes. Ce stress vécu au quotidien et le stress des examens des semestres conduisent à des crises qui font l'objet de consultation. Pour certains, c'est une annonce de maladie ; pour d'autres, c'est une accentuation d'une maladie vécue. Les propos ci-dessous des fonctionnaires-étudiants relatent l'expérience de la maladie pendant la formation en ces termes :

« *la crise est survenue à l'approche des examens du 2e semestre. (...) Je crois que c'est le stress. Le fait de bosser et vouloir réussir à son examen du 2e semestre. A cause de la crise diabétique, je n'ai pas pu composer l'année passée au 2e semestre et je ne peux pas faire le stage aussi. J'avais fait tous les CM et TD, donc l'administration m'autorise à venir composer au 2e semestre. (...) Je suis en famille à l'intérieur du pays donc j'attends que cela arrive pour aller composer.* » M. Marc (diabète et hypertension, 43 ans, marié, 04 enfants).

Un autre affirme que :

« *L'hypertension a été diagnostiquée après mon 2e accouchement. J'ai été césarisée et la tension ne baissait pas, c'est comme ça que j'ai su que j'avais cette maladie. Après mon admission à l'ENS, je vous assure que le 1e semestre était un peu difficile pour moi avec le changement du rythme. Avant, au niveau des tâches quotidiennes, le travail se trouvait dans la même commune et je n'avais pas de stress. (...) Le manque de repos et puis le stress qui ont provoqué ces crises. Avant, c'étaient les régimes sans sel, mais là, on était obligé de prendre des médicaments parce que j'avais des céphalées et le vertige persistait. Comment te réveiller le matin, te réveiller tôt, comment emprunter et arriver ? C'était le déplacement qui me stressait. Ce n'était pas la formation, mais peut-être l'emploi du temps de la formation qui me stressait. Mais le déplacement me stressait plus.* » Mme. Danielle (Hypertension, 53 ans, mariée, 03 enfants) :

Cet enquêté relate que :

« *La formation à l'ENS est stressante. Pendant la formation chaque mois, je dois aller à l'hôpital. Condition de vie difficile, transport compliqué, changement d'alimentation. Le stress au quotidien fait monter la tension. Si on décentralise l'ENS, ça sera bénéfique pour ceux de l'intérieur comme nous qui ne sont pas habitués à ce mode de vie.* » M. Cyrille (Hypertension, 49 ans, marié, 04 enfants).

La première année de formation pour les élèves fonctionnaires est une source de stress qui est un facteur révélateur de maladie et d'accentuation de mal. Tandis que certains s'inscrivent dans les pratiques médicales en raison du statut de malade, d'autres nient la maladie expérimentée au cours de la formation.

2.1.2 Déni de la maladie chronique pendant la formation ou une santé de façade face au stress de la formation

Le déni de la maladie chronique pendant la formation à l'ENS est une forme manifeste de nier la réalité de la maladie, de se soustraire aux exigences de la maladie ,à travers les soins. Les contraintes sociales et le stress amènent les élèves fonctionnaires à ne pas faire le suivi régulier des traitements. En raison du stress et des difficultés financières, certains n'arrivent pas à s'alimenter convenablement, c'est-à-dire à suivre le régime pour contrer les indicateurs de la maladie. Hors de la famille, ils ne sont pas à mesure de se conformer aux exigences médicales. La famille sert d'appui dans le suivi du traitement. Ces difficultés auxquelles ils sont confrontés au quotidien durant le temps de formation les conduisent à se soustraire des pratiques médicales, à nier le statut de malade. S'inscrire dans ce statut sous-entend se conformer aux exigences de la maladie à travers un suivi régulier des soins. Les propos du Médecin chef illustre ce fait :

« *Avec le stress, la préoccupation de quitter tôt la maison et d'arriver à l'ENS fait que certains n'arrivent pas à prendre leur traitement. Ils oublient. (...) Je passais, j'ai aperçu un étudiant qui était assis avec ses camarades. Nerveux, sa tension montait. Je l'ai appelé et je lui ai dit de venir pour que je puisse le consulter. Il ne voulait pas. J'ai insisté. Je lui ai dit de se coucher. Je vais prendre sa tension... Il se plaignait : je suis pressé, je dois aller faire ceci.... Je lui ai dit de se calmer que j'allais prendre une photo de lui et lui montrer et après j'efface. Il a accepté. Quand je lui ai montré la photo, il a accepté de se coucher. Sa bouche partait sur le côté, il ne savait pas. Il était à 22/10. Finalement, il a passé toute la journée avec nous hein ! J'ai fait ce qui fallait et je l'ai libéré en le mettant sous hypertenseur. (...) Pour eux, le médicament de tension, c'est comme un médicament de palu. Tu prends et quand la tension baisse tu laisses. (...) La maladie est physique, mais aussi psychologique. Avant d'accepter le traitement, il faut accepter la maladie. Il y en a qui sont venus avec leur maladie, il y en a aussi, c'est ici. C'est le stress hein ! Pour les travailleurs de l'ENS, ça va. Mais eux, ils doivent se soumettre aux exigences de la formation en tant qu'étudiant. (...) Les étudiants professionnels sont à suivre de près, ce sont eux qui sont les plus exposés.* »

Face à la réalité de la maladie pendant la formation, les élèves fonctionnaires doivent s'organiser. Ils doivent tenir compte désormais de la maladie qui fait partie intégrante de leur vie.

2.1.3 Gérer sa santé et se former : une réinvention du style de vie face à la maladie chronique

Les étudiants ayant expérimenté une crise de santé dans le cadre de leur formation s'organisent en vue de faire face à la maladie. Ces formes d'organisation prennent en compte le contrôle de la maladie, les soins particuliers au niveau personnel et des précautions à prendre pour réussir les deux années de formations. En raison du régime alimentaire restrictif et complexe lié à la maladie chronique expérimentée, certains préfèrent ne pas s'alimenter en journée pendant les cours. Ils attendent d'être à la maison au risque d'aggraver leur situation sanitaire à travers les repas proposés qui sont contraires au régime alimentaire à suivre. D'autres maintiennent le rapport patient-médecin en suivant les prescriptions du médecin traitant. D'autres encore, après l'annonce de la gravité du mal liée à la position assise pendant les temps de formation, ils font désormais attention à leur santé. Pour éviter certaines douleurs causées par des conditions d'apprentissage, ils alternent les positions assises et debout. Les propos de ces enquêtés nous affirment cette situation en ces termes :

« *Après la crise, j'ai décidé de me faire suivre par un médecin. Avec le stage, je n'ai pas la pression du déplacement, j'arrive à prendre ma pause et à faire le sport et quand j'ajoute les médicaments, je me sens mieux.* » Mme. Danielle (hypertension, 53 ans, mariée, 03 enfants)

Cet enquêté nous dit :

« *On doit changer à chaque fois le matelas à la maison, la position trop debout et trop assis me fatigue. (...) Je m'arme de courage parce que je me dis que c'est une maladie à vie. Trop de comprimés, c'est ce qui m'a donné ulcère. Je préfère les massages pour mon dos pour me soulager. Le stage de formation, on est dans les bureaux dans les salles, les va-et-vient, quand je rentre à la maison avec la douleur c'est mon mari qui me masse. Quand il n'est pas là, c'est ma grand-fille. Une ceinture pour gérer les douleurs de dos. C'est la sinusite que je redoute parce que je ne connais pas bien mon allergène. Si tu connais, tu peux l'éviter. Même si tu connais à cause du travail, tu es obligé de faire avec. Quand j'étais éducatrice, j'étais toujours avec les dossiers des élèves. Je sais que la poussière et les odeurs me fati-*

guent. J'ai trouvé comme solution le cache-nez. Quand je finis avec les dossiers, j'enlève et je me lave les mains. Ces techniques sont bonnes, mais pas à 100%. » Mme Jeannette (hernie discale, hypertension, sinusite, 46 ans, mariée, 04 enfants)

Un autre enquêté pense que

« Ce sont les antidouleurs qui me soulageaient. Je faisais des séances de rééducation. Je sors avec mes médicaments antidouleurs. Avec le stage pratique, nous ne sommes pas tout le temps assis parce qu'avec les élèves, il faut beaucoup bouger et là je m'en sors. Ce n'est pas comme ces longues périodes assises des temps de formation à l'ENS. » Mme Suzanne (Hypertension, drépanocytose, arthrose, 47 ans, mariée, 03 enfants)

Les élèves fonctionnaires sont entrés à l'ENS avec des maladies et d'autres ont fait la découverte au cours de la formation. Celles-ci ont été diagnostiquées à la suite d'une crise c'est-à-dire une manifestation des symptômes.

2.2 Formes d'adaptation sociale et stratégies de résilience face aux exigences de la formation à l'ENS

Comme toute institution universitaire, l'ENS a aussi des exigences. Pour respecter les cahiers de charge de l'institution et garantir une meilleure qualité de formation des étudiants, ceci impose un rythme intense des activités académiques aux étudiants avec lesquels ils doivent négocier. Comment s'insèrent-ils dans ce schéma pour faire face aux exigences de cette formation ? Autrement dire, quelles sont les pratiques mis en œuvre dans la sphère académique, professionnelle et familiale pour négocier leur place dans le cours de la formation face à la maladie et/ou y faire face à la maladie ? Ceci revient à examiner les différentes formes d'adaptation sociale et les stratégies de résilience des élèves fonctionnaires pour réussir la formation.

2.2.1 Stratégies d'adaptation des étudiants dans la sphère académique

Les formes d'adaptation sociale et les stratégies de résiliences sont des pratiques sociales auxquelles les élèves fonctionnaires ont recours pour gérer la maladie chronique dans la sphère académique en vue de négocier le parcours de formation. Face aux différentes crises liées au stress au cours de la formation, ils s'inscrivent dans le statut de malade. Ils font avec la maladie en maintenant le rapport patient-médecin à travers le suivi régulier des soins. Cette forme de stratégie permet de réguler la maladie et d'être dans un confort face à la *maladie-illness* telle que les douleurs ressenties, les céphalées, les vertiges, etc. Par ailleurs, une autre forme de stratégie d'adaptation est d'éviter de reproduire à l'avenir la cause de la crise comme le fait de rester longtemps assis ou debout. Les élèves fonctionnaires mobilisent la *maladie-sickness* pour montrer leur efficacité sur le terrain. Ils usent de la reconnaissance du statut de malade à travers les preuves qui attestent leur vulnérabilité. Ce faisant, le choix du lieu d'affectation est respecté. C'est une stratégie qui leur permet d'éviter le stress en restant auprès de leur famille et répondre aux exigences de la formation professionnelle. C'est ce qui nous révèlent ces enquêtés en ces termes :

« *La position assise pendant longtemps durant les heures de cours magistraux et de travaux pratiques intensifiait la douleur. Un jour, on a eu cours toute la journée. Quand, je me suis levée, je ne pouvais pas marcher et là nous étions au 2e étage. Mes condisciples m'ont attrapée pour m'aider à descendre les marches. Il y avait une qui était véhiculé. Elle m'a conduite jusqu'à la maison. Quand je suis sortie de la voiture, je marchais difficilement. Moi, je croyais que c'était la drépanocytose. Il y a une qui me disait que je dois toujours avoir mes médicaments contre la douleur. C'est comme ça le lendemain, on n'avait pas cours et je suis partie à l'hôpital. Le médecin a d'abord calmé la douleur et m'a fait faire la radiographie. Après les examens, les résultats ont révélé que c'était l'arthrose. Le médecin m'a dit d'aller faire une séance de rééducation et il m'a orientée vers une clinique. (...) Ce sont les antidouleurs qui m'ont soulagée. Je faisais des séances de rééducation. Je sors maintenant avec mes médicaments contre les douleurs. Avec le stage pratique, nous ne sommes pas tout le temps assis parce qu'avec les élèves, il faut beaucoup bouger et là je m'en sortais. Ce n'est pas comme ces longues périodes assises des temps de formation à l'ENS.* » Mme Suzanne (hypertension, drépanocytose, arthrose, 47 ans, mariée, 03 enfants)

Cette autre enquêtée relate sa situation en disant

« *Avant c'étaient les régimes sans sel, mais là on était obligé de prendre des médicaments parce que j'avais les céphalées et le vertige persistait. Pour pouvoir achever mon année, j'étais obligée de prendre des médicaments. Après la crise, j'ai décidé de me faire suivre par un médecin. (...) Au lieu de stage, ça va. Je me repose et le médecin m'a recommandé de pratiquer le sport. Je fais un peu un peu. Avec le stage, je n'ai pas la pression du déplacement, j'arrive à prendre ma pause et à pratiquer le sport et quand j'ajoute les médicaments, je me sens mieux. Le stage c'est un peu ce qui nous sera présenté au lieu d'affectation. Je pense que comme je ne fais pas de crise avec cette manière de faire donc je vais la garder.* » Mme. Danielle (hypertension, 53 ans, mariée, 03 enfants)

2.2.2 Stratégies d'adaptation des élèves fonctionnaires dans le contexte professionnel

L'usage des stratégies d'adaptation au niveau professionnel est une stratégie de résilience qui permet aux élèves fonctionnaires de se projeter dans le nouveau métier à travers le stage. Cette formation est une occasion pour ces étudiants ayant un statut de malade chronique de trouver des stratégies pour faire face à la maladie et de se maintenir dans l'emploi. En effet, la collaboration en milieu professionnel et le travail d'équipe représentent une stratégie. Ceux-ci se font aider dans leurs tâches par des collègues qui connaissent leur statut de malade. En revanche, en face du supérieur hiérarchique, ceux-ci adoptent une autre stratégie, c'est-à-dire faire avec la maladie en vue de maintenir leur emploi. Les propos de ces enquêtés illustrent cette situation :

« L*e temps de stage nous donne déjà l'avant-goût de la réalité du terrain quand nous serons affectés. (...) Pendant le stage, j'ai eu quelque complication. Tu sais notre métier (conseiller extra-vie scolaire), on doit aller à l'école et faire des activités sportives et autres. Il faut être en pleine mesure de sa forme. Mais la maladie m'handicape un peu. Ça fait que, je ne suis pas constante sur le terrain à 100%. Par exemple, pour les visites d'écoles, celles qui sont à 3 kilomètres de la ville, je ne peux pas y aller. Je préfère faire avec celles qui sont plus rapprochées de la ville. Nous sommes deux, là où je ne peux pas partir, l'autre part et revient me faire des points. S'il y a des choses à traiter, on le faire ensemble. On travaille aussi avec des enseignants qui sont un peu notre relais. On les encadre pour qu'ils puissent nous relayer lorsque nous sommes débordés.* » M. René (rhumatisme, 49 ans, 04 enfants)

Un autre enquêté affirme en ces termes :

« *Mes collègues savent ma maladie donc elles m'aident. Quand on va dans les salles de classe pour les séances, elles me laissent m'asseoir et elles font l'activité. Je n'ai pas voulu que ma tutrice sache pour qu'elle ne me dise pas que c'est parce que je n'ai pas envie de travailler. Parce que là, c'est le stage donc... Une ceinture pour gérer les douleurs de dos. C'est la sinusite que je redoute parce que je ne connais pas bien mon allergène. Si tu connais, tu peux l'éviter. Même si tu connais à cause du travail, tu es obligé de faire avec. Quand j'étais éducatrice, j'étais toujours avec les dossiers des élèves. Je sais que la poussière et les odeurs me fatiguent. J'ai trouvé comme solution le cache-nez. Quand je finis avec les dossiers j'enlève et je me lave les mains. Ces techniques sont bonnes, mais pas à 100%.* » Mme Jeannette (hernie discale, hypertension, sinusite, 46 ans, mariée, 04 enfants)

Au regard de ces résultats, on note que les stratégies d'adaptation des étudiants se réalisent aussi dans l'espace familial où le soutien des membres de famille se révèle bénéfique.

2.2.3 Stratégies de résilience des élèves fonctionnaires dans l'espace familial

Les stratégies de résilience au niveau de la sphère familiale sont le soutien que reçoivent les étudiants en famille afin d'éviter le stress et surmonter la maladie. Les membres de la cellule familiale jouent un rôle crucial, celui d'amener le malade à accepter son handicap. Ceci donne le courage au malade de poursuivre la formation, atteindre son objectif à travers la réussite de la formation et bénéficié d'une amélioration des conditions de vie et assurer ses responsabilités au sein de la famille. Les propos de ces enquêtés illustrent bien ces résultats :

« *À la maison, j'ai un peu de repos. Quand je me repose, je n'ai pas de vertige, je n'ai pas de céphalées. Monsieur connaît mon statut, pas de stress, pas d'angoisse. Et ma sœur, la fille de ménage, je n'ai pas trop de stress. Je contrôle un peu les choses de la maison quand j'arrive. Je vois du côté des enfants pour arranger leurs affaires d'école, vois leur leçon... La cuisine est déjà faite donc je n'ai pas trop de stress.* » Mme. Danielle (Hypertension, 53 ans, mariée, 03 enfants)

Une autre enquêtée souligne que

« *On doit changer à chaque fois le matelas à la maison, la position trop debout et trop assis me fatigue. (...) Je m'arme de courage parce que je me dis que c'est une maladie à vie. Trop de comprimés, c'est ce qui m'a donné ulcère. Je préfère les massages pour mon dos pour me soulager. Le stage de formation, on est dans les bureaux dans les salles, les va-et-vient, quand je rentre à la maison avec la douleur c'est mon mari qui me masse. Quand il n'est pas là c'est ma grand-fille. Une ceinture pour gérer les douleurs de dos.* » Mme Jeannette (hernie discale, hypertension, sinusite, 46 ans, mariée, 04 enfants).

Discussion

La désignation de la maladie en anglais sous le vocable de *disease*, *illness* et *sickness* parait pertinente pour expliquer l'expérience des maladies chroniques vécues par ces élèves fonctionnaires. En effet, la réalité vécue oriente le sens donné à la maladie, la façon de s'organiser pour la contrôler et pour répondre aux exigences de la formation. *Disease* est la maladie diagnostiquée, *illness* est la sensation de douleur, d'inconfort et de mal-être et *sickness* est la manifestation sociale de la maladie (D. Field, 1976 et A. Young, 1982 cités par Y. R. Pouamon, 2017 p180). La *maladie-disease* est la maladie nommée cliniquement et ses exigences qui révèlent le statut de malade. La *maladie-illness* est un vécu subjectif de la maladie à travers les malaises, souffrance, douleurs. Ceux-ci vivent la maladie dans un état souffrant qui nécessite des mesures particulières pour faire face à la maladie. La *maladie-sickness* renvoie à la construction du statut de malade chronique, c'est-à-dire, la manière dont il est perçu par la société. En effet, ils sont désignés comme des personnes vulnérables en raison de la maladie chronique perçue comme un handicap, une maladie à vie. Ceci donne un statut de malade à ces élèves fonctionnaires

Admis à l'ENS, ils ont un objectif à atteindre, celui de réussir la formation, être affectés et voir l'ancien salaire connaître une augmentation. Pour ce faire, ils mettent en place des formes d'adaptation et de stratégies de résilience pour faire face aux exigences de la formation professionnelle.

Des formes subjectives à l'expérience concrète de la maladie, le parcours sanitaire des élèves fonctionnaires est soumis à rude épreuve en raison des défis et enjeux liés à l'admission au concours professionnel et à la formation. Des défis à la fois personnels, mais aussi sociaux et professionnels emmènent l'étudiant dans un premier temps à nier en quelque sorte son état de malade chronique. Il l'emmène à prendre du recul avant d'accepter la réalité imposée par la *maladie-disease*. La maladie chronique expérimentée opère une rupture dans la trajectoire professionnelle. À cet effet, certains élèves fonctionnaires nient cette situation en multipliant des efforts et des stratégies d'(auto)dissimulation de la maladie afin d'atteindre leur objectif. Ce résultat est similaire à celui de L. Monneraud et *al.* (2016, p.47) qui écrit : « *le sujet fait en sorte d'ignorer ses symptômes, de les nier, afin de conserver intacte son activité ; partant, son statut de travailleur... La continuité des carrières se fonde sur des efforts constants déployés pour masquer sa fatigabilité, son tonus* ». Ces éléments concrets tirés de l'expérience de ces personnes sont révélateurs d'une réalité implacable qui bouleverse les trajectoires sociales en suscitant des adaptations sociales diverses. Face à la maladie, certains font un ajustement informel pour ''*faire avec*'' la maladie. Ceci est perceptible dans les salles de classe ou ampli où ces élèves trouvent des stratégies qui sont en quelque sorte des remèdes pour contrer les douleurs ou éviter de reproduire les circonstances déclencheurs de crise. Ils alternent par exemple entre la position assise et débout afin d'éviter les crises de hernie discale ou de l'arthrose. Cette stratégie de négociation avec la maladie dans le parcours de formation a pour objectif de valider les deux années de formation théorique et pratique et se maintenir dans l'emploi. Comme le révèle L. Monneraud et *al.* (2016, p.51) : « *le maintien dans l'emploi nécessite la mise en œuvre de stratégie multiple quotidiennement revues pour concilier la double injonction travail et maladie chronique* ».

Par ailleurs, le système de formation académique ne prévoit pas des dispositions particulières en termes d'alimentation ou de réajustements des horaires de cours pour ces personnes fragilisées par les maladies chroniques. Cela impose aux étudiants déclarés malades d'opérer par des stratégies de maintien dans l'espace académique ou professionnel, par exemple, ceux-ci « ont recours aux relations professionnelles et aux normes liées aux maladies pour en tirer profit ». (D. Lhuilier et A.-M. Waser, 2014). Dans cette perspective, la maladie chronique qui leur impose de réinventer, devient parfois une situation d'opportunité où le statut de malade est mis en avant comme maillon essentiel d'un ensemble de stratégies d'adaptations sociales.

Conclusion

Cet article s'est proposé d'examiner la manière dont les étudiants victimes de maladies chroniques négocient leur parcours de formation face à l'intensité de la formation au sein de cette école. Cela a conduit à l'analyse du vécu de ces élèves fonctionnaires confrontés aux maladies chroniques et à l'étude des stratégies de résilience pour s'adapter au statut de malade pour faire face aux exigences de la formation professionnelle à l'ENS. Il s'est inscrit dans la sociologie compréhensive de R. Boudon (1966) pour expliquer la capacité des individus à agir de manière rationnelle en fonction de leur situation singulière. Cette perspective a été renforcée par la théorie de l'autodétermination de E. Deci et R. Ryan (1985). Il ressort que, dans un contexte de formation professionnelle intense aux multiples enjeux (académique, familial, financier, etc.) pour des élèves fonctionnaires, l'expérience des maladies chroniques nécessitent des ajustements nécessaires pour terminer les deux années de formation. Cela se traduit par des formes de déni de la maladie pour certains et pour d'autres une acceptation qui impose une réinvention du style de vie. Dans ce nouveau contexte, diverses stratégies d'adaptations sociales et de résilience face aux maladies chroniques se développent tant dans l'espace familial, académique que professionnel. S'agissant de l'espace familial, ceux-ci sont soutenus par les membres de la cellule familiale pour faire face à la maladie et répondre aux exigences de la formation. Au niveau de l'espace académique des stratégies telles que maintenir la relation patient/médecin ou trouver des alternatives pour éviter les crises sont mises en avant. Concernant l'espace professionnel, les stratégies développées pendant le stage se présentent comme un essai où les élèves fonctionnaires font une projection dans le nouveau métier, c'est-à-dire une continuité de ces stratégies pour se maintenir dans l'emploi.

Références bibliographiques

BASZANGER Isabelle, 1986, Les maladies chroniques et leur ordre négocié, dans *Revue Française de Sociologie*, volume 27, pp 3-27.

COUTURE Christiane, 2009, « Adaptation et résilience : favoriser la recherche de sens chez les personnes atteintes de sclérose en plaques ». Frontières, 22(1-2), 27–34. https://doi.org/10.7202/045024ar

DECI Edward, RICHARD Ryan, 2017, Self-determination theory. Basic psychological needs in motivation, development and wellness. New York, NY : Guilford Press

LATHE You Jeannine, TRAORE Tiamba, TOH Alain, 2023, Penser la rétention dans la prise en charge des maladies chroniques en Côte d'Ivoire : Une analyse à partir de cas des Personnes Vivants avec le Virus de l'Immunodéficience Humaine au le Centre de Santé Communautaire Urbain de Cocody-Palmeraie et à la Formation sanitaire Urbaine d'Afféry, GPH-international Journal of social science and humanities research, Vol 6 no 03.

LHUILIER Dominique, AMADO Sandra, BRUGEILLES Frédéric, ROLLAND Dominique, 2007, « Vivre et travailler avec une maladie chronique (vih-vhc »), in *Nouvelle revue de psychosociologie* /2 (n° 4), pages 123 à 141 Éditions Érès

LHUILIER Dominique et WASER Anne-Marie, 2014, Maladies chroniques et travail, dans *Perspectives interdisciplinaire sur le travail et la santé,* volume 16.

LHUILIER Dominique et WASER Anne-Marie, 2019, Vivre et travailler avec une maladie chronique : différences et condition commune. Archives des Maladies Professionnelles et de L'Environnement, 80, pp.375 - 385. ff10.1016/j.admp.2019.06.003ff. Ffhal-03489133ff

MONNERAUD Lise, BROCHARD Patrick, RAHESISON Chantal, HOUSSET Bruno, ANDUJAR Pascal, 2016, Expérience de maladie chronique et vie professionnelle : les ajustements professionnels des travailleurs atteints de broncho-pneumopathie chronique obstructive, dans *Sciences sociales et santé,* Volume 34, pp 39-63.

MORO Dominique 2023, Représentations culturelles, Itinéraires thérapeutiques et maladies tropicales négligées : cas de la lèpre en Côte d'Ivoire » in Quest Journals Journal of Research in Humanities and Social Science Volume 11 ~ Issue 8, Pp 412-418.

OUATTARA Kalilou, DROH Antoine, 2015, Problématique de la prise en charge médicale du diabète au centre antidiabétique d'Abidjan (CADA) in Revue ivoirienne anthropologie sociologie, KASA BYA KASA, n° 30, EDUCI 2015, Pp221-238.

POUAMON Yattin Rosine, 2017, *Les pratiques thérapeutiques alternatives des femmes ménopausées en Abidjan (Côte d'Ivoire),* Thèse de Doctorat Unique en sociologie, à l'Institut Ethno-Sociologie (IES), Abidjan, Université Félix Houphouët-Boigny, p. 310.

WASER Anne-Marie, LENEL Pierre, (2014) « Maladies chroniques et travail », Perspectives interdisciplinaires sur le travail et la santé En ligne], 16-1 | 2014, mis en ligne le 01 mai 2013, consulté le 19 avril 2019. URL : http://journals.openedition.org/pistes/2885 ; DOI : 10.4000/pistes.2885.

WASER Anne-Marie, LENEL Pierre, 2014, « les transitions professionnelles des personnes touchées par une maladie chronique, Une rupture avec les normes du travail » in Sociologies pratiques volume 1 numéro 28, pages 63 à 73.

Weltgesundheitsorganisation, editor. Des soins novateurs pour les affections chroniques : éléments constitutifs : rapport mondial. Genève ; 2003.

D.

Genre et maladie : de la perception du cancer du col de l'utérus chez les étudiantes de Korhogo en Côte d'Ivoire

Konan Hermann KOUADIO[1], Achi Amédée-Pierre ATSE[2]

Résumé

Le cancer du col de l'utérus est une maladie grave qui infecte les femmes et tuent nombre d'entre elles (C. Etaous, 2020). Cependant, si le mal est diagnostiqué précocement, des prises en charge médicale permettent de sauver les victimes. Malgré la gratuité des mécanismes de diagnostic et de prise en charge, les femmes montrent leur réticence à la prévention du CIC. C'est pourquoi, ce présent travail se propose d'examiner les perceptions sociales que les étudiantes sénoufo ont du CIC. L'étude porte sur un échantillon de 35 personnes dont 20 étudiantes, à l'Université Peleforo Gon Coulibaly (UPGC), 10 étudiantes à l'école supérieure de l'informatique et de la communication (ESICOM), 01 cancérologue, 01 Gynécologue, 02 matrones et 01 tradipraticien ont été interviewés à Korhogo. À partir d'une approche qualitative centrée respectivement sur des entretiens libres, une observation directe et des focus group, l'analyse des données de l'enquête indique que le CIC est perçu comme le résultat d'un manque d'hygiène chez les femmes. Ces femmes croient que ce mal est aussi provoqué d'une part, par la soumission prolongée aux pilules contraceptives et un sort par les sorciers, d'autre part. Plutôt que de scruter les voies biologiques pour prévenir le mal, elles produisent des idéologies qui constituent une opacité à la prise de conscience des risques liés au CIC.

Mots clés : Cancer, utérus, perceptions, prévention, infidélité.

Abstract

Cervical cancer is a serious disease that infects women and kills many of them (C. Etaous, 2020). However, if the disease is diagnosed early, medical treatment can save victims. Despite the fact that diagnosis and treatment are free of charge, women are reluctant to prevent CIC. For this reason, the present study examines the social perceptions of female Senoufo students concerning CIC. A sample of 35 peoples was interviewed in Korhogo, including 20 students at the Peleforo Gon Coulibaly University (UPGC), 10 students at

---

[1] Doctorant, Département de sociologie, *Université Peleforo GON COULIBALY.*
Mail : enfantbenidedieu@gmail.com
[2] Département de sociologie, *Université Peleforo GON COULIBALY,*
Mail : atseamedeepierre@gmail.com

the Ecole Supérieure de l'Informatique et de la Communication (ESICOM), 01 oncologist, 01 gynecologist, 02 matrons and 01 traditional practitioner. Using a qualitative approach based respectively on free interviews, direct observation and focus groups, analysis of the survey data indicates that CIC is perceived as the result of a lack of hygiene among women. These women believe that the condition is also caused by prolonged use of contraceptive pills, on the one hand, and a spell cast by witch doctors, on the other. Rather than investigating biological ways of preventing the disease, they produce ideologies that make it difficult to be aware of the risks associated with CIC.

Key words : Cancer, uterus, perceptions, prevention, infidelity.

Introduction

Le cancer du col de l'utérus, infection causée par un papillomavirus humain (HPV), évolue rapidement, de nos jours, prenant des proportions arithmétiques. Il devient ainsi un problème de santé publique dans le monde et particulièrement en Côte d'Ivoire. Du point de vue international, il constitue une menace pour les femmes dans la mesure où il représente le deuxième cancer chez la femme en général après celui relatif au sein ; pendant qu'il est classé premier dans de nombreux pays en voie de développement (C. Etaouas, 2020). Des milliers de cas sont dépistés, chaque année dans le monde, dont plus de 80 % dans les pays en développement, et la maladie fait annuellement plusieurs décès (OMS, 2022). Cela suppose que ce fléau atteint de plus en plus les populations des pays à faible et moyens revenus dans lesquels sévissent la pauvreté, la faiblesse des systèmes de santé, d'éducation et où les préjugés sociaux et culturels contrôlent la santé (P. Ngwala et *al.*, 2017).

Pour ce qui concerne la Côte d'Ivoire, le taux d'incidence et de mortalité du Cancer Invasif du Col de l'utérus (CIC) est estimé respectivement à 28,6 cas et 24,1 décès pour 1000000 femmes en 2018 (Vogue et *al*, 2018). Cependant, les femmes qui se soumettent régulièrement à un test pap (frottis cervical) sont souvent diagnostiquées et traitées à temps. Car, ce cancer est habituellement lent et la grande majorité de femmes traitées guérissent complètement (M. Kerbié, 2020). Par ailleurs, plusieurs projets de prévention du CIC ont été développés en Côte d'Ivoire depuis 2009, offrant des services de dépistage, de vaccination, et de Génotype des HPV (P. Ngwala et *al.*, 2017).

En 2009, le Ministère ivoirien de la santé (MSPH) en partenariat avec certains partenaires techniques et financiers tels que le PEPFAR, l'UNFPA ont mis en place un programme de dépistage et de traitement des lésions précancéreuses basées respectivement sur l'Inspection Visuelle à l'Acide Acétique (IVA) et la cryothérapie (M. Kerbié, 2020). Ce programme installé dans 133 centres de santé équipés de matériels de cryothérapie, cible toutes les femmes de 25 à 55 ans, potentielles exposées au développement des lésions précancéreuses induites par le Virus du Papillome Humain (HPV).

Toutes les femmes en Côte d'Ivoire sont invitées à se faire vacciner et dépister dans lesdits centres.

Cependant, l'affluence à Korhogo semble faible. Seulement 15% des femmes de 20 à 55 ans se sont fait dépister. Pourtant, cette campagne a révélé 34 622 cas positifs, sur une population féminine estimée à 138.491 soit plus de 25% de cas positifs, dont les étudiantes (A. Tano, 2015). En effet, celles qui sont censées éclairées la gent féminine non scolarisée, par la participation fréquente de certaines d'entre elles aux campagnes de sensibilisation contre le CIC en langue Senoufo, sont aussi victimes et se comportent souvent comme n'ayant pas reçu d'information concernant le CIC. Leurs discours sur le CIC est le reflet de leurs imaginaires sociaux décrivant le CIC comme des sorts. Ce paradoxe retient notre attention et nous autorise à rechercher les causes de la propagation de cette pathologie ailleurs, loin des logiques biomédicales en pays sénoufo.

Alors, quelles sont les perceptions sociales que les étudiantes sénoufo associent au cancer du col de l'utérus à Korhogo ?

En entrant dans cette problématique spécifique, nous voulons examiner les perceptions sociales que les étudiantes sénoufo ont du CIC. De façon spécifique, il s'agira d'abord d'identifier les causes sociales du CIC chez ces étudiantes ; ensuite nous allons saisir les enjeux relatifs à la réticence à la prévention et les productions idéologiques légitimant cette réticence.

1 - Méthodologie

D'un point de vue méthodologique, il s'agit de présenter la localisation et le contexte socio-anthropologique du terrain étudié parce qu'« avant toute chose, le terrain est le laboratoire de l'anthropologue » (Copan, 1967, p.90). Aussi, il était nécessaire de présenter le contexte socio-anthropologique et les modalités de l'enquête dans les établissements supérieurs de Korhogo, l'échantillonnage et les théories mobilisées.

1.1 Localisation et Terrain

Ce terrain d'étude se situe à plus de 635 KM d'Abidjan, la capitale économique. C'est une localité peuplée de plus de 440926 habitants (INS, 2021). La langue traditionnellement parlée est le sénoufo. Les Sénoufos vivent dans la région Nord du pays, comprise entre le 9 °53 et 10 de latitude nord et 6 °49 et 8 de longitude ouest. Sur le plan urbaniste, la ville de Korhogo s'est étendue ces dix dernières années. Elle est désormais confondue avec les localités villageoises environnantes situées jadis dans un rayon de cinq kilomètres. Ces localités sont entre autres, Natio, Lôkaha, Tikreso, Dôkaha, Téguéré, Logokaha, Waraniéné, Petit Paris, etc. Les acteurs de ces localités périurbaines cohabitent désormais avec les citadins, mais gardent toujours leurs pratiques culturelles : rites funéraires, la musique traditionnelle (le balafon), l'affection du tchonron (mets traditionnel), la médecine traditionnelle, etc. Ce centre urbain comprend également plusieurs établissements agrées dispensant les cours du supérieur. Ne pouvant pas considérer, tous ces établissements, nous avons seulement pris en compte, pour ce travail, deux d'entre eux. Il s'agit de l'université de Korhogo (UPGC) et ESI-COM.

Le choix de ces établissements, se justifie par leur renommée, en termes d'effectifs et d'ancienneté. Sur la base de la confiance et le succès des étudiants, ces deux plus anciens établissements supérieurs drainent de grands effectifs d'étudiants. La concentration d'étudiantes dans ces dits établissements peut inspirer une proximité sociologique, incrustée dans les imaginaires sociaux relatifs au cancer du CIC. Par ailleurs, notre présence en tant que doctorants et enseignant-chercheur à l'Université de Korhogo a motivé cette recherche, par la collecte régulière des données issues de l'observation quotidienne relative à la perception de cette maladie.

1.2 Le contexte socio-anthropologique et les modalités du travail de terrain

D'un point de vue du contexte socio-anthropologique, les Sénoufo de Korhogo appartiennent au grand groupe ethnoculturel Gur, précisément au sous-groupe Tchimbara. En dépit d'une tradition de forge et de tissage caractéristique de quelques tribus, les Senoufos sont essentiellement paysans. La vie spirituelle est dominée par la croyance en « Kolotiôlô », dieu puissant et « Katielo », déesse-mère. Plusieurs sociétés initiatiques, dont le « Poro » est la plus importante, jouent un rôle déterminant dans la vie sociale et religieuse des Sénoufos. Leurs imaginaires sociaux associés à la maladie sont fondés sur le port d'objets symboliques de protection (S. Goubo et *a*l., 2016, p. 14). Le traitement thérapeutique privilégié est fondé sur la médecine traditionnelle dont les tradi-praticiens et marabouts sont les prêtres (S. Goubo, 2013).

Les modalités du travail de terrain se sont essentiellement appuyées sur des données empiriques, provenant d'une enquête qualitative, centrées sur des entretiens libres, l'observation directe[3] et des focus group discussion. Ces instruments de collecte ont été administrés dans les établissements supérieurs susmentionnés. L'enquête (par observation et entretien) s'est déroulée minutieusement pendant un an (Janvier-décembre 2023) où nous nous sommes présentés dans ces dits établissements pour collecter des données.

[3] L'observation s'est faite pendant un an. Au cours des travaux interdisciplinaires avec les médecins du CHR de Korhogo. En effet, les Sénoufos font certes, beaucoup d'enfants, cependant, les femmes ont des causes imaginaires pour expliquer le cancer du col de l'utérus.

1.3 La technique d'échantillonnage

La technique d'échantillonnage utilisée est la méthode aléatoire simple où chaque enquêté (15 ans et plus) avait la même probabilité de faire partie de l'échantillon (P. N'da, 2002, p.28). Par cette technique, nous avons interrogé, au hasard, les étudiantes ayant au moins 20 ans, sachant que les filles-mères étaient privilégiées. Le travail a consisté, avec l'aide d'un guide d'entretien, à s'entretenir avec les étudiantes, le personnel de la santé moderne (gynécologue et cancérologue)) et les spécialistes de la médecine traditionnelle sans établir préalablement une base de sondage.

Au total, 35 personnes dont 20 étudiantes à l'Université peleforo Gon Coulibaly (UPGC), 10 étudiantes à l'école supérieure de l'informatique et de la communication (ESICOM), 01 cancérologue, 01 Gynécologue, 02 matrones et 01 tradipraticien ont été interviewés à Korhogo.

1.4 Cadre théorique de l'étude

D'un point de vue théorique, l'analyse du contenu a été mobilisée comme méthode d'analyse. Elle a consisté à relever les mots clés et les discours redondants. Cette méthode nous a permis de rendre compte par l'analyse et l'interprétation des données collectées. Enfin, nous nous sommes appuyés sur la théorie de la représentation sociale de S. Moscovici (2003). Cette approche nous sert dans cette étude de matrice intellectuelle. En effet, la représentation sociale, en tant que forme de pensée sociale, est la perception qu'un individu ou une société a d'un objet en fonction de ses valeurs et normes perçues à travers les comportements des individus. Elle traduit « la façon dont les choses sont ressenties ». C'est cet « ensemble d'opinions, d'attitudes, de croyances et d'informations » relatives à la maladie, notamment, le cancer chez les Sénoufos que nous voulons découvrir dans leur rapport à cette maladie. Quelle perception ont-ils du CIC, quelles sont les causes sociales et comment traitent-ils cette Maladie ? Telles sont les préoccupations que cette théorie permettra de révéler.

2 - Résultats de la recherche

2.1 Perceptions sociales associées au cancer du col de l'utérus

Les étudiantes sénoufo, tout comme la plupart des femmes de ce groupe ethnoculturel, trouvent une autre origine au cancer. Cette origine s'oppose et diverge des logiques biomédicales de la contraction du CIC, certainement à cause de leur modèle interprétatif de ladite maladie. Cette maladie, selon elles, n'a presque aucun lien avec les infections causées par un papillomavirus humain (HPV). Cependant, elles l'associent à ces sources suivantes :

2.1.1 Les causes du cancer du col de l'utérus : un problème d'hygiène chez les femmes

Certaines étudiantes sénoufo estiment que les causes du cancer du col de l'utérus sont à rechercher aussi dans l'hygiène corporelle et vestimentaire en rapport avec l'intimité de la femme. Cette hygiène concerne la propreté du corps de la femme, de la parure de lingerie et le soin apporté au sexe de la femme. À propos du corps, une femme en âge de procréer, selon elles, doit se laver trois fois chaque jour. Au cours de ces bains successifs, le changement des lingeries intimes doit accompagner cette mise en propreté générale du corps. Par ailleurs, elles indexent aussi le mode de traitement de la partie intime de la femme. Cette partie '' sensible'' n'aurait besoin d'aucun produit chimique, en moins qu'on veuille l'agresser. Seule l'eau reste le liquide approprié pour la toilette intime. Elles le disent en ces termes :

« On recrute souvent les victimes du cancer du col de l'utérus chez plusieurs femmes n'ayant aucune notion de propreté. Plusieurs parmi nous ne savent pas qu'une femme doit se laver au moins trois fois par jour et bien faire sa toilette intime avec de l'eau simple. Cela veut dire qu'après chaque bain, il faut changer obligatoirement les ''dessous''. À propos de la toilette intime, des produits chimiques sont parfois utilisés. Or ces produits détruisent la flore vaginale et provoquent les ulcérations, toute chose qui crée et les infections. Ces infections peuvent provenir de la saleté des dessous. Ainsi, infections sur infections, on en arrive au cancer du col de l'utérus » propos de S.A, étudiante en Master 1 de lettres modernes.

Si la logique de certaines étudiantes, à propos des causes du cancer du col de l'utérus, divergent fondamentalement du postulat biomédical, il y a tout de même une corrélation faible entre ces deux logiques apparemment opposées. En effet, les deux logiques parlent d'infections. Celles évoquées par les étudiantes s'apparentent à toutes sortes de bactéries capables d'entraîner les infections sexuellement transmissibles dont leur chronicité peut vraisemblablement déboucher sur le cancer du Col de l'utérus. Certes, le papillomavirus humain (HPV) reste le gène responsable du cancer au niveau du col selon la biomédecine, cependant le mode de traitement du vagin expose les femmes utilisant toute sorte de détergent pour le soin intime. Cette pratique sociale, dont la finalité est d'éliminer la flore vaginale constitue un danger pour la femme, car chaque bactérie joue un rôle biologique de protecteur maintenant le milieu naturel. Or, la construction sociale de la propreté et de l'hygiène, selon les femmes, les exposent. Si la propreté, par excellence, du moins du point de vue social, est d'éliminer tous les mucus en vue d'expier une gêne, la recherche de cette propriété laisse sans défense le milieu vaginal. Dans cette perspective, ces bactéries et infections peuvent se conjuguer pour agresser le col de l'utérus. Ce point de vue corrobore la pensée des étudiantes quand elles affirment ceci : *« le cancer du col est le résultat des plaies internes et infections du vagin* », T. M, étudiante en licence 2 de philosophie.

Cette déclaration suppose qu'une femme n'ayant pas de plaie mais propre, est moins exposée au CIC. Cependant, des croyances représentationnelles indexent aussi les femmes sous contraception moderne comme étant de potentielles victimes du CIC.

2.1.2 pilules contraceptives à long terme : une culture au cancer du col de l'utérus

La pensée génésique chez le Sénoufo évalue la santé de la reproduction à partir de la régularité du cycle menstruel. Ainsi, une femme sénoufo respire la'' bonne'' santé de la reproduction à partir de l'abondance des règles couvrant les cinq jours d'écoulement. Cet écoulement de sang noirâtre est socialement pensé comme épuration de l'organe reproducteur de la femme. C'est un indicateur social de santé chez les Sénoufos. Or, la mise sous les pilules contraceptives et autres méthodes contraceptives modernes, comme les implants et hormones contraceptives chez la femme, a pour objectif d'annihiler le système de régulation hormonale. Cette dérégulation endocrinienne, moyen moderne de pratiquer le planning familial apparaît comme un défoliant culturel chez les Sénoufos. Elles adhèrent, certes, au programme de l'Association Ivoirienne pour le Bien-Être de la Femme (AIEBF), mais sortent immédiatement lorsqu'elles constatent un arrêt prolongé des menstrues. Du point de vue de la biomédecine, *« cette situation n'est pas pathologique* », propos du gynécologue.

Cependant, du point de vue social et culturel, cette situation est vécue comme un état morbide, eu égard à la croyance représentationnelle découlant de leur pensée génésique qui imprime et colore leur discours au sujet du « normal » et du « pathologique » au sujet du CIC. Dans cet élan, l'absence des règles est socialement interprétée comme l'accumulation des impuretés ; sachant que ces impuretés seraient les causes de toutes les maladies liées à la santé de la reproduction. Il s'agit des kystes et fibromes, des infections, les cancers, etc.

Les propos suivants justifient ce point de vue.

Le cancer du col de l'utérus ne vient pas au hasard. Ce sont les femmes qui s'en vont ''acheter'' ça. Comment une femme peut avaler pilule pendant un an et sans menstrues ? Aujourd'hui, il y a des médicaments traditionnels qui permettent de faire le planning familial sans compromettent la santé. Durant ces douze mois, les menstrues ne viennent pas. C'est comme si tu plantes la maladie dans ton corps. Les conséquences de l'absence prolongée des menstrues c'est toutes les maladies gynécologiques, dont les cancers, S.M, étudiante en licence 2 à ESICOM.

Doit-on considérer ces discours comme relevant du profane ou doit-on les reverser dans les méandres de la science ?

Seuls les scientifiques sont habilités à opérer une telle rupture. Cependant, à entendre le cancérologue, il y a un lien significatif entre utilisation de pilules contraceptives et CIC. Il le dit en ces termes :

« *Les études montrent de plus en plus que le risque de cancer du col de l'utérus est accru chez les femmes qui prennent un contraceptif oral, mais il diminue après l'arrêt pour retrouver un niveau normal après 10 ans* », propos du cancérologue.

Regards profanes et regards scientifiques, à propos des causes du cancer du col de l'utérus, se croisent. Cependant, un véritable amalgame caractérise le point de vue de la pensée profane à propos de la durée de la prise des pilules. Pendant que la biomédecine estime une durée de dix ans, les profanes évaluent cette durée à moins de 12 mois.

Mais cette réduction de la période de risque fonctionne comme une idéologie de prudence, car les étudiantes témoignent que certaines de leurs camarades sont décédées des suites du CIC à cause de la prise des pilules. Au regard de cette expérience, la prise de pilules fonctionne comme une anamnèse[4]. Le témoignage ci-dessous traduit ce point de vue.

« J'ai vu deux camarades victimes du cancer du col de l'utérus. Ces deux amis étaient sous contraception depuis un moment, je ne sais pas exactement combien de temps, mais depuis leur décès, moi et pilules, on n'est pas amis, même un seul jour, je ne prendrai pas. Je me méfie en fait de cette méthode de contraception » propos de T.M, étudiante en Licence 2 de communication à ESICOM.

Si l'utilisation prolongée des pilules est indexée comme cause du CIC, d'autres causes sont également évoquées.

2.1.3 Le cancer du col de l'utérus : une affaire de sortilège

Au nombre des causes du cancer du col de l'utérus, les étudiantes pointent également du doigt le règne du magico-religieux, exprimé par les actions de méchants sorciers. Cela suppose que des sorciers seraient à la base du CIC en lançant des sorts aux femmes, en vue de les punir. Deux éléments fondamentaux justifient cette punition.

Le premier est relatif à la jalousie et la rivalité. En effet, des femmes s'affrontent souvent dans le champ matrimonial, en disputant le même homme. La méchanceté de l'une peut s'avérer dramatique par le recours des moyens maléfiques. Elle peut solliciter des pouvoirs des marabouts, par exemple, pour nuire sa principale rivale dans cette compétition. Elle lui inflige le sort et devient la seule bénéficière. Elles le disent en ces termes :

« Pour le cancer de certaines filles, ce sont des sorts qu'on leur a lancés. Elles ont cherché le mari d'autres femmes », propos S.T, étudiante en Master2 en biologie à l'UPGC.

---

[4] « Rétablissement de la mémoire », évocation volontaire du passé ; c'est à dire renseignements fournis par le sujet interrogé sur son passé et sur l'histoire de sa maladie

Le second élément provient du comportement d'escroquerie de certaines femmes. En effet, elles miroitent aux hommes leur amour. Pendant ce temps, ces derniers engagent plusieurs dépenses à leur faveur. Lorsque l'homme découvre la supercherie, il sanctionne souvent par vengeance en lançant comme sort le CIC, soit, en rendant la femme folle, par l'entremise des marabouts. Ces propos suivants corroborent ce point de vue.

« Toutes les maladies ne sont pas naturelles. Certaines sont le fruit de la sanction des tromperies des femmes. Si tu vois une folle, il faut bien te poser des questions sur ce qu'elle a fait... ; on ne peut pas tout dire ici », propos de Z.R, étudiante en Licence 1 de philosophie à l'UPGC.

Si ces réalités plausibles sont repérables dans plusieurs cultures, elles peuvent fonctionner comme une idéologie de prudence. En effet, les parents interpellent souvent leurs filles sur l'existence des conséquences de la rivalité et des tromperies de filles. Ces situations de folie de femme et de CIC ne sont pas forcément des mythes. Mais ils peuvent être des vecteurs sociaux d'éducation de la jeune fille afin de l'éloigner de la malhonnêteté socio-économique, et surtout une sorte de construction sociale de la fidélité féminine.

2.1.4 Les infections sexuellement transmissibles (IST).

Au nombre des causes du CIC, quelques étudiantes évoquent les IST dans une perspective générale sans donner de détails. À la question, « les gens racontent que le CIC provient des IST ! Que pensez-vous de cela ? Quelles sont ces IST ? »

Les réponses les plus récurrentes font état de « *toutes les infections liées au sexe* ».

Ces points de vue apparaissent vagues et dénotent que les étudiantes n'ont pas une maîtrise parfaite des infections spécifiques causant le CIC. En effet, en les entendant dire, *« ce sont toutes les infections sans exclusion qui concernent l'organe reproducteur de la femme. Ces infections-là débouchent forcément cancer, si elles ne sont pas traitées de sitôt. Il y a syphilis, gonococcie, etc., »*, propos de P.Y, étudiante de Licence 1 à ESICOM.

Les IST pourraient déboucher certes, sur le CIC. Cependant il existe des IST spécifiques capable de causer le CIC. Selon le gynécologue, *« il s'agit du virus du papillome humain (VPH), le VIH/SIDA, la chlamydia trachomatis, le virus de l'herpès simplex de type 2, etc... »*

Aucun de ces virus n'a été évoqué par les filles. Cela veut dire que leur connaissance par rapport au CIC, notamment à partir des IST reste mitigée. C'est d'ailleurs pour cette raison que plusieurs adoptent des comportements sexuels à risque. À cet effet, le médecin cancérologue fait savoir ceci :

« Des rapports sexuels oraux, le tabagisme féminin et la multiparité sont des comportements à risque pouvant déboucher sur un CIC ».

Au regard de tous ces risques, il est important de prévenir que guérir. Cependant, plusieurs des étudiantes sont réticentes à la prévention du CIC. Pour quelles raisons résistent-elles à la prévention ?

2.2 Les enjeux relatifs à la réticence à la prévention du cancer du col de l'utérus

Deux types d'enjeux structurent la réticence à la prévention du cancer du col de l'utérus. Il s'agit de la peur et l'angoisse liées à l'attente des résultats et le résultat lui-même, d'une part, et le statut de la personne infectée qui est socialement dégradant chez les Sénoufo, d'autre part.

2.2.1 La peur et les angoisses des résultats

Certaines maladies prennent le statut de maladie intercurrente et pronostique. Intercurrente, parce qu'elles entraînent la propagation d'autres maladies. Elles sont qualifiées de pronostique parce qu'il n'y a pas encore de remède efficace pour la traiter. Et le malade, tout anxieux pense en permanence à sa mort. Le VIH/SIDA et le cancer font partie de ces maladies. Le dépistage de ces maladies est une grande épreuve à laquelle les moins courageux s'abstiennent. Le dépistage volontaire (de ces maladies) l'est davantage. Les déterminants de la réticence à la prévention sont entre autres la peur et l'angoisse. Les étudiantes ont peur de voir « un résultat positif » parce que ce résultat est synonyme de la condamnation à la mort. La peur de mourir tue même le patient avant la manifestation de la maladie. Sur le plan psychologique, le patient perd confiance. « *Ce déséquilibre psychologique peut avoir une incidence négative sur le système immunitaire* », selon le médecin gynécologue. Cela est d'autant vrai quand on entend les étudiantes s'exprimer en ces termes :

« *Je préfère ne rien savoir sur ma santé, que de savoir que je suis malade, et que cette maladie n'ait pas de remède. C'est ma mort vous cherchez ? ou bien ?* », propos de D.O, étudiante en Licence 2 de biologie.

« *La révélation sur le statut peut conduire à une prise en charge si la maladie n'est pas à sa phase terminale* », selon le cancérologue ; cependant les étudiantes tiraillées par la peur et l'angoisse fuient la prévention gratuite. Par ailleurs, des rumeurs de douleur au niveau des prélèvements constituent un obstacle à la prévention. Les étudiantes ne s'y prêtent pas à cause de ces rumeurs. « *Les gens nous disent que ça fait mal, c'est pourquoi, on a peur de partir* », Y. F, étudiante en Licence 3 de Droit.

La peur, la douleur et les angoisses sont les facteurs individuels de la réticence au dépistage précoce du CIC. À côté de ces facteurs, l'on note les obstacles sociaux et culturels.

2.2.2 Le cancer du col de l'utérus : un statut socialement dégradant

Tout comme le VIH/SIDA, le CIC présente un statut socialement péjoratif pour la victime et son entourage social, c'est-à-dire sa famille. Dans l'imaginaire des Sénoufos, rappelons-le, cette maladie est le résultat du désordre sexuel pouvant entraîner des IST et l'exposition à des sorts, après avoir grugé et escroqué des hommes. Sur la base de ces causes socialement admises, les Sénoufos, plutôt de vacciner leurs filles de moins de 12 ans pour prévenir toute contamination au papillomavirus, procèdent par l'éducation en luttant contre ces causes susmentionnées. L'objectif de cette éducation, c'est d'éloigner les filles des IST et des potentiels sorts. Pour cela, « *les filles doivent montrer leur fidélité à un seul partenaire, et surtout se garder d'escroquer ou gruger un homme en échange de relation sexuelle* », selon les enquêtés.

L'observation de ces principes est le gage, selon eux de vivre sans le CIC. Ainsi, la révélation d'un cas de CIC dans une famille est la conséquence de l'échec et la honte de toute la famille. Elle devient pour cela, la risée du quartier. Cette stigmatisation et moquerie sociale dégrade socialement la victime et sa famille. Pour cela, les filles ont peur de vérifier leur statut, par crainte de causer du tort à toute la famille. Par ailleurs, si le mal est à son paroxysme, les membres de la famille usent de camouflage pour gérer la situation. Les propos suivants traduisent ce point de vue :

« *Quand ça ne va pas du tout, on envoie la fille ailleurs dans une autre ville. Par malheur, si elle décède, on dit qu'elle est morte des suites d'une grossesse extra-utérine (GEU) pour voiler la face de la famille. Car personne, dans la famille, n'accepte cette honte collective* », propos de K.K, étudiante en Licence 2 d'informatique à ESICOM.

En réalité, la stigmatisation sociale est un contrôle social dont l'objectif est d'emmener les membres de chaque famille à être vigilants dans l'éducation de leurs filles et lutter ainsi contre le CIC. Cependant cette stratégie sociale est un échec parce qu'elle n'attaque pas la cause biologique de la maladie. Selon le cancérologue,

« *La principale cause du CIC est l'infection par le papillomavirus, contracté par les rapports sexuels non protégés. Il peut être éviter de deux manières : la première est relative à la vaccination tous azimuts des filles de moins de 12 ans et la seconde, c'est le dépistage précoce où les victimes sont prises en charge par des traitements aboutissant à leur guérison totale* ».

Partant de ce point de vue, la survivance de CIC à Korhogo, malgré la scolarisation des filles et la sensibilisation qui l'accompagne, provient des pesanteurs socioculturelles. Prégnantes, elles noient toutes les dispositions biomédicales au profit des imaginaires sociaux et des croyances factuelles et représentationnelles.

2.3 Les idéologies de réticences : une opacité à la prise de conscience des risques liés au cancer du col de l'utérus.

Les filles s'appuient sur certaines idéologies pour légitimer leur réticence à la prévention vaccinale et au dépistage précoce du CIC. Trois supports idéologiques fonctionnent comme des ressorts de leur réticence.

2.3.1 Le cancer du col de l'utérus : une maladie socialement pensée comme pathologie des (femmes) infidèles

Des croyances représentationnelles éloignent des étudiantes au dépistage du CIC. En effet, le CIC et le VIH/SIDA sont socialement pensés comme des maladies dérivant du désordre sexuel. Sur cette base, les filles appliquent les slogans suivants à leur parcours de vie :

« *Le SIDA ne le passera pas par moi, pour cela, je reste fidèle…* ».

De cette même façon, elles disent *« je suis fidèle à mon partenaire, donc je ne peux pas avoir le CIC »*, propos de T.Y, étudiante en Licence 1 de Lettres modernes à l'UPGC.

Les postulats implicites de ce discours divergent des logiques de la biomédecine. Car, la fidélité féminine ne conditionne pas celle du partenaire. Une fidélité symétrique est le gage de la sécurité. C'est ce que le médecin traduit selon ces termes :

« *Le CIC ne passera vraiment pas par une étudiante si elle a un seul partenaire sexuel aussi fidèle* », propos du cancérologue.

On comprend donc que le fondement du discours sur la fidélité est une croyance représentationnelle. Les Sénoufos croient que, puisque, c'est la femme qui fait la maladie, c'est elle qui est le nid de la contagion. Si elle reste fidèle, le risque de la contagion est faible. Elles le disent en ces termes :

« *Le CIC est une maladie des femmes. Si elles sont fidèles, et ne prennent pas de pilules, le mal va reculer de la société »*, propos de T.A, étudiante en Licence 2 de géographie à l'UPGC.

Cela suppose que toutes les victimes du CIC sont des infidèles ? Cette interrogation ne peut pas être répondu par l'affirmative dans l'absolu, puisque « *des maris infidèles sont des potentiels porteurs du virus HPV* », propos du cancérologue.

Sur cette base, penser exclusivement que cette maladie est faite par les femmes infidèles, c'est connaître partiellement la maladie, et par ricochet s'abstenir de tous les moyens efficaces pour repousser les limites de la maladie et de la mort. La fidélité féminine n'est qu'une approche asymétrique, à la limite une idéologie pour tenter de maintenir la femme dans une relation sexuelle dont elle seule doit faire la promotion de la fidélité.

2.3.2 La prévention à la croisée du mutisme de la maladie et le caractère amorphe des étudiantes.

Le CIC, appelé parfois *« tueur silencieux »*, selon le cancérologue, ronge silencieusement sa victime. Aucune douleur n'alerte la victime jusqu'à ce que spontanément elle soit surprise dans une phase de complication. Cette surprise est l'expression d'une attitude amorphe des femmes. En effet, la culture de prévention n'est souvent pas l'apanage de plusieurs groupes ethnoculturels. Ils s'engagent le plus souvent à combattre une maladie quand elle est déjà enracinée et s'exprime par la douleur. Cette dernière fonctionne comme un indicateur de prise de conscience. Martyrisées par la douleur, les victimes se lancent dans tous les sens pour rechercher la guérison. Cette attitude est un comportement suicidaire devant le CIC à cause de sa durée d'exposition. En effet, contrairement à plusieurs maladies, *« le virus du CIC s'expriment vingt ans après le contact avec son hôte »*, propos du cancérologue.

Cette longue latence n'est nullement soupçonnée à cause de la croyance représentationnelle qui stipule que la fidélité féminine est la stratégie hautement efficace pour éviter le CIC. Or, si la femme reste fidèle, rien ne présage la fidélité de son conjoint, dans une société où la polygamie n'est pas socialement condamnée. Pourtant, selon la biomédecine, *« l'homme est le porteur et le distributeur par excellence du virus HPV, responsable du CIC »,* propos du gynécologue.

Sur cette base, la prétendue fidélité féminine, stratégie de lutte contre le CIC est simplement un obstacle à la prise de conscience des risques liés au CIC. Elle ne peut pas être plus qu'une idéologie de contrôle de la fidélité de la femme par la gent masculine. Les hommes vont chercher ailleurs et distribuent la maladie aux femmes sans pour autant la contracter.

2.3.3 L'exposition intime, un obstacle à la prévention du cancer du col de l'utérus

Plusieurs femmes dissocient leur partie intime des autres parties de leur corps. Surtout quand il s'agit de faire des consultations gynécologiques sur leur propre initiative. Elles sont caractérisées par la honte lorsque le consultant est du sexe masculin. C'est, le plus souvent, en situation d'agonie ou d'extrême douleur qu'elles sont conduites devant un prestataire masculin. Cette honte constitue un obstacle à la fréquentation des centres de dépistage précoce du CIC, soins dispensés gratuitement. À la question de savoir, « pourquoi une étudiante ne fait- elle pas régulièrement des dépistages précoces au CIC ? »

Les réponses récurrentes qui se succèdent font état de la « honte ». Elles disent ceci :

« J'ai honte. Ce n'est pas facile pour une femme de prendre une décision d'aller se mettre nue surtout quand elle ne soupçonne pas de douleur », propos de T.S, étudiante en master 1 de communication à l'UPGC.

Cela dénote que l'honneur et la santé sont dans une relation de dualité. La santé écrase l'honneur de celle qui se présente devant un médecin pour se faire examiner peu importe la partie infectée. En revanche, si l'honneur écrase la santé, nous sommes dans une logique de réticence dont les ressorts sont nourris par les pesanteurs socioculturelles.

Discussion

Plusieurs travaux se sont intéressés au cancer du col de l'utérus, en tant que maladie. Les résultats de ces travaux, pour la plupart, développés par la biomédecine traitent des causes et le traitement afférents. Provoqué par le virus de l'Human papillonna (HPV), le CIC a bénéficié d'un programme de dépistage et de traitement des lésions précancéreuse basées respectivement sur l'IVA et la cryothérapie (M. kerbie, 2020). Cependant, les logiques sociales et enjeux du cancer divergent de l'opinion biomédicale de la maladie. Cette divergence suscite une curiosité chez certains chercheurs à comprendre la représentation que les populations se font du CIC. Il s'agit de scruter les causes de la maladie, les itinéraires thérapeutiques et les déterminants qui bloquent le recours des voix biomédicales de traitement, c'est-à-dire, la prévention.

D'abord le cancer est perçu comme une maladie incurable où la victime est condamnée à la mort. C'est une maladie fatale selon A. N. Medina (2007). Elle utilise les expressions comme un fatalisme, une invasion, un désespoir, la mort pour associer au CIC. Pour d'autres, c'est une maladie honteuse défiant l'honneur de la famille (Chaudet, 2015). Cela veut dire que lorsqu'un membre de la famille est atteint du cancer du CIC, ce membre est non seulement condamné à la mort physique, mais la peur et la honte s'installent dans la famille (F. Checroua, 2018). Les résultats de ces travaux convergent significativement vers les nôtres dans la mesure où les étudiantes démontrent que cette maladie condamne à la mort, d'une part, présente un statut socialement péjoratif (dégradant) pour la victime et son entourage social, c'est-à-dire sa famille, d'autre part. On parle alors de maladie pronostique, c'est-à-dire une maladie dont le patient est condamné à la mort.

À propos de l'origine sociale de la maladie, T. Locoh et *al* (1995), parlent de maladie non naturelle, mais provoquée par Dieu, les esprits ou la sorcellerie. Ces résultats corroborent les nôtres dans la mesure où les étudiantes pointent du doigt le règne magico-religieux, exprimé par les actions de méchants sorciers, dans la survenue du CIC. En effet, ce qui particularise nos travaux, c'est que le sort est lancé dans le cadre de rivalité matrimoniale et du comportement d'escroquerie ou de supercherie de certaines femmes. En effet, des hommes ayant été grugés et escroqués sans avoir ni le mariage, ni le sexe, soumettent ces femmes aux sorts. Elles deviennent folles ou victimes du CIC.

Cette maladie socialement pensée comme fatale pourrait être évitée si les femmes la prévenaient, c'est-à-dire, si elles faisaient la vaccination avant 12 ans (avant le premier rapport sexuel) et le dépistage précoce. Cependant, des obstacles militent en faveur de la réticence à la prévention. M. Kerbie, (2020) montre que les barrières au diagnostic précoce du cancer invasif du col sont liées au manque à la séronégativité au Sida et à l'absence d'assurance maladie. À cela s'ajoutent, dit-il, le manque d'information et de sensibilisation sur le cancer invasif du col. Il met sous silence les perceptions. À ce propos, M. Rolland (2014), pour sa part, indexe le manque d'informations, l'oubli ou la négligence, le manque de temps, le délai d'obtention trop long d'un rendez-vous et la peur des résultats. Ces éléments, selon lui, constituent les barrières au diagnostic précoce du cancer invasif du col. Ces résultats coïncident en partie aux nôtres à propos de l'angoisse des résultats. En effet, la peur d'être infectée éloigne des étudiantes des centres de dépistage. Cette peur provient du sort social réservé à la victime et sa famille qui sont stigmatisées, moquées et rejetées. Elles préfèrent vivre dans l'anonymat plutôt que que de savoir leur statut, mettant ainsi en péril leur vie et la réputation de toute la famille. Ces aspects particularisent notre travail.

Par ailleurs, des i réticences constituent un obstacle à la prise de conscience des risques liés au CIC.

Dans les sociétés sénoufo, l'emprise de la culture sur les logiques biomédicales est une réalité anthropologique. Des croyances défient souvent les niveaux de scolarisation (G. Kassi,2018). Dans cette perspective, le CIC est socialement pensé et interprété comme une maladie des femmes infidèles. Ainsi, lutter contre cette maladie, c'est construire la fidélité féminine. Or, la symétrie doit être observée, d'autant que l'homme est par excellence le ''distributeur '' du papillonna virus sans contracter la maladie. Sur cette base, cette croyance n'est qu'une idéologie pour maintenir les femmes fidèles. À cela, il faut ajouter le mutisme de la maladie et l'expérience de la douleur en pays Senoufo (S. Gougo,2014). La durée d'exposition de la maladie (20 ans) et l'interprétation de la maladie à partir de la douleur constituent un piège à la prévention. Si le début d'une maladie commence à partir de la douleur chez les Sénoufo, ce début est la phase terminale du CIC. Cela suppose que dans le silence de la maladie, les victimes sont amorphes, elles attendent la douleur pour commencer à diagnostiquer et traiter le mal.

Enfin, l'idée de la honte. Elles sont caractérisées par la honte lorsque le consultant est du sexe masculin. Or, en la matière, peu de femmes sont prestataires en gynécologie à Korhogo. Cette honte constitue aussi un puissant frein à la prévention du CIC. Toutes ces productions idéologiques spécifient ce travail.

Conclusion

L'étude a permis de rendre compte des perceptions associées au CIC chez les étudiantes sénoufo de Korhogo. Malgré leur niveau de scolarisation, leurs perceptions dénotent une dissociation entre logique biomédicale liée au cancer et leur système de croyances populaires. Pour elles, le CIC est un problème d'hygiène chez la femme. Celle-ci peut contracter également la maladie par l'utilisation des pilules contraceptives ou par un sort lancé par les méchants sorciers. Ces croyances constituent une opacité à la prévention dans la mesure où il y a une divergence entre causes biomédicales et logiques populaires entourant la maladie. Par ailleurs, la durée de latence et d'exposition du CIC, exprimée par un mutisme total constitue un piège pour les victimes. Elles ne s'engagent pas à combattre une maladie quand elle est déjà enracinée et s'exprime par la douleur. Plusieurs représentations dont l'exposition de l'intimité et le modèle explicatif du CIC voilent l'utilité d'un éventuel diagnostic précoce en vue de la prévention contre le CIC.

Références bibliographiques

ETAOUAS Chahrazad ,2020, *Cancer du col utérin chez la femme jeune Étude rétrospective de 23 cas,* Faculté de médecine et de pharmacie, thèse N° 132/20. P.145

CHAUDET LEJEUNE Anne-Lucie,2015*, attitudes et représentations de femmes d'origine immigrée de la région mancelle concernant le dépistage du cancer du col de l'utérus*, Thèse pour l'obtention du Diplôme d'État de Docteur en Médecine, Université d'Angers, France.

CHECROUA Florentine Doria ,2018*, les représentations et les itinéraires thérapeutiques des femmes atteintes du cancer du col de l'utérus : cas du service de gynécologie et de cancérologie du chu de Treichville,* mémoire de Master, Institut d'Ethnosociologie, Université Félix Houphouët Boigny Abidjan, Côte d'Ivoire.

COPANS, Jean, 1967, « Le métier d'anthropologue », *L'Homme*, tome VII,

GOUBO Siméon, 2013, *représentation de la maladie et itinéraires thérapeutiques : le cas du département de ouangolodougou dans le Nord de la Côte d'Ivoire,* mémoire de master 1, Institut d'Ethnosociologie, Université Félix Houphouët Boigny Abidjan, Côte d'Ivoire.

GOUBO Siméon, ATSE Amédée-Pierre, IRIGO Jean-Martin., 2016, « Lecture anthropologique de la maladie et du recours aux soins chez le sénoufo de Côte d'Ivoire », *Lettres d'Ivoire* N° 022, p 331-344

https://doi.org/10.3917/dec.ephes.1995.01.0272

KASSI Germain, 2018, *Logiques sociales et enjeux de la réticence aux consultations prénatales et post natales chez les femmes de Napié (Région du Poro de Côte d'Ivoire*), Mémoire de Master, université Peleforo Gon Coulibaly de Korhogo (Côte d'Ivoire).

KERBIE Marie Plaisy ,2020, « Identification des barrières au diagnostic précoce du cancer invasif du col en Côte d'Ivoire ». https://dumas.ccsd.cnrs.fr/dumas-02439895 . 84p

LOCOH Thérèse, SZTALRYD Jean-Marie,1995, Introduction : le corps assujetti, in La place des Femmes, Mis en ligne sur Cairn.info le 03/02/2014

MEDINA Ana Maria, 2007, Representaciones del Cáncer en Estudiantes de Medicina : Implicaciones para la Práctica y la Enseñanza, Rev. Salud pública. 9 (3) : 369-379, 2007

MOSCOVICI Serge,2003, « Des représentations collectives aux représentations sociales : éléments pour une histoire : », *dans Sociologie d'aujourd'hui,* Presses Universitaires de France, 1er mai 2003 (ISBN 978-2-13-053765- 6, DOI 10.3917/puf.jodel.2003.01.0079, lire en ligne [archive]), p. 79–103.

N'DA, P., 2002, *Méthodologie de la recherche. De la problématique à la discussion des résultats. Comment réaliser un mémoire, une thèse, en Sciences sociales et en Éducatio*n, Édition n° 4995, PUCI.

NGWALA Philipe Lukanu (2017), « Cancer en Afrique francophone ». www.alliance.org p 136

Organisation mondiale de la santé 2022, Plan stratégique Nationale de la lutte contre le cancer du col » 30p.

ROLLAND Marie ,2014, « Analyse des obstacles rencontrés par les femmes dans le cadre du dépistage du cancer du col de l'utérus par le frottis cervico-utérin lors d'une enquête qualitative réalisée à Brest de juin à septembre »https://dumas.ccsd.cnrs.fr/dumas- 52p.

TANO Armand ,2015, « Côte d'Ivoire : Abengourou et Korhogo en campagne contre le cancer de l'utérus ». Flash infos.

VOGUE Noel ; EVA Fomo Tsakoué ; EBODE Ela Maurice ; NAMBILE Samuel Cumber ; KENFACK Bruno ; DJOUEDJON Rama Dakenyo**,** 2018, « connaissances, attitudes et pratiques des femmes en âge de procréer du District de Santé de Mifil sur la prévention du cancer du col de l'utérus, Cameroun » https://creativecommons.org/licences/by4.0

E.

L'épilepsie en milieu universitaire : perceptions, défis et stratégies pour une gestion optimale des crises chez les étudiants de l'Université Polytechnique de Man

Lhaur-Yaigaiba Annette OUATTARA[1]

Résumé

Cette étude explore les perceptions sociales de l'épilepsie et la gestion des crises en milieu universitaire, en mettant particulièrement en lumière l'expérience des étudiants épileptiques à l'Université Polytechnique de Man, en Côte d'Ivoire. Bien que la prévalence de l'épilepsie en Côte d'Ivoire soit de 8 pour 1 000 habitants, elle atteint toutefois 35,2 ‰ en milieu scolaire. Face à cette situation, les étudiants épileptiques doivent surmonter des stéréotypes sociaux négatifs qui, en retour, renforcent leur isolement et leur stigmatisation. De plus, cette stigmatisation est aggravée par des croyances mystiques, selon lesquelles l'épilepsie est perçue comme une malédiction ou une possession spirituelle. Ainsi, 72 % des étudiants épileptiques interrogés ont déclaré éviter de révéler leur condition par crainte d'être marginalisés. En outre, cette étude met en évidence que 80 % des étudiants épileptiques considèrent le stress académique comme un facteur déclencheur de crises. L'absence de pauses régulières et les charges de travail excessives contribuent également à l'aggravation de leur état, impactant négativement leur parcours académique. Par ailleurs, 78 % du personnel administratif et éducatif reconnaissent leur manque de formation sur la gestion des crises, ce qui entraîne des réactions souvent inappropriées. En conséquence, 75 % des étudiants épileptiques ne déclarent pas leur condition à l'administration, soit par honte, soit par peur de stigmatisation, limitant ainsi leur accès à un soutien adapté. Dans cette optique, l'objectif de cette recherche est de proposer des solutions tenant compte des spécificités ivoiriennes. Ces recommandations s'inspirent d'ailleurs d'expériences réussies observées en Afrique du Sud et en Europe, dans le but d'améliorer la gestion des crises et de promouvoir l'inclusion sociale des étudiants épileptiques.

Mots clés : Épilepsie, Stigmatisation, Gestion des crises, Environnement académique, Inclusion sociale

[1] Sociologie, Université Nangui ABROGOUA. Mail : annetteouattara@yahoo.fr

Abstract

This study explores social perceptions of epilepsy and seizure management in the university environment, with a particular focus on the experience of students with epilepsy at the Polytechnic University of Man, Côte d'Ivoire. Although the prevalence of epilepsy in Côte d'Ivoire is 8 per 1,000 inhabitants, it nevertheless reaches 35.2 ‰ in the school environment. Faced with this situation, students with epilepsy have to overcome negative social stereotypes which, in turn, reinforce their isolation and stigmatization. Moreover, this stigmatization is compounded by mystical beliefs, according to which epilepsy is perceived as a curse or spiritual possession. For example, 72% of students with epilepsy surveyed said they avoided revealing their condition for fear of being marginalized. In addition, the study revealed that 80% of students with epilepsy consider academic stress to be a trigger for seizures. The absence of regular breaks and excessive workloads also contribute to the aggravation of their condition, negatively impacting their academic career. Furthermore, 78% of administrative and educational staff acknowledge their lack of training in crisis management, which often results in inappropriate reactions. As a result, 75% of students with epilepsy do not declare their condition to the administration, either out of shame or fear of stigmatization, thus limiting

Keywords : Epilepsy, Stigma, Seizure management, Academic environment, Social inclusion

Introduction

L'épilepsie, définie par l'Organisation mondiale de la santé (OMS) comme un trouble neurologique chronique caractérisé par des crises récurrentes dues à une activité électrique anormale du cerveau, touche environ 50 millions de personnes dans le monde (OMS, 2022). En Afrique subsaharienne, la prévalence de cette maladie est particulièrement élevée, oscillant entre 5 et 15 pour 1 000 habitants. Cette situation est aggravée par un accès limité aux soins neurologiques, des croyances culturelles persistantes et une stigmatisation sociale profonde (Atadzhanov et al., 2013). En Côte d'Ivoire, l'épilepsie affecte environ 8 personnes pour 1 000, mais cette prévalence atteint 35,2 ‰ en milieu scolaire, selon une enquête réalisée à Yopougon, une commune d'Abidjan (Doumbia-Ouattara et al., 2014). Ces chiffres montrent l'ampleur du défi pour les jeunes en milieu académique, particulièrement dans les universités, où la maladie est souvent mal comprise et mal gérée. Cette étude se concentre sur l'Université Polytechnique de Man, dans l'ouest de la Côte d'Ivoire, afin d'analyser les perceptions sociales de l'épilepsie et la gestion des crises au sein de la communauté universitaire.

Une étude réalisée à Abidjan montre que 50,7 % des étudiants pensent que les personnes épileptiques ne devraient pas occuper des postes de responsabilité (Doumbia-Ouattara et al., 2014). D'un point de vue sociologique, cette dynamique peut être analysée à travers la théorie de la stigmatisation d'Erving Goffman (1963), qui explique que toute caractéristique perçue comme déviante suscite un processus d'exclusion sociale. Les étudiants épileptiques, souvent considérés comme fragiles ou imprévisibles, se trouvent marginalisés au sein de la communauté universitaire, ce qui affecte leur bien-être et leur performance académique.

En plus de la stigmatisation, les contraintes académiques sont une source de difficulté majeure pour les étudiants épileptiques. La surcharge de travail, les longues journées de cours sans pauses suffisantes et la concentration des examens en fin de semestre augmentent le niveau de stress, ce qui constitue un facteur déclencheur de crises (Panelli et al., 2007). Les résultats de cette étude montrent que 80 % des étudiants épileptiques identifient le stress des examens et la fatigue comme des déclencheurs de crises. Un étudiant explique : « Chaque période d'examen est une épreuve. Je fais presque toujours des crises à cause du manque de sommeil et du stress accumulé ». Par ailleurs, 60 % des répondants ont indiqué que l'absence de pauses entre les cours amplifie leur fatigue, augmentant ainsi la fréquence des crises. Ces contraintes académiques nuisent à la performance des étudiants épileptiques, provoquant parfois des échecs ou des interruptions temporaires de leurs études. Cependant, en Côte d'Ivoire, les universités manquent souvent de dispositifs adaptés à ces besoins spécifiques, tels que des aménagements d'horaires ou des plans d'accompagnement individualisé, similaires à ceux proposés en Europe (Smith & Fisher, 2016).

Un autre défi identifié dans cette étude est la méconnaissance de l'épilepsie par le personnel éducatif et administratif. En l'absence de formation appropriée, les enseignants et les membres du personnel réagissent souvent de manière inappropriée face aux crises. Cette méconnaissance conduit soit à des interventions excessives, telles que l'envoi systématique aux urgences, soit à une minimisation de la crise, compromettant ainsi la santé et la sécurité des étudiants épileptiques (Reuber et al., 2016).

Face à ces constats, cette recherche a pour objectif d'analyser les perceptions sociales et institutionnelles de l'épilepsie à l'Université Polytechnique de Man, d'évaluer les dispositifs existants pour la gestion des crises et de formuler des recommandations adaptées au contexte ivoirien. Des exemples réussis d'Afrique du Sud et d'Europe, où des cellules de soutien psychologique et des aménagements académiques spécifiques ont été mis en place, serviront de référence pour proposer des solutions. L'objectif est d'améliorer l'intégration et le bien-être des étudiants épileptiques en créant un environnement universitaire inclusif et en sensibilisant tous les acteurs de la communauté universitaire à cette problématique.

METHODOLOGIE

1 - Approche méthodologique

L'étude adopte une approche mixte, combinant méthodes quantitatives et qualitatives. L'approche quantitative permet de mesurer l'ampleur des perceptions stigmatisantes et la méconnaissance de l'épilepsie. L'approche qualitative, via des entretiens semi-directifs, vise à explorer en profondeur les expériences subjectives des étudiants épileptiques et du personnel universitaire (Kawulich, 2012).

2 - Échantillonnage et population de l'étude

L'échantillon comprend :

- 150 étudiants, dont 10 épileptiques déclarés, sélectionnés via un échantillonnage raisonné ;
- 15 enseignants pour évaluer leurs connaissances sur la maladie ;
- 7 membres administratifs et personnels de santé impliqués dans la gestion des crises.

Les critères de sélection incluent l'interaction avec des étudiants épileptiques ou un rôle direct dans la gestion des crises.

3 - Collecte des données

- Questionnaires : administration de questionnaires fermés et semi-ouverts auprès de 150 étudiants pour évaluer leurs attitudes envers l'épilepsie.
- Entretiens semi-directifs : menés sur trois mois avec 10 étudiants épileptiques et 15 membres du personnel. Les entretiens portaient sur :
  1. Les perceptions sociales et stéréotypes ;
  2. L'expérience académique des étudiants épileptiques ;
  3. Les pratiques institutionnelles et réactions face aux crises.
- Étude comparative internationale : Analyse des stratégies en Afrique du Sud et en Europe, où des cellules de soutien et des formations sont mises en œuvre (Jacoby et al., 2015).

4 - Analyse des données

Les données ont été analysées à l'aide d'une analyse thématique. Deux cadres théoriques ont guidé l'analyse :

- La théorie de la stigmatisation de Goffman (1963), pour comprendre l'exclusion sociale ;
- L'approche des représentations sociales, pour analyser l'impact des croyances sur les comportements envers l'épilepsie (Moscovici, 1984).

RESULTATS

Les résultats obtenus mettent en évidence les défis multidimensionnels auxquels les étudiants épileptiques sont confrontés : une stigmatisation persistante, un environnement académique inadapté, des lacunes dans la gestion des crises, et une réticence à déclarer leur état de santé. Ces obstacles nuisent à leur bien-être, compromettent leur performance académique et limitent leur intégration sociale.

1 - Perceptions sociales et stigmatisation

Les résultats montrent que l'épilepsie est largement perçue de manière négative au sein de la communauté universitaire, créant un environnement hostile aux étudiants épileptiques. 72 % des étudiants épileptiques interrogés déclarent qu'ils évitent de parler de leur condition par crainte de stigmatisation. Un étudiant témoigne :

« On m'a déjà dit que j'étais un danger pour les autres. Depuis, je ne parle plus de mon épilepsie ».

Cette peur d'être discriminé ou rejeté empêche ces étudiants de se sentir intégrés dans leur environnement académique, accentuant leur isolement.

En outre, 65 % des étudiants non épileptiques estiment que les personnes épileptiques ne devraient pas occuper de postes à responsabilité, les considérant comme mentalement ou intellectuellement fragiles. Ces perceptions erronées alimentent une forme de marginalisation symbolique et créent une barrière invisible, limitant les opportunités académiques et professionnelles pour ces étudiants. La stigmatisation est aggravée par des croyances culturelles ancrées, qui assimilent parfois les crises à des manifestations mystiques ou à des comportements dangereux. Ces préjugés limitent les interactions sociales des étudiants épileptiques et nuisent à leur bien-être psychologique, avec des conséquences négatives sur leur parcours académique.

2 - Impact de la planification académique sur la santé des étudiants épileptiques

80 % des étudiants épileptiques interrogés ont rapporté que le stress lié aux examens et la surcharge de travail académique sont des déclencheurs fréquents de leurs crises. Ces contraintes aggravent leur condition et com-

promettent leur capacité à maintenir une routine de travail équilibrée. Un étudiant explique :

« Chaque période d'examen est une épreuve. Je fais presque toujours des crises à cause du manque de sommeil et du stress accumulé. »

De plus, 60 % des étudiants épileptiques ont signalé que l'absence de pauses suffisantes au cours pendant les programmations des modules amplifie leur fatigue, augmentant ainsi le risque de survenue de crises. Ces contraintes académiques affectent considérablement leur performance, provoquant souvent des échecs scolaires ou des interruptions temporaires de leur parcours. Certains étudiants ont rapporté que l'accumulation de cours et d'examens en fin de semestre représente une période à haut risque, marquée par une recrudescence de crises. Le manque d'aménagements académiques adaptés, tels que des pauses supplémentaires ou des allègements d'horaires, contribue à aggraver leur état de santé, entraînant une fatigue chronique et une anxiété croissante.

3 - Méconnaissance et réactions inappropriées face aux crises

L'étude révèle que 78 % des enseignants et membres du personnel administratif reconnaissent leur manque de formation et de préparation pour gérer efficacement les crises épileptiques. Un enseignant témoigne :

« Lorsqu'un étudiant a eu une crise en plein cours, j'ai paniqué et appelé les urgences sans savoir quoi faire. »

Cette situation illustre l'absence de protocoles clairs et de sensibilisation au sein de l'institution, créant une gestion désorganisée et souvent excessive des crises.

Ces lacunes entraînent fréquemment des comportements inappropriés, tels que l'appel systématique aux urgences, même lorsque cela n'est pas nécessaire. À l'inverse, dans certains cas, les crises sont minimisées ou ignorées, compromettant ainsi la santé des étudiants. Cette méconnaissance accentue également la stigmatisation, car les témoins d'une crise, par ignorance ou par peur, perçoivent ces événements comme dangereux ou incontrôlables. Le manque de préparation du personnel éducatif contribue à créer un environnement peu favorable. De ce fait, les étudiants épileptiques développent des sentiments d'insécurité.

4 - Gêne et réticence à déclarer sa condition de santé

La honte associée à la condition épileptique est une barrière majeure à l'accès aux dispositifs d'accompagnement. 75 % des étudiants épileptiques interrogés déclarent qu'ils préfèrent ne pas partager leur état de santé avec l'administration, par peur d'être stigmatisés ou mal compris. Un étudiant rapporte :

« Si je dis que je suis épileptique, ils vont me considérer comme un problème, alors je préfère me taire. »

Cette réticence empêche une gestion proactive de leur état et limite la possibilité de planifier des aménagements adaptés.

Cette dissimulation empêche également les étudiants de bénéficier d'un soutien approprié en cas de crise. Seuls 20 % des étudiants non épileptiques interrogés ont déclaré connaître les gestes de premiers secours nécessaires en cas de crise, augmentant ainsi le risque de mauvaise gestion des urgences sur le campus. Cette ignorance généralisée expose les étudiants épileptiques à des interventions inadéquates, ce qui peut aggraver leur état de santé et renforcer leur isolement social.

DISCUSSION

1. Stigmatisation et exclusion sociale : une problématique globale

La stigmatisation liée à l'épilepsie est un phénomène universel, bien que ses manifestations varient selon les contextes culturels et sociaux. En Afrique de l'Ouest, les croyances mystiques sur la maladie, souvent perçue comme une malédiction ou une possession d'esprit, sont profondément enracinées. Ces représentations négatives conduisent à une marginalisation systématique des personnes atteintes d'épilepsie (Atadzhanov et al., 2013). En Côte d'Ivoire, l'idée que les crises sont causées par des forces surnaturelles favorise l'isolement social et compromet l'intégration académique des étudiants épileptiques. Cette exclusion sociale est renforcée par une méconnaissance de la maladie, créant un environnement où les étudiants préfèrent cacher leur état par crainte de discrimination. Les étudiants épileptiques doivent non seulement faire face aux effets physiques de la maladie, mais également affronter des stéréotypes sociaux négatifs. Dans l'Ouest de la Côte d'Ivoire, les croyances mystiques sont encore fortement ancrées, et l'épilepsie est souvent perçue comme une possession spirituelle ou une malédiction. Cette perception alimente une stigmatisation qui isole les étudiants épileptiques et entrave leur parcours académique (Assi et al., 2009). Les interactions sociales de ces étudiants sont marquées par une exclusion symbolique, où ils sont perçus comme dangereux ou inaptes à assumer des responsabilités importantes. Cette exclusion reflète une marginalisation similaire à celle observée dans d'autres pays d'Afrique de l'Ouest (Atadzhanov et al., 2013). En conséquence, ces étudiants préfèrent souvent cacher leur état, évitant ainsi d'accéder aux dispositifs de soutien disponibles.

Une dynamique similaire est observée au Brésil, où Fernandes et al. (2018) notent que l'épilepsie reste associée à des superstitions, bien que les campagnes de sensibilisation en milieu scolaire aient amélioré la perception publique. Ces efforts ont permis d'accroître la compréhension de la maladie et de réduire l'exclusion sociale, mais les préjugés persistent, notamment dans les zones rurales. Cette observation souligne l'importance d'une sensibilisation continue pour transformer durablement les perceptions sociales de l'épilepsie.

Dans les pays européens, bien que les croyances mystiques soient moins présentes, la stigmatisation persiste sous une forme plus implicite. En France et en Allemagne, l'épilepsie est souvent perçue comme une faiblesse personnelle, rendant difficile l'accès à des postes nécessitant de fortes responsabilités (Panelli et al., 2007). Cette forme d'exclusion implicite entraîne des conséquences similaires à celles observées en Côte d'Ivoire : 65 % des étudiants interrogés dans cette étude estiment que les personnes épileptiques ne sont pas aptes à occuper des postes à responsabilité. Cette exclusion professionnelle limite l'épanouissement social des étudiants épileptiques, alimentant leur marginalisation et les empêchant de se projeter dans des carrières ambitieuses.

Comparaison avec d'autres régions : une exclusion structurelle à plusieurs niveaux

Aux États-Unis, bien que les cadres législatifs, tels que l'Americans with Disabilities Act (ADA), soient en place pour protéger les personnes atteintes d'épilepsie, Jacoby et al. (2015) révèlent que ces étudiants continuent d'être stigmatisés. La méfiance persiste notamment dans les environnements scolaires et professionnels, où les crises sont perçues comme perturbatrices. En conséquence, de nombreux étudiants cachent leur condition, ce qui limite leur accès à des aménagements pourtant disponibles.

Au Nigeria, Eze et al. (2020) ont documenté une stigmatisation similaire, marquée par une exclusion sociale et académique des étudiants épileptiques. Le poids des croyances religieuses et mystiques dans ce pays intensifie la discrimination. Cependant, des programmes de sensibilisation communautaire menés en collaboration avec des leaders religieux ont permis de réduire certains préjugés et d'améliorer l'inclusion. Ces efforts montrent qu'une approche intégrée et adaptée au contexte socioculturel peut transformer les perceptions à long terme.

Recommandations pour les universités ivoiriennes

Ces observations mettent en lumière la nécessité d'une sensibilisation accrue et adaptée au contexte ivoirien. Il est crucial d'impliquer les acteurs communautaires et religieux afin de déconstruire les croyances mystiques associées à l'épilepsie. Les campagnes de sensibilisation doivent également inclure des témoignages d'étudiants épileptiques, afin de normaliser leur condition et d'encourager une inclusion sociale plus forte.

De plus, il est recommandé de renforcer les partenariats entre les services de santé universitaire et les établissements scolaires, en développant des cellules de soutien pour les étudiants épileptiques. Ces cellules pourront offrir un espace de dialogue et d'accompagnement, réduisant ainsi l'impact de la stigmatisation sur leur parcours académique.

En somme, la stigmatisation liée à l'épilepsie est une problématique mondiale, mais les réponses doivent être adaptées aux spécificités locales. L'expérience du Brésil et du Nigeria montre qu'il est possible de transformer les perceptions par une sensibilisation ciblée et continue. Les universités ivoiriennes peuvent s'inspirer de ces modèles tout en développant des stratégies intégrées qui prennent en compte la complexité des croyances locales.

2. Contraintes académiques et fréquence des crises : le poids du stress

Les résultats de cette étude confirment que le stress académique est un facteur majeur de déclenchement des crises épileptiques, un constat également documenté dans plusieurs recherches à l'international. Au Canada, Baker et Jacoby (2012) ont montré que le stress lié aux examens et à la surcharge de travail augmente significativement la fréquence des crises chez les étudiants épileptiques. Ce stress chronique, combiné à des journées longues sans pauses adéquates, compromet non seulement leur santé, mais aussi leur performance académique.

De même, en Inde, une étude menée par Baskar et al. (2017) a révélé que 72 % des étudiants épileptiques identifient le stress comme un déclencheur fréquent, exacerbé par l'absence de soutien institutionnel. Ces contraintes académiques, associées au manque de pauses régulières, provoquent une fatigue accrue et réduisent leur capacité à maintenir une routine équilibrée, ce qui intensifie le risque de crises.

Les réponses institutionnelles : aménagements et résultats positifs

En Europe, plusieurs universités ont mis en œuvre des plans d'accompagnement individualisé (PAI) pour soutenir les étudiants épileptiques. En Allemagne, par exemple, les universités offrent des conditions d'examens adaptées, incluant des pauses supplémentaires, des examens à horaires différés pour réduire le stress (Smith & Fisher, 2016). Ces ajustements ont conduit à une amélioration notable de la performance académique des étudiants épileptiques et à une réduction des abandons.

Une autre étude menée au Royaume-Uni par Panelli et al. (2007) montre que les étudiants épileptiques bénéficiant de ces aménagements sont plus susceptibles de réussir leurs études, avec une réduction des crises en période d'examens. Les résultats soulignent l'importance d'introduire des ajustements flexibles pour limiter l'impact du stress, tant au niveau de la santé qu'au niveau de la performance académique.

Perspectives pour les universités ivoiriennes

L'adaptation de ces pratiques en Côte d'Ivoire pourrait avoir un impact significatif sur la gestion des crises épileptiques et la réussite des étudiants concernés. Les universités ivoiriennes gagneraient à introduire des pauses régulières entre les cours, à réduire les charges de travail excessives et à offrir des aménagements d'examens similaires à ceux observés en Allemagne et au Royaume-Uni. Ces ajustements permettraient non seulement de prévenir les crises, mais aussi de réduire le stress perçu par les étudiants épileptiques, améliorant ainsi leur qualité de vie.

De plus, en Afrique du Sud, certaines universités ont instauré des programmes de soutien psychologique intégrés aux parcours académiques. Ces initiatives permettent de mieux gérer le stress des étudiants épileptiques et d'assurer un suivi continu de leur état de santé (Jacoby et al., 2015). En créant des cellules de soutien similaires, les universités ivoiriennes pourraient offrir un accompagnement plus personnalisé et réduire l'impact négatif du stress sur la santé des étudiants.

En conclusion, la mise en place de plans d'accompagnement adaptés et la réorganisation des calendriers académiques sont des mesures indispensables pour améliorer l'expérience universitaire des étudiants épileptiques. Ces stratégies, éprouvées dans plusieurs pays, sont transférables au contexte ivoirien, à condition qu'elles soient adaptées aux réalités locales et qu'elles incluent une sensibilisation continue de tous les acteurs du milieu universitaire.

3. Méconnaissance et gestion des crises : des lacunes partagées à l'échelle mondiale

La méconnaissance de l'épilepsie par le personnel éducatif et administratif est un problème récurrent à travers le monde. Cette lacune entraîne souvent des réactions inappropriées, allant de la panique à la minimisation des crises, compromettant ainsi la sécurité des étudiants épileptiques. En Turquie, une étude réalisée par Aydemir et al. (2011) montre que 80 % des enseignants interrogés se sentent démunis lorsqu'ils sont confrontés à une crise. Cette situation conduit à des interventions désordonnées, dictées par la peur ou l'ignorance, des comportements similaires à ceux observés en Côte d'Ivoire, où 78 % des enseignants reconnaissent ne pas savoir comment intervenir.

Ce manque de formation est également signalé au Royaume-Uni, où Smith et Fisher (2016) notent que même les enseignants ayant une expérience avec des étudiants épileptiques ont souvent du mal à gérer efficacement les crises. Ces lacunes compromettent la confiance des étudiants, qui évitent alors d'informer leur environnement universitaire de leur état de santé, aggravant ainsi leur isolement.

En Afrique du Sud, la situation a évolué positivement grâce à des programmes de formation régulière destinés au personnel administratif, éducatif et aux étudiants (Jacoby et al., 2015). Ces formations incluent des gestes de premiers secours et une sensibilisation sur l'épilepsie afin de normaliser les réactions en cas de crise et de limiter la stigmatisation. Les résultats montrent que ces efforts ont permis de réduire les comportements excessifs, comme l'appel systématique aux urgences, et de promouvoir une gestion plus sereine. Ces initiatives ont également contribué à une meilleure intégration sociale des étudiants épileptiques, en instaurant un climat de confiance entre les étudiants et le personnel éducatif.

Aux États-Unis, des universités ont introduit des protocoles de gestion d'urgence standardisés, intégrant des sessions de formation annuelle pour le personnel et des affichages sur les gestes à adopter en cas de crise (Baker et Jacoby, 2012). Ces dispositifs ont amélioré la rapidité et l'efficacité des interventions, tout en réduisant la peur et les comportements inadaptés face aux crises.

L'exemple sud-africain, ainsi que les initiatives américaines et européennes, montrent que des programmes de formation continue et la diffusion de protocoles clairs peuvent transformer la gestion des crises en milieu universitaire. En Côte d'Ivoire, où la méconnaissance de l'épilepsie est encore courante, il est indispensable de s'inspirer de ces pratiques. L'instauration de formations régulières et la diffusion de guides pratiques permettront de mieux préparer le personnel à gérer les crises et de favoriser une intégration harmonieuse des étudiants épileptiques.

La collaboration entre les universités et les services de santé est également cruciale. Un tel partenariat permettra de garantir un suivi médical approprié des étudiants épileptiques et d'améliorer la capacité des institutions à intervenir efficacement. Reuber et al. (2016) soulignent que la gestion sereine des crises ne repose pas uniquement sur la connaissance des gestes techniques, mais aussi sur une compréhension des besoins psychologiques et sociaux des étudiants épileptiques.

En conclusion, l'expérience sud-africaine démontre que ces initiatives peuvent être transférables au contexte ivoirien, à condition qu'elles soient adaptées aux réalités locales. Il est essentiel que les universités ivoiriennes investissent dans des formations continues, impliquent activement les étudiants et adoptent des protocoles de gestion clairs. Ces efforts contribueront à une gestion plus efficace des crises, à une réduction de la stigmatisation et à l'amélioration du bien-être des étudiants épileptiques.

4. Adaptation des pratiques internationales au contexte ivoirien

Dans plusieurs pays d'Europe, les plans d'accompagnement individualisé (PAI) permettent aux étudiants épileptiques d'ajuster leur parcours académique en fonction de leur état de santé (Smith & Fisher, 2016). Ces dispositifs comprennent des ajustements d'examens, des calendriers flexibles et des cellules de soutien psychologique. En Afrique du Sud, une collaboration étroite entre les universités et les services de santé a facilité l'intégration des étudiants épileptiques, en réduisant leur niveau de stress et en améliorant leur qualité de vie (Fernandes et al., 2018). Cependant, comme le soulignent Eze et al. (2020), il est essentiel d'adapter ces pratiques aux spécificités culturelles locales. En Côte d'Ivoire, la croyance en une origine mystique de l'épilepsie exige des campagnes de sensibilisation adaptées, impliquant non seulement les étudiants et le personnel, mais aussi les familles et la communauté universitaire dans son ensemble.

5. Réticence à déclarer la maladie : une tendance universelle et ses conséquences

Le refus de déclarer son état de santé, observé chez les étudiants épileptiques en Côte d'Ivoire, est un phénomène documenté dans d'autres contextes socioculturels. Cette réticence repose à la fois sur la peur de la stigmatisation, le rejet social et le sentiment de vulnérabilité. Selon Fernandes et al. (2018), la crainte d'être perçu comme « faible » ou « inapte » à répondre aux exigences académiques pousse de nombreux étudiants épileptiques à cacher leur condition. En Côte d'Ivoire, 75 % des étudiants interrogés dans cette étude rapportent qu'ils préfèrent ne pas divulguer leur état par peur de discrimination, ce qui limite leur accès à des aménagements spécifiques et à un soutien approprié.

Cette réticence est également observée en Inde, où Baskar et al. (2017) ont montré que 68 % des étudiants épileptiques cachent leur maladie à leurs enseignants et pairs. Ils craignent d'être exclus des activités de groupe et d'être jugés incapables de réussir leurs études. En Europe, bien que la stigmatisation soit moins visible, les études de Panelli et al. (2007) révèlent que de nombreux étudiants continuent de taire leur épilepsie pour éviter d'être considérés comme un « risque » par leurs enseignants et employeurs potentiels. Ces comportements ont un impact significatif sur la qualité de vie de ces étudiants, réduisant leurs chances de bénéficier d'un accompagnement adéquat.

Les conséquences de la non-déclaration sont profondes. En choisissant de dissimuler leur condition, les étudiants se privent de dispositifs essentiels, comme des pauses supplémentaires ou des aménagements d'examens. Cette situation peut entraîner une augmentation des crises, puisque les facteurs de déclenchement tels que le stress, le manque de sommeil ou la fatigue ne sont pas atténués par des ajustements appropriés (Baker & Jacoby, 2012). Reuber et al. (2016) soulignent également que la non-déclaration empêche la mise en place de protocoles de gestion adaptés, exposant ces étudiants à des risques supplémentaires en cas de crise sur le campus.

Aux États-Unis, Jacoby et al. (2015) notent que l'absence de politiques claires en matière de confidentialité des informations médicales est un frein majeur à la déclaration volontaire. En revanche, les universités ayant mis en place des systèmes de confidentialité stricts et des dispositifs de soutien adaptés ont constaté une augmentation significative du nombre d'étudiants déclarant leur état. Ces dispositifs incluent des bureaux de santé mentale et des référents santé pour accompagner les étudiants épileptiques dans leur parcours académique.

En Afrique du Sud, l'introduction de cellules de soutien psychologique et de politiques de confidentialité a également facilité la déclaration volontaire des étudiants épileptiques. Les études montrent que ces initiatives améliorent leur intégration, réduisent leur stress et permettent une gestion plus efficace des crises (Fernandes et al., 2018). Cette expérience est un exemple inspirant pour les universités ivoiriennes, qui pourraient tirer parti de ces bonnes pratiques pour encourager la déclaration volontaire.

Les stratégies d'amélioration dans le contexte ivoirien doivent intégrer ces enseignements. Il est crucial de développer un climat de confiance, où les étudiants épileptiques se sentent à l'aise pour partager leur état de santé sans crainte de stigmatisation. La mise en place de cellules de soutien psychologique, combinée à une politique rigoureuse de confidentialité, est indispensable pour garantir un environnement inclusif. De plus, sensibiliser le personnel administratif, les enseignants et les étudiants sur l'importance de la déclaration volontaire est essentiel pour assurer une prise en charge adaptée.

En somme, l'adoption de pratiques inclusives et la mise en place d'une politique de confidentialité claire peuvent transformer l'expérience des étudiants épileptiques en Côte d'Ivoire. En favorisant la déclaration volontaire, les universités permettront une gestion proactive des crises et une amélioration significative du parcours académique de ces étudiants.

Conclusion

L'épilepsie en milieu universitaire constitue un défi complexe, alliant à la fois des dimensions médicales, sociales et institutionnelles. Cette recherche a révélé que les perceptions négatives et les croyances mystiques associées à l'épilepsie en Côte d'Ivoire, particulièrement à l'Université Polytechnique de Man, renforcent la stigmatisation des étudiants épileptiques. En conséquence, ces derniers, par crainte de rejet ou de marginalisation, préfèrent souvent cacher leur condition, ce qui limite leur accès aux soutiens nécessaires et accentue leur isolement. Cette exclusion sociale et académique entraîne des répercussions profondes sur leur bien-être psychologique et leur parcours académique. Par ailleurs, la surcharge de travail, l'absence de pauses adéquates et le stress lié aux examens sont des facteurs déclencheurs de crises qui affectent considérablement la santé et la performance académique des étudiants épileptiques. Le manque de formation du personnel éducatif et administratif sur la gestion des crises se traduit souvent par des interventions inappropriées, soit par excès, soit par négligence de la gravité des crises. Ces lacunes institutionnelles aggravent la stigmatisation et entravent l'intégration de ces étudiants dans la communauté universitaire. Face à ces défis, il est essentiel d'adopter une approche globale et proactive. La mise en place de campagnes de sensibilisation ciblées permettra de déconstruire les stéréotypes et de promouvoir une culture de tolérance et d'inclusion. Des programmes de formation continue pour le personnel éducatif et administratif sont également nécessaires pour garantir une gestion sereine et appropriée des crises épileptiques. En outre, des aménagements académiques tels que des pauses supplémentaires et des conditions d'examens adaptées pourront améliorer la qualité de vie des étudiants épileptiques et réduire le risque de crises. Enfin, les expériences réussies en Afrique du Sud et en Europe, intégrant sensibilisation, accompagnement personnalisé et dispositifs de soutien psychologique, offrent des pistes intéressantes pour inspirer des solutions adaptées au contexte ivoirien. Une coopération étroite entre les institutions universitaires et les services de santé sera indispensable pour garantir un environnement propice à l'épanouissement des étudiants épileptiques. En adoptant ces mesures, l'Université Polytechnique de Man peut non seulement améliorer la prise en charge des crises, mais aussi promouvoir une communauté universitaire inclusive et bienveillante, où chaque étudiant, indépendamment de sa condition de santé, peut s'épanouir pleinement.

Références bibliographiques

Atadzhanov, M., Haworth, A., Chomba, E., et al. 2013. « Epilepsy-associated stigma in sub-Saharan Africa : A review. » Epilepsy & Behavior, 29 (1) : 31-36. https://doi.org/10.1016/j.yebeh.2013.06.010

Assi, B., Aka-Anghui Diarra, E., Kouamé-Assouan, A., et al. 2009. « Épilepsie et attitudes sociales en milieu universitaire en Côte d'Ivoire. » Epilepsies, 21 (3) : 243-251.

Aydemir, N., Özkara, C., & Ünsal, O. 2011. Teachers' knowledge and attitudes toward epilepsy : A survey in Turkey. Epilepsy & Behavior, 20 (3) : 427-431. https://doi.org/10.1016/j.yebeh.2010.12.034

Baker, G. A., & Jacoby, A. 2012. « Epilepsy, stress, and academic performance : A systematic review. » Epilepsy & Behavior, 25 (2) : 246-252. https://doi.org/10.1016/j.yebeh.2012.02.005

Baskar, S., Rajiv, M., & Thomas, A. 2017. « Impact of stress on seizure frequency among university students with epilepsy : A cross-cultural study in India. » Asian Journal of Psychiatry, 28 (3) : 210-218. https://doi.org/10.1016/j.ajp.2017.05.012

Doumbia-Ouattara, M., Kouame-Assouan, A.-E., Kouassi, L., et al. 2014. « Épilepsie en milieu scolaire en Côte d'Ivoire : Données d'une enquête réalisée à Abidjan. » Revue Neurologique, 170 (1) : 124-126.

Eze, N., Chukwu, O., & Agbo, J. 2020. « Barriers to epilepsy care in sub-Saharan Africa : A qualitative study. » Journal of Neurological Sciences, 410 (2) : 116661. https://doi.org/10.1016/j.jns.2020.116661

Fernandes, P. T., Snape, D., & Jacoby, A. 2018. « The effect of educational programs on reducing epilepsy stigma : A cross-cultural analysis. » Epilepsia, 59 (3) : 527-534. https://doi.org/10.1111/epi.14023

Goffman, E. 1963. Stigma : Notes on the Management of Spoiled Identity. New York : Simon and Schuster.
Jacoby, A., Snape, D. & Baker, G. A. 2015. « Epilepsy and social identity : The stigma of a chronic neurological disorder » The Lancet Neurology, 14 (12) : 1213-1220. https://doi.org/10.1016/S1474-4422(15)00220-8
OMS. 2022. « Épilepsie : Fiche d'information. » Organisation mondiale de la Santé. https://www.who.int/fr/news-room/fact-sheets/detail/epilepsy
Panelli, R. J., Kilpatrick, C., & Brodtmann, A. 2007. « The impact of seizures on academic performance. » Seizure, 16 (4) : 299-305. https://doi.org/10.1016/j.seizure.2007.01.010
Reuber, M., Fernandez, G., Bauer, J., & Helmstaedter, C. 2016. « Psychosocial impact of epilepsy in adulthood : A comparative study of seizure types. » Epilepsia, 57 (7) : 1122-1128. https://doi.org/10.1111/epi.13423
Scambler, G. 2004. « Re-framing stigma : Felt and enacted stigma in contemporary society. » Social Theory & Health, 2 (1) : 29-46. https://doi.org/10.1057/palgrave.sth.8700022
Smith, M. L., & Fisher, R. S. 2016. « Improving epilepsy care through education : A European perspective. » Epilepsy & Behavior, 61 (1) : 133-139. https://doi.org/10.1016/j.yebeh.2016.05.013

Structures éditoriales du groupe L'Harmattan

L'Harmattan Italie
Via degli Artisti, 15
10124 Torino
harmattan.italia@gmail.com

L'Harmattan Hongrie
Kossuth l. u. 14-16.
1053 Budapest
harmattan@harmattan.hu

L'Harmattan Sénégal
10 VDN SICAP AMITIE 3
BP 45034 Dakar-Fann
direction@senharmattan.com

L'Harmattan Cameroun
Tsinga/Derrière polyclinique FECAFOOT
BP 11486 Yaoundé
Jacques.koukam@harmattan.fr

L'Harmattan Burkina Faso
Villa 281, secteur 23 623, rue 14.32
Ouagadougou
zagbie@outlook.fr

L'Harmattan Guinée
Almamya, rue KA 028 OKB Agency
BP 3470 Conakry
harmattanguinee@yahoo.fr

L'Harmattan RDC
185, avenue Nyangwe
Commune de Lingwala - Kinshasa
matangilamusadila@yahoo.fr

L'Harmattan Congo
219, avenue Nelson Mandela
BP 2874 Brazzaville
deunovmikhael@gmail.com

L'Harmattan Mali
Immeuble Mgr Jean Marie Cissé
Aci Hamadallaye
BP 145 Bamako
syllaka@yahoo.fr

L'Harmattan Togo
Djidjole - Maison Amela
face EPP BATOME
02 BP 20680 Lomé
didieramela11@gmail.com

L'Harmattan Côte d'Ivoire
Résidence Karl - Cité des Arts
Abidjan-Cocody
03 BP 1588 Abidjan
harmattan.ivoire@gmail.com

L'Harmattan Bénin
Rue 604, (Immeuble à l'entrée
de la rue UCAO- Cite de Saint-Jean)
Cotonou
stepcorpus@gmail.com

Nos librairies en France

Librairie internationale
16, rue des Écoles
75005 Paris
librairie.internationale@harmattan.fr
01 40 46 79 11
www.librairieharmattan.com

Librairie des savoirs
21, rue des Écoles
75005 Paris
librairie.sh@harmattan.fr
01 46 34 13 71
www.librairieharmattansh.com

www.ingramcontent.com/pod-product-compliance
Lightning Source LLC
LaVergne TN
LVHW080928071026
849535LV00013B/4132
* 9 7 8 2 3 3 6 5 1 7 4 5 2 *